Karl König

Thalamos – Eine Heilmittelentwicklung

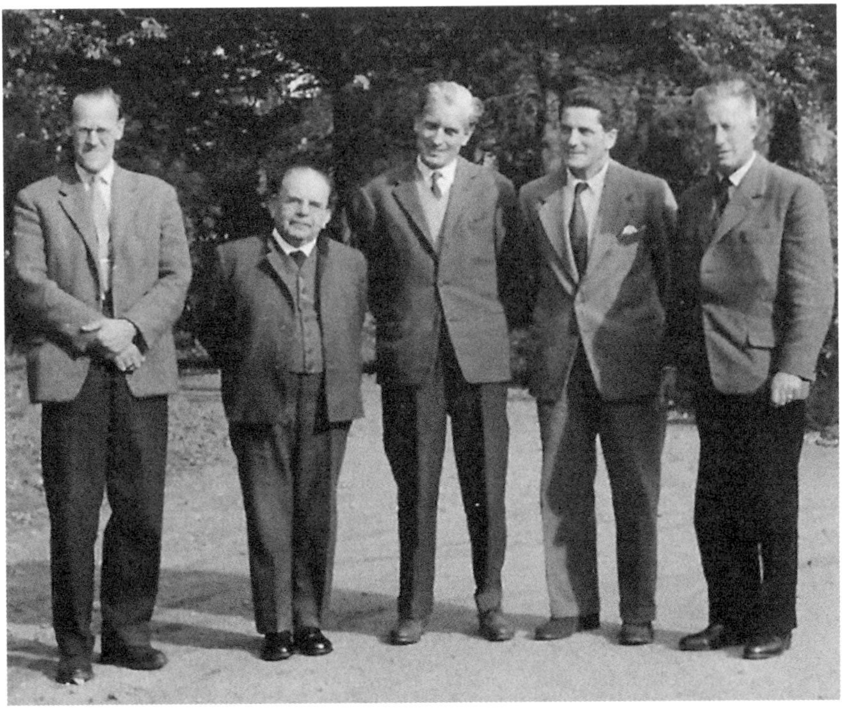

Karl König

Thalamos – Eine Heilmittelentwicklung

Myrrhe, Weihrauch, Gold und der werdende Mensch

Herausgegeben und kommentiert von Almut Tobis

Verlag Freies Geistesleben

Karl König Werkausgabe

Abteilung 1: Medizin und medizinische Menschenkunde

Karl König Archive

Camphill

Die Drucklegung dieses Bandes wurde gefördert durch die «Dr. Hauschka Stiftung».

ISBN 978-3-7725-2426-4

1. Auflage 2025

Verlag Freies Geistesleben
Landhausstraße 82, 70190 Stuttgart
geistesleben.de

Frontispiz: Zu Besuch in Schottland. Karl König trifft sich mit Ärzte-Kollegen aus der heilpädagogischen Bewegung (1958). Von links nach rechts: Frits Wilmar, Karl König, Hellmut Klimm, Thomas Weihs, Joachim Berron.

Weitere Details zur Karl König Werkausgabe sowie ergänzende Dokumente zu den einzelnen Bänden finden Sie bei «Publikationen» unter karlkoeniginstitute.org

Bei Fragen zur Produktsicherheit wenden Sie sich an:
info@geistesleben.com

Gestaltung & Satz: Bianca Bonfert
Druck und Bindung: Liovnia Print, Riga
Printed in Latvia

MIX
Papier | Fördert gute Waldnutzung
FSC® C002795
FSC www.fsc.org

Inhalt

Einleitung

von Almut Tobis

Am 18. Dezember 1953 schrieb König in sein Tagebuch:

> Beim Verpacken der Weihnachtsgeschenke kommen viele Freunde in den Sinn, viel Schicksal, aber auch viel Liebe.[1]

Königs Arzneimittel aus den drei biblischen Substanzen Gold, Weihrauch und Myrrhe war gewissermaßen sein Geschenk an die heilpädagogisch betreuten Kinder. Nun gilt es, dieses Arzneimittel immer tiefer zu verstehen und einzusetzen.

Dieses Buch stellt eine Arzneimittelgruppe aus Gold, Weihrauch und Myrrhe vor, welche durch Karl König zu Beginn der 1950er-Jahre zur Behandlung von Kindern mit Kontaktstörungen entwickelt wurde.[2] Der vorliegende Band ist das Ergebnis meiner jahrelangen historischen Beschäftigung mit dieser Thematik, welche mit einer stärker medizintheoretischen Ausrichtung als Dissertation an der Universität Dresden bei Christian-Albrecht May im Jahre 2022 eingereicht wurde. Die Inhalte meiner Dissertationsschrift sind hier wiedergegeben; sie erläutern und kommentieren die zur Thematik vorliegenden Originaltexte von Karl König.[3]

1956 erschien eine erste ausführliche schriftliche Publikation des genannten Projekts durch Karl König und zwei seiner jüngeren ärztlichen Mitarbeiter, Hans Heinrich Engel und Hans Müller-Wiedemann: «Über schwere Kontaktstörungen im Kindesalter und deren Behandlung mit der Substanz Thalamos». Es werden hierin knappe Angaben zum Herstellungsverfahren dieser Arzneimittelgruppe gemacht sowie zu den drei verwendeten Ausgangsstoffen; ideengeschichtliche Hintergründe werden grob skizziert. Krankheitssymptome und Modalitäten im Sinne klinischer Zeichen, welche bei verschiedensten Krankheitsbildern angetroffen werden können, werden anhand der beobachteten Reaktionen an gesunden Probanden als auch mehrerer Krankengeschichten erläutert.

Obwohl König für die Zukunft eine noch ausführlichere Aufarbeitung und Publikation dieses Forschungsprojekts andachte, blieb eine solche Veröffentlichung bis zu Königs Tod im Jahre 1966 aus.

In diesem Band erfolgt nun eine Darstellung der Entstehungsgeschichte dieser Komposita bis zur Aufnahme in das Arzneimittelsortiment der Apotheken und Arzneimittelfirmen im Jahre 1954. Kennzeichnend für diese Arzneimittelgruppe ist ein besonderes künstlerisch-alchemistisches Verfahren zur Aufbereitung der Ursubstanz, welche König als die «Substanz Thalamos» bezeichnete. Weiter soll der heutigen Leserschaft der inhaltliche Zugang zu dem schwer verständlichen Aufsatz von 1956 erleichtert werden, indem hier weitere Archivtexte zur inhaltlichen Ergänzung veröffentlicht werden. Karl König hielt an verschiedenen Orten wiederholt Vorträge vor Ärzten zu dieser Arzneimittelentwicklung; weiter liegen Tätigkeitsberichte aus seiner Arbeit innerhalb der Camphill-Bewegung vor. Zudem lässt sich der ideengeschichtliche Hintergrund für dieses Projekt mittels weiterer hier zu Verfügung gestellter Archivtexte Königs (Notizblätter, Vortragsmanuskripte etc.) vertiefen. Insbesondere der alchemistisch-künstlerische Herstellungsprozess, in welchem die drei königlichen Gaben mithilfe rhythmischer Wärmeprozesse zu einer Einheit zusammengeführt werden, wird tiefergehend analysiert und mit Königs Bild des Menschen in einen Zusammenhang gebracht.

Zur Biographie Karl Königs

Karl König wurde 1902 in Wien als einziges Kind jüdischer Eltern geboren, welche ihn im jüdischen Glauben erzogen. Schon als Schuljunge hatte er sich dem christlichen Glauben zugewandt. So führte sein Schulweg an einem Armenhaus vorbei, an dessen Wand folgendes Bibelzitat geschrieben stand:

Was ihr getan habt einem der geringsten meiner Brüder, das habt ihr mir getan.[4] Ohne zu wissen, dass es sich dabei um ein Christuswort handelt, hatte der Schüler Karl König damals beschlossen, er wolle mehr von dem Urheber dieser Worte erfahren.

Während seines Medizinstudiums an der Universität Wien besuchte König Kurse zur Klassischen Homöopathie. In einem Raum der elterlichen Wohnung wurden bereits zu Studienzeiten erste Patienten mit homöopathischen Arzneimitteln behandelt. Studienbegleitend und auch nach seinem Medizinstudium folgten Forschungsarbeiten an der Wiener Universität, u.a. zur Wirkung der Klassischen Homöopathie. Während seiner Tätigkeit am Embryologischen Institut als Student führte er beispielsweise folgendes Experiment durch: Er behandelte Froschlarven mit verschiedenen homöopathischen Potenzen von Blei und Silber, wobei er unterschiedliche Entwicklungsverläufe der Larven beobachten konnte.

1927 begegnete Karl König der Begründerin der Anthroposophischen Medizin, Ita Wegman, die ihn zu seiner lebenslangen intensiven Beschäftigung mit der Anthroposophie Rudolf Steiners anregte, ihn als Arzt und Wissenschaftler förderte und mit der ihn eine tiefe Freundschaft verband bis zu Wegmans Tod im Jahre 1943. König hatte als 25-jähriger Arzt in Arlesheim ein für seine Biographie prägendes Erlebnis; er arbeitete dort sowohl in der von Ita Wegman geleiteten Klinik als auch am Sonnenhof, einer heilpädagogischen Einrichtung. In einer autobiographischen Aufzeichnung erinnerte sich Karl König an eine Adventsfeier für die heilpädagogischen Kinder dieser Einrichtung, dem sogenannten «Adventsgärtlein». Sein tiefes seelisches Berührtsein von den Kindern und dieser Feier wurde wegweisend für seine Biographie. Jedes Kind durfte eine kleine Kerze, welche auf einen Apfel gesteckt war, an einer in der Mitte des Raumes brennenden großen Kerze entzünden; Sie versuchten, dies selbstständig oder mit Unterstützung einer Pflegerin zu bewältigen. König hat diese Erinnerung in folgende berührende Worte gefasst:

> Zu sehen, wie jedes einzelne Kind sich mit Ernst und Freude bemühte, diese Aufgabe zu vollbringen, war ein mich zutiefst erschütternder Anblick ... Und plötzlich wusste ich: ‹ja, das ist meine zukünftige Aufgabe! In jedem dieser Kinder sein eigenes Geisteslicht so zu erwecken, dass es ihn zu seinem Menschsein führen wird, das ist, was ich tun will!›[5]

Es folgten weitere berufliche Stationen in Schlesien und schließlich wieder in seiner Geburtsstadt Wien. Nach dem Anschluss Österreichs an das Deutsche Reich konnte Karl König 1938 mit Hilfe von Beziehungen eine Aufenthalts- und Arbeitserlaubnis in Großbritannien erhalten und siedelte nach Schottland in die Nähe von Aberdeen über. Gemeinsam mit Menschen, welche er aus Wien kannte und die ebenfalls großteils jüdischer Herkunft waren, gründete er die mittlerweile weltweit verbreitete (und nach dem Gründungsort benannte) Camphill-Bewegung. Historisch bemerkenswert ist die Tatsache, dass der Aufbau dieser Gemeinschaft zeitgleich mit der Vernichtung von sogenanntem «lebensunwertem Leben» auf dem europäischen Festland geschah.

Zu diagnostischen Zwecken und zur Herstellung homöopathischer Arzneimittel ließ König 1950 in Camphill ein Heilmittellabor einrichten. Dort wurde zu Beginn der 1950er Jahre auch jene Gruppe homöopathischer Komposita mitentwickelt, welche sich aus Gold, Weihrauch und Myrrhe zusammensetzt. Zu Beginn fand deren Entwicklung gemeinsam mit Rudolf Hauschka (1891-1969) von der WALA Heilmittel GmbH statt. Im Jahre 1954 übergab König dann die Herstellung der Weleda AG. Ab dem Jahre 1956 waren die Arzneimittel unter dem Handelsnamen «Encephalodor» erhältlich. Die Weleda AG stellt auch heute die eigentlichen Nachfolgepräparate der «Substanz Thalamos» her («Myrrha comp.» und «Myrrha comp. D8/Belladonna, Radix D10 aa»). Die Herstellungsweise und die enthaltenen Inhaltsstoffe weichen jedoch teilweise von den original verwendeten ab.

Die in diesem Band vorkommenden Personenbezeichnungen treten durchweg in der maskulinen Form auf, um den Lesefluss geschmeidiger zu gestalten. Wir bitten darum, diese Form als sogenanntes «Generisches Maskulinum» zu verstehen, was insofern eine Gendergerechtigkeit beabsichtigt.

Heilpädagogik zwischen Medizin und Pädagogik. Königs Konzept der Heilpädagogik und heilpädagogisches Diagnostizieren

von Almut Tobis

> Mir scheint Heilpädagogik nicht aus einer Kombination von Heilen und Erziehen zu bestehen ..., sondern sie ist etwas Neues, Drittes. Wenn Natrium und Chlor sich zu Kochsalz verbinden, dann ist dieser Stoff mehr als nur die Summe der beiden anderen; so ist Heilpädagogik ein an sich gänzlich Neues, ein Impuls, der vorher nicht oder nicht so offenbar in der Menschheit gelebt hat.[6]

Karl König hat sich intensiv mit den historischen Wurzeln der Heilpädagogik beschäftigt, welche sich teils mit jenen der sich im 19. Jahrhundert entwickelnden Wohlfahrtspflege überlappen. In Abgrenzung zur Akademisierung der Heilpädagogik durch die Psychiatrie und die Kinderheilkunde im frühen 20. Jahrhundert suchte er nach Impulsen und Möglichkeiten der konkreten Umsetzung aus dem anthroposophischen Menschenbild heraus. Die Heilpädagogik war für ihn sowohl Wissenschaft als auch Anwendungsdisziplin: weder ein Teilgebiet der Medizin noch der allgemeinen Pädagogik alleinig. Bereits 1945 hatte König ein Einführungsbuch geplant, welchem er den Titel Die *Ideale der Heilpädagogik* geben wollte. Das Buchprojekt fand keine abschließende Umsetzung; es liegen aber zahlreiche Manuskripte und Aufsätze von ihm dafür vor.

Vor dem Hintergrund seiner historischen Auseinandersetzung mit akademischen Modellen der Heilpädagogik, nahm König wiederholt auf Hans Asperger (1906–1980) Bezug, welcher in der bestmöglichen

Menschenkenntnis die Basis sah, um entwicklungsauffälligen Kindern adäquate Hilfen zukommen zu lassen.[7] Asperger hatte keinen anthroposophischen Hintergrund; sein Grundansatz, der auf einer ethisch fundierten Erkenntnis des Menschen fußt, lädt implizit neben einem hohen ethischen Anspruch auch zu einer Weiterentwicklung auf allgemein-anthropologischer bzw. auf anthroposophischer Grundlage ein. Karl König schlug hiervon ausgehend eine Brücke zu seinem zentralen Ansatz, das ärztliche wie auch das pädagogische Handeln ganz aus der Wahrnehmung des Menschen, aus der heilpädagogischen Diagnostik heraus zu entwickeln.

Diese spezifisch heilpädagogische Diagnostik war für ihn keinesfalls deckungsgleich mit den diagnostischen Methoden der Neurologie, der Psychiatrie oder der Psychologie. Letztere wurden vielmehr als (notwendige und wertvolle) Hilfswissenschaften angesehen. Insofern waren für König auch die diagnostischen Wege und Möglichkeiten der Heilpädagogik etwas gänzlich Neues. Pointiert und bildhaft drückte er es in dem oben angegebenen Zitat in dem Aufsatz «Mignon. Versuch einer Geschichte der Heilpädagogik» aus.

Karl König entwickelte einen methodischen Ansatz des meditativen Diagnostizierens. Vor Zuhörern einer Tagung zum *Heilpädagogischen Kurs* Rudolf Steiners sprach König am 26. Juli 1963 hierüber. Auf die gründliche phänomenologische Betrachtung des Menschen (wie auch der Natur, aus welcher man die Heilmittel finden kann) folgt eine imaginative Erkenntnis als zweiter Schritt. Als Beispiel führte König an:

> Sie gehen im Herbst über eine Wiese und sehen eine Herbstzeitlose wachsen, und Sie entdecken allmählich, dass sie nicht nur eine Blume ist, sondern die Gestalt der Melancholie. Ihre Farbe und Form, ihre ganze Erscheinung ist Ausdruck der Melancholie. (...) Und dann folgt der dritte Schritt, der entspricht dem, was Rudolf Steiner als das Lesen der okkulten Schrift bezeichnet (...). Und da beginnt die Tat der heilpädagogischen Erziehung. Da wissen wir

> auf einmal, was wir zu tun haben. Es entsteht Geistesgegenwart, sodass in jedem Augenblick das Richtige getan wird.[8]

Für König schien es eine zentrale methodische Grundlage zu sein, die heilpädagogische Menschenerkenntnis auf eine meditative Grundlage zu stellen und als soziale Tat zu gestalten. In diesem Zusammenhang kam König in dem erwähnten Vortrag vom Juli 1963 auch auf die Punkt und Kreis-Meditation aus dem *Heilpädagogischen Kurs* Steiners zu sprechen.[9] Hierbei nimmt sich der Meditierende am Abend den Satz vor *Gott ist in mir* und meditiert am Morgen über den Gedanken *Ich bin in Gott.* Die Zielsetzung dieser Meditation fasst Rudolf Steiner folgendermaßen zusammen:

> Das ist ein Kreis, das ist ein Punkt. Es kommt nur abends nicht heraus, es kommt nur morgens heraus ... Sie müssen verstehen, dass ein Kreis ein Punkt, ein Punkt ein Kreis ist, und müssen das ganz innerlich verstehen.[10]

Steiner spricht hier zwischen den Zeilen ein so vorher nicht gegebenes Drittes, ein «Tertium non datur» an: das sich aus jenem Raum Ergebende, welches zwischen den beiden Gegensätzen Punkt und Kreis liegt. Ein Drittes, ein gänzlich Neues, soll zwischen Punkt und Kreis (zwischen Morgen und Abend bzw. zwischen Abend und Morgen), zwischen Polaritäten, innerlich gefunden werden. In Königs Vortrag vom 26. Juli 1963 wird das «Tertium non datur» als Schritt 3 der Punkt und Kreis-Meditation dargestellt und als Lesen der okkulten Schrift bezeichnet.

Es kann festgehalten werden, dass heilpädagogisches Diagnostizieren für König eine Methode war, um – von der Betrachtung der Phänomene ausgehend – zu einer übersinnlichen Sicht auf den Menschen zu gelangen. Diese Diagnostik aus dem Geistigen heraus, das Lesen der okkulten Schrift, stellte für König die Basis dar, um das richtige therapeutische Handeln finden zu können.

König betonte in der *Heilpädagogischen Diagnostik,* wie wichtig ihm die Subjektivität des Diagnostizierenden ist, wie sehr diese berechtigterweise einen lebendigen Teil der Diagnose selbst bildet. Auch erwähnte er den Ansatz in der Kinderpsychiatrie seiner Zeit, welche von einer mehrdimensionalen, plurifaktoriellen Diagnose sprach.[11] Symptome wurden z. B. im Zusammenhang mit einem biographischen Ereignis des Patienten aufgeführt oder es wurde der soziale Kontext mit einbezogen. Insofern wird im Rahmen eines solchen mehrdimensionalen, plurifaktoriellen Ansatzes der Diagnosebegriff erweitert; Begleiterscheinungen, Lebensumstände etc. im Sinne von Phänomenen werden mit einbezogen und entsprechend gewichtet.

König nahm immer wieder ausführlich Bezug auf Steiners *Heilpädagogischen Kurs.* Hervorstechende konstitutionelle Merkmale des Menschen seien die wesentlichen Pfeiler der heilpädagogischen Diagnostik: beispielsweise die Schädelform und -größe sowie ihr Zusammenhang mit dem Bau der Gliedmaßen. Aber auch die Frage, wie sich das Seelisch-Geistige mit dieser Physis verbindet:

> Denn hier wird die Betrachtung der Leibesorganisation selbst zur Offenbarung der Verhaltensweisen des Seelisch-Geistigen. Es handelt sich dabei nicht um eine billige Art von Physiognomik, sondern um ein intensives Eingehen auf die Konfiguration der Gestalt, aus welcher dann die Eigenschaften der seelischen Grundstruktur deduzierbar sind.[12]

Neben der Beachtung wesentlicher charakterlicher und Temperamentsaspekte stand die Betrachtung der Formkräfte im Mittelpunkt. Hans Müller-Wiedemann fasste dies in seiner Biographie über Karl König folgendermaßen zusammen:

> Es kam ihm darauf an, zu zeigen, dass Formzustände der menschlichen Organisation zugleich Bewusstseinszustände sind, indem

> sich das Seelisch-Geistige des Menschen an der physisch-ätherischen Vererbungsgestalt spiegelt und so in den verschiedenen Bereichen der menschlichen Gestalt, in den Gliedmaßen anders als im Haupt, verschiedene Bewusstseinszustände bildet.[13]

König ging von polaren Dichotomien aus; dafür wurden Menschen hinsichtlich ihrer Wesensmerkmale, der zugehörigen Lebenskräfteorganisation bzw. der in ihrer Gestalt wirksamen Formkräfte untersucht. Gehen wir von der Definition des Begriffs Dichotomie aus: eine Struktur aus zwei Teilen, die einander ohne Schnittmenge gegenüberstehen.[14] Zwei sich konträr gegenüberstehende Formtendenzen oder Wesensmerkmale werden als Orientierung angesetzt, um die Konstitution des Patienten dahingehend zu untersuchen, wie sie sich im Spannungsfeld dieser Gegenläufigkeit darstellt. Jedes menschliche Individuum bildet eine individuelle Schnittmenge aus gegenläufigen Formtendenzen und folglich positioniert sich jedes Merkmal irgendwo dazwischen, neigt mehr oder weniger zu dem einen oder anderen Pol hin, gewissermaßen in einem fließenden Ungleichgewicht.

Rudolf Steiner nannte im *Heilpädagogischen Kurs* drei Paare gegensätzlicher Konstitutionstypen: «epileptoid» – «hysterisch», «schwachsinnig» – «maniakal» und «schwefelarm» – «schwefelreich».[15] Formtendenzen, welche sich aus dem Gegensatzpaar von «Binden und Lösen» herleiten, prägen hierbei jeweils sowohl die körperlichen Merkmale als auch Symptome im Bereich der Lebensprozesse, des Seelischen, des Gedankenlebens, der Gedächtnisfähigkeit, der Willens- und Strukturkräfte etc. So wurden beispielsweise der sogenannten schwefelarmen Konstitution Merkmale wie die Tendenz zu großer Genauigkeit bis hin zum Perfektionismus oder gar Zwanghaftigkeit bei vorliegender Dunkelhaarigkeit zugeordnet, während sich die schwefelreiche Konstitution durch großen Phantasiereichtum auszeichne, gepaart mit Sprunghaftigkeit, einem Mangel an innerer Struktur und der Tendenz, sich im Außen zu verlieren (bei schwächerem Gedächtnis und leichter Ablenkbarkeit sowie großer Begeisterungskraft). Bei letzterer nannte Steiner, dass sich dies insbesondere bei blonden oder rothaarigen Menschen beobachten lasse.

Der entscheidende Punkt ist hier, dass in jedem Menschen gegenläufige Formkräfte gesehen werden, die sich im Wachstum, der körperlichen Ausdifferenzierung zu bestimmten Gestaltmerkmalen sowie im Bereich der Lebensprozesse zeigen. In jeder Konstitution werden Zustände des Ungleichgewichts beobachtet. Beim sogenannten Gesunden herrscht eine gewisse Ausgewogenheit vor, welche einzelne Merkmale betonen kann, jedoch ohne Krankheitswert im engeren Sinne. Als verzerrt betrachtet werden die Zustände zu einem Ungleichgewicht auf der physischen und seelisch-geistigen Ebene beim sogenannten geistig behinderten Menschen. König stellte in den Mittelpunkt, dass sich durch dieses Ungleichgewicht die eigentlichen Formkräfte deutlicher zeigen, was für ihn den Weg zur Therapiefindung vorgab. Er formulierte es wie folgt:

> Zu beachten aber ist, dass jedes Kind entweder zum einen oder zum anderen Zustand hinneigt, und dass in jedem einzelnen Kind die Anlagetendenz erfasst werden sollte, damit die richtige Hilfe gebracht werden kann.[16]

Karl König sah in der Typenlehre des deutschen Psychiaters Ernst Kretschmer (1888–1964) einen Zusammenhang zwischen Konstitution und Charakter wiedergegeben, welcher sich mit dem Menschenbild Rudolf Steiners prinzipiell vereinbaren lasse, obgleich Kretschmer diese nicht als seine Grundlage formuliert hatte. König drückte sich pointiert folgendermaßen aus:

> In der Art, wie Kretschmer, ohne es zu erkennen, den Spuren des dreigliederigen Menschenbildes gefolgt ist und dadurch aus den Schöpferkräften selbst Konstitution und Charakter bestimmen

> konnte, so muss im Werden des Kindes den Bildekräften nachgegangen werden, die, wenn disharmonisch wirkend, zu Formen führen, die anschaubar und beschreibbar werden.[17]

Der dargestellte Ansatz Karl Königs in Anlehnung an Rudolf Steiner wurde von der neueren heilpädagogischen Gegenwartsforschung (welche sich auf das anthroposophische Menschenbild stützt) aufgegriffen und auf eine systematische Basis gestellt; mit Hilfe derer wird die Summe gegenläufiger Formkräfte (eine Tatsache, welche gewissermaßen als Axiom vorausgesetzt wird) erfasst.[18]

Innerhalb von Königs Ansatz kam noch ein weiterer Aspekt hinzu. Neben einer diagnostischen «Bestandsaufnahme» hinsichtlich der vorliegenden Symptome (Phänomene), wurde deren Auftreten innerhalb der kindlichen Entwicklung auf der Zeitachse der biographischen Entwicklung mit einbezogen. Es handelt sich hierbei um den Inkarnationsprozess auf der kindlichen Entwicklungsachse. Neben diesem bezog König noch ein anderes ebenso wichtiges Moment mit ein: den Aspekt der «Diskrimination». In den Vorträgen zur Heilpädagogischen Diagnostik aus dem Jahre 1965 stellte er dieses Begriffspaar «Inkarnation» – «Diskrimination» ausführlich dar. Die beiden Termini wurden zum einen scharf gegeneinander abgegrenzt; zum anderen wurde ihre gegenseitige Bedingtheit herausgearbeitet. Definiert man den Begriff «Inkarnation» mit der Tatsache, wie sich die kindliche Seele mit ihrem Körper verbindet und diesen schrittweise immer stärker ergreift und beherrscht, so kann man die «Diskrimination» als die Begegnung mit der Welt beschreiben:

> Ich nehme Besitz von meinem Leib: Inkarnation. Ich beginne die Welt zu begreifen, so dass ich unterscheide zwischen den verschiedenen Dingen und Wesen, die mir begegnen: Diskrimination.[19]

Rudolf Steiner sprach von der «Sinnesorganisation» des Menschen und differenzierte diese in 12 Sinne, welche er in drei Gruppen gliederte, einem dreigliedrigen Bild des Menschen folgend. Zu unterscheiden sind erstens die Erkenntnissinne (die sogenannten höheren Sinne, im Nerven-Sinnespol lokalisiert): Gehörsinn, Sprachsinn, Denksinn, Ichsinn, zweitens die Gefühlssinne (als mittlere Sinne dem Herz-Kreislaufsystem als dem sogenannten Rhythmischen System zugeordnet): Geruchssinn, Geschmackssinn, Sehsinn, und Wärmesinn. Drittens werden die Willenssinne genannt (bzw. als untere Sinne im Bereich des Stoffwechsels und des Bewegungsapparates beheimatet, in der anthroposophischen Terminologie das Stoffwechsel-Gliedmaßen-System): Tastsinn, Lebenssinn, Bewegungssinn, Gleichgewichtssinn.[20]

Mit dem angesprochenen Begriffspaar von «Inkarnation» und «Diskrimination» klingt an, was hier immer wieder in den Fokus gerückt wird: Sinnesentwicklung und Sinnestätigkeit des Kindes spielen für die Diagnostik des Heilpädagogen eine zentrale Rolle. Im Laufe der kindlichen Entwicklung werden die Sinne durch «Inkarnation» und «Diskrimination» nach und nach erobert und ausdifferenziert. Werden die unteren Körpersinne unvollständig entwickelt, so hat dies Auswirkungen auf das Welterleben des Kindes und damit im Verlauf auf die Entwicklung der höheren Sinne.[21] Etwas irreführend ist, dass König die mittleren Sinne als die «höheren» bezeichnet und die hier genannten, von Steiner als die höheren Sinne bezeichneten, als «höchste Sinne» benennt.

Mit dem Begriff der «Diskrimination» als das differenzierte Unterscheiden zwischen den Erscheinungen unserer Lebenswirklichkeit geht auch die Erkenntnis einher, inwiefern man sich selbst von seiner Umwelt unterscheidet. Aus dieser Fähigkeit erwächst schließlich auch die Möglichkeit, sich zu distanzieren. Die Fähigkeit der inneren Distanzierung als Folge der «Diskrimination» ist im Hinblick auf die Entstehung von Kontaktstörungen bedeutsam. Deren Entstehung beschreibt König im Allgemeinen wie folgt:

> Das Zusammenspiel dieser beiden Wege, in den Leib und in die Welt, der Inkarnation und der Diskrimination, bringt dasjenige zustande, was Nachahmung wird; und über Nachahmung und über Spiel entwickelt sich der wahre Kontakt mit anderen Menschen. Kontakt ist ein Schritt in der Entwicklung und geht über die Nachahmung und über das Spiel. Wo immer Sie kontaktgestörte Kinder finden, ... diese Kinder haben weder die Kraft der Nachahmung, noch haben sie die Möglichkeit eines frei schöpferischen Spieles. Der Grund liegt meistens nicht in der mangelnden Inkarnation, sondern die Diskrimination, nämlich das Erleben der Welt, ist nicht gelungen.[22]

Königs anthropologischer Entwurf stellt die anthroposophische Sinneslehre ganz in den Mittelpunkt. Für ihn ist der zentrale diagnostische Dreh- und Angelpunkt innerhalb seiner Arbeit, wie die zwölf Sinne in jedem menschlichen Individuum leben. In seiner 1957 erschienen Schrift *Die ersten drei Jahre des Kindes* beschreibt König die Entwicklung der höheren Sinne (Hörsinn, Wortsinn, Denksinn und Ichsinn) aus der Entwicklung des aufrechten Gangs, dem Spracherwerb und dem hieraus resultierenden Erwachen des Denkens heraus.

Über schwere Kontaktstörungen im Kindesalter und deren Behandlung mit der Substanz Thalamos

von Hans Heinrich Engel, Karl König, Hans Müller-Wiedemann[23]

Vorbemerkung

Mit der Veröffentlichung der hier vorgelegten Arbeit ist der erste Abschnitt der Lebensgeschichte des Medikamentes Thalamos zu einem gewissen Abschluss gekommen. Das zeigt sich auch daran, dass aus firmenrechtlichen Gründen der Name «Thalamos», da er nicht geschützt werden konnte, nicht mehr gebraucht werden soll. Er wird von jetzt an durch den Namen «Encephalodor» ersetzt werden.

Encephalodor I, II und III wird von der Weleda AG, Schwäbisch Gmünd hergestellt und durch die Apotheken ausgeliefert.

Dr. Karl König

Einleitung

Es ist nun etwas mehr als fünf Jahre her, dass wir das Medikament Thalamos in den heilpädagogischen Anstalten unserer Schulen anwenden. Es wurde zunächst von einem von uns (K. König) in die Therapie eingeführt und hat gleich von Anfang an sehr auffallende Heilwirkungen gezeigt.

Wir haben uns deshalb bemüht, die Wirkungsart dieser sehr komplexen Substanz schrittweise verstehen zu lernen und sind erst jetzt in der Lage, das vorliegende Material so weit geordnet zu haben, dass es einen allerersten Einblick in die Arzneiwirkung zu geben erlaubt. Dabei handelt es sich nur um die Darstellung individueller Krankengeschichten; keineswegs legen wir statistisches Material vor, da dieses niemals im Bereich der Arznei von irgendwelcher Bedeutung ist. Man kann zwar statistisch erfassen, wie viele Krankheiten man bei einer gegebenen Zahl von Patienten mit einem bestimmten chemischen Stoff «erschlossen» hat. Niemals aber kann eine Statistik erschließen, ob auch nur ein einziger Patient geheilt worden ist. Dazu kommt, dass Thalamos nicht nur ein sehr komplexes Medikament ist, sondern dass es auch bei besonders komplizierten Syndromen angewendet wird. Dadurch ist seine Wirkungsweise schwer zu bestimmen, wenn man ohne Illusionen an die Beurteilung seiner Wirkung herangeht. Die Kranken selbst, bei denen wir Thalamos angewendet haben, sind vorzugsweise Kinder und Jugendliche, die unter Erscheinungen leiden, die heute unter den folgenden Namen beschrieben werden:

- Post-Encephalitische Zustände
- Jugendliche Schizophrenie
- Dementia infantilis
- Autismus
- Jugend-Psychosen
- Prä-Psychotische Erscheinungen
- Kindliche Hysterie.

Man könnte noch manche Namen anführen, aber mit den obigen ist umrisshaft bezeichnet, welche Zustände gemeint sind, die für die Anwendung von Thalamos zunächst in Betracht kommen. Diese erste Publikation ist als eine vorläufige Mitteilung anzusehen; eine erweiterte Darstellung, mit einer größeren Anzahl von Krankengeschichten, einem vollständigen Bericht über die von einem (H. H. Engel) von uns durchgeführte Arzneimittelprüfung am Gesunden und dem ausführlichen Versuch, ein Verständnis der Thalamoswirkung herauszuarbeiten, soll vielleicht in nächster Zeit folgen. Zunächst aber kann dieser erste Bericht eine Auswahl der Thalamoswirkungen beschreiben und damit auch andere Kollegen anregen, weitere Therapie-Versuche anzustellen, darüber zu berichten und dadurch mitzuhelfen, diesen Arzneistoff weiter zu erschließen. Wir sind nach unseren bisherigen Beobachtungen davon überzeugt, dass es sich bei Thalamos um eine Substanz handelt, die im weitesten Sinn als ein Heilmittel zu gelten hat, das besonders bei Schäden und Abwegigkeiten, welche die modernen Lebensbedingungen an der Seele des Menschen vollbringen, anzuwenden ist.

Phänomenologie der Syndrome, bei welchen Thalamos indiziert ist

Während der letzten zwanzig Jahre häufen sich, besonders auffallend in den anglo-amerikanischen Ländern, ganz bestimmte pathologische Erscheinungen im frühkindlichen, kindlichen und jugendlichen Alter. Es sind Zustände, die entweder früher nicht beschrieben wurden, oder in dem jetzigen Ausmaß gar nicht aufgetreten sind. Es ist schwer zu entscheiden, ob erst heute unser klinischer Blick für diese Symptome erwacht ist, oder ob sie vorher so selten waren, dass sie kaum aufgefallen sind. Jedenfalls sind sie heute dem Kinderpsychiater und dem Heilpädagogen gut bekannt, und die praktischen Ärzte sehen sie zunehmend häufiger in ihrer Sprechstunde.

Es handelt sich dabei um Zustände schwerer und schwerster Enthemmungen einerseits und teilweiser oder vollständiger Kontaktlosigkeit andererseits. Erscheinungen, die schon im Säuglingsalter dem sorgfältigen Beobachter sich zeigen können und im Laufe der kindlichen Entwicklung an symptomatischer Schärfe immer stärker werden, falls nicht so früh als möglich heilpädagogische und medizinische Maßnahmen ergriffen werden.

Diese Zustände wurden schon am Anfang dieses Jahrhunderts zunächst von Heller[24] und de Sanctis[25] beschrieben. Auch Emminghaus[26] hat sich andeutungsweise mit dieser Symptomatologie beschäftigt. Es handelte sich dabei aber immer nur um sehr vereinzelt auftretende Fälle, die eben von so genauen Beobachtern wie den obigen, aus dem Ozean der kindlichen Entwicklungshemmungen herausgefischt wurden.

Es blieben das Einzelmitteilungen, bis in den dreißiger Jahren die ersten mehr umfassenden Untersuchungen die Aufmerksamkeit der Psychiater und Kinderpsychologen mehr und mehr auf dieses Gebiet lenkten. Es waren damals vor allem Bender[27] und Kanner[28] in Amerika und Tramer[29] in der Schweiz, welche auf so geartete Kinder hinwiesen und damit ein gänzlich neues Gebiet im Rahmen der kindlichen Geisteskrankheiten erschlossen haben.

Seither sind viele hunderte von Untersuchungen auf diesem Gebiet erschienen. Der vielleicht bedeutendste Beitrag wurde vor kurzem von Feldner[30] aus der heilpädagogischen Abteilung der Wiener Kinderklinik gemacht. Nach diesen kurzen historischen Andeutungen soll nun die Phänomenologie dieser Zustände selbst beschrieben werden.

Immer ist die unmittelbare Begegnung mit diesen Kindern ein ganz besonderes Erlebnis, weil die Berührung, die sonst zwischen «Ich» und «Ich» stattfindet, sich hier eben nicht vollzieht. Der diesen Kindern Begegnende tritt in eine Sphäre ein, in welcher er wohl einem beseelten Leib gegenübersteht, die Persönlichkeit selbst aber zu vermissen meint. Je mehr man sich übt, diese sehr wesentliche Erfahrung, die hier gemacht wird, zu analysieren, umso stärker wird der Eindruck: Ich finde das andere Ich nicht. Ich finde es aber deshalb nicht, weil es sich dieser Begegnung zu entziehen sucht. Diese Kinder vermeiden es, Auge in Auge mit dem anderen Menschen zu stehen. Sie bewegen sich am anderen Menschen oft wie haarscharf vorbei, um der Begegnung zu entgehen. Manche dieser Kinder nähern sich einem nur mit dem Rücken, denn sie wollen ihr Gesicht und ihre Augen verbergen. Andere versuchen dauernd ihren Kopf zu bedecken und den Hut oder die Mütze über die Augen zu ziehen.

Deshalb hat Kanner[31] den seither durchgehend angenommenen Ausdruck «Autismus» geprägt, der dieses spezielle Verhalten der Kinder treffend charakterisiert. Nur darf Autismus nicht in dem Sinne angewendet werden, als hätten die autistischen Kinder ihre gesamte Beziehung zur Umwelt aufgegeben. Sie sind nicht vollständig kontaktlos, sondern nur in der Sphäre des «Ichs», insofern dieses dem Menschen zukommt. Die unmittelbare Begegnung von Mensch zu Mensch tritt nicht ein.

Trotzdem wäre es gänzlich verfehlt, diesen Kindern eine Persönlichkeit absprechen zu wollen; denn es ist uns bisher fast immer gelungen, die unmittelbare Begegnung zu erzwingen. Bei genügender Hingabe, Wärme und Zuneigung schlägt das Kind die Augen auf, und dann kann für einen Augenblick seine Persönlichkeit wahrhaft erlebt werden. Dieses Verhalten ist keinem Test zugänglich, dennoch aber ist es vorhanden.

Mit diesem Zwang, dem Ich des anderen Menschen nicht zu begegnen, hängt ein anderes, wesentliches Symptom zusammen: Die Stummheit. Es handelt sich dabei um keine der bekannten Formen von Aphasie, sondern wieder um ein besonderes Verhalten; denn viele dieser kleinen Patienten besitzen die «Sprache» als Ausdrucksform, nur benützen sie sie nicht. Sie können sprechen, aber sie tun es nicht. Auch haben viele der Kinder in ihren Lebensjahren eine bestimmte Menge an Wortschatz schon erworben gehabt, ihn aber später wieder fallen gelassen. Durch diese oft selbstauferlegte Stummheit wird freilich der Kontakt zum anderen Menschen noch mehr erschwert; die Stummheit aber ist ein vom Autismus zu unterscheidendes Symptom. Es kann das eine ohne das andere auftreten.

Ein weiteres, besonders seltsames Phänomen zeigt sich innerhalb der Affekt-Sphäre. Denn auch hier sind diese Kinder ganz eigenartig kühl und stumm. So wenig man ihrem Ich begegnen kann, so selten ist eine Berührung im Bereich des Gefühls möglich. Wer aufmerksam den Erzählungen der Mütter dieser Kinder zuhört, wird oft von ihnen erfahren, dass schon der Säugling kaum jemals die Mutter angelächelt hat, und dass auch später die Liebesbezeigungen der Mutter nicht erwünscht waren. Ein Kuss, eine Umarmung, ein «Auf-den-Schoß-der-Mutter-Flüchten» war niemals vorhanden. Eine Art von Kühle umgibt, gleich einer Schale, diese Kinder und oft ist ihre Gefühlsarmut erschreckend.

Das zeigt sich besonders bei psychotischen Kindern, die sprechen können. Diese sind dann fähig, mit völliger Gefühllosigkeit z. B. «Ich liebe dich ganz heiß» zu sagen, und es klingt, als würde eine Drahtpuppe es aussprechen. Mit der gleichen Affektlosigkeit können sie aber auch «Ich will dich töten» sagen und es eventuell ausführen, wenn sie Gelegenheit dazu hätten. Eine Art von Automat ist die Sprache geworden, die alles ausdrücken kann, aber wie ein Grammophon wirkt.

Dazu kommt ein weiteres Symptom des affektiven Verhaltens, auf das vor allem Norman[32] hingewiesen hat. Sie konnte zeigen, und das geht auch aus unseren eigenen Beobachtungen deutlich hervor, dass viele psychotische Kinder eine ausgesprochene Ambivalenz in ihrem Empfindungsleben aufweisen. Daraus kann sich auch ihre Kühle erklären. Nur ist die Ambivalenz mehr in den Affekten, die Kühle aber vor allem in den verfeinerten Gefühlen zu beobachten.

Ein weiteres, sehr wichtiges Phänomen wird im gesamt-motorischen Verhalten dieser Kinder ansichtig. Obwohl nur selten ausgesprochene Störungen des motorischen Apparates vorliegen, ist seine Verwendung und Ausdruckskraft durchaus abnorm. In Ermangelung der Sprache und des Sprechens benützen diese Kinder die willkürliche Muskulatur zur Gestenbildung und damit sowohl zu dauernder Mimik als auch zur Mimikry ihrer inneren Erlebnisse. In dieser Hinsicht aber sind sie in ihrem Verhalten für den unerfahrenen Beobachter meistens ganz unberechenbar.

So können diese Kinder aus einem Zustand ausgeglichener Ruhe, ohne scheinbaren Grund, plötzlich in wildes Schreien ausbrechen, sich auf den Boden werfen und für geraume Zeit in diesem Zustand verweilen. Er schwindet dann so plötzlich, wie er gekommen ist. Ein anderes Kind kann in völliger Isolation auf seinem Bett liegen, vor sich hin summen und dabei Kopf und Körper rhythmisch mitbewegen. Nach einiger Zeit aber kann es aufspringen, ziellos im Zimmer herumlaufen,

Schreie ausstoßen, um dann bald wieder auf sein Bett zurückzufallen um das Spiel von vorne zu beginnen. Ein drittes Kind mag in fast katatoner Haltung vor sich hinblicken; es ist dabei gänzlich unansprechbar und macht den Eindruck eines tauben Menschen. Plötzlich aber kann es dann, wie ein Habicht, auf ein anderes Kind losfahren, ihm ein Spielzeug entreißen und dieses fest an sich pressen.

In diesem motorischen Verhalten zeigen sich ganz bestimmte Gruppierungen, die einen ersten Hinweis auf eine mögliche Ordnung geben. So gibt es eine scharf umschriebene Gruppe dieser Kinder, deren Motorik gleichzeitig sowohl enthemmt als gezielt ist. Diese Kinder stehen vom Aufwachen bis zum Einschlafen unter einer mehr oder weniger starken Spannung, die sie in dauernder Bewegung hält. Diese Bewegungen sind aber durchaus intentional, d.h. sie zielen nach einem Objekt. Die Wahl des Objektes kann ganz verschieden sein; bei manchen Kindern sind es glänzende Gegenstände, bei anderen kleine Federchen, bei einem dritten Türklinken. Es kann auch fließendes Wasser oder der heulende Ton des Staubsaugers sein. Immer aber ist die Verkettung mit diesen Objekten eine fast magische, und das Kind wird alles daransetzen, seine Motorik so in Betrieb zu setzen, dass es mit diesem Objekt sich vereinigen kann. Ist das gelungen, dann beginnt die Objekt-Suche und die dazugehörige Jagd von neuem.

Es gibt allerdings auch Kinder, die keine besonderen Objekte haben, sondern alles bewegliche und unbewegliche Zeug ergreifen, zerstören und zerbrechen. Hier hat die motorische Enthemmung einen besonders aggressiven Charakter angenommen. Solche Kinder sind oft völlig unzähmbar, und nur lange und sehr geduldige Wartung kann schrittweise ihrer Rastlosigkeit begegnen.

Eine andere Gruppe zeigt eine mehr psycho-motorische Enthemmung, der sie nachgeben müssen. Versucht man aber, ihre Unbändigkeit zu stoppen, dann werden sie noch ungebärdiger. Lässt man sie aber im Rahmen des Möglichen gewähren, dann tritt allmählich eine bedeutende Beruhigung ein.

Im Gegensatz dazu gibt es Kinder, die außerordentlich bewegungsarm sind. Sie haben gewisse stereotype Gesten, in denen sie gerne verweilen, und man hat oft den Eindruck, als würden sie ihre Seele in einem bestimmten Gestenspiel baden. Das kann auch manchmal zu Katatonie ähnlichen Zuständen führen, in denen die Bewegungsarmut zur Bewegungsverneinung ausartet. Ein solches Verhalten kann dann auch in Krampfanfällen, die bis zu einem epileptischen Status führen können, zur Lösung kommen.

Überhaupt scheint eine bestimmte Gleichgewichtslage zwischen Hypermotorik und Krampfanfall in dieser Syndrom-Gruppe vorzuliegen. Je stärker die motorische Enthemmung ist, desto seltener kommt es zu Krampfanfällen. Je ausgesprochener der motorische Stupor, desto häufiger treten Krampfanfälle auf. Das ist ein Verhalten, das stärkste Beachtung verdient, denn es gilt nicht nur für einen bestimmten, zeitlich begrenzten Lebensabschnitt, sondern kann über die ganze Breite der Kindheit ausgedehnt sein. So erinnern wir uns an einige Kinder, die in den ersten zwei bis drei Lebensjahren eine Unzahl von Krampfanfällen (mehrere täglich) durchzumachen hatten, und die dann, nachdem diese Krämpfe sistierten, bis zur Pubertät hin bewegungsarm und schwerfällig geblieben sind, so als hätte sich die Motorik während der frühen Kindheit erschöpft.

Auffallend ist auch die oft verblüffende Sicherheit der Bewegungen. Laufen, Springen, Hüpfen, Greifen, Fassen können in oft unnachahmlicher Exaktheit durchgeführt werden. Manche dieser Kinder sind perfekte Akrobaten, die sich auf Stiegengeländern und entlang des Dachsimses mit nachtwandlerischer Direktheit bewegen. Etwas durchaus Unheimliches, weil Unmenschliches, lebt in diesen Möglichkeiten der Motorik. Solche Kinder sind auch im Ergreifen und Erhaschen des gewollten Objektes oft unvorstellbar schnell und geschickt, und es ist kaum möglich, ihnen diese Objektbesessenheit zu verwehren; sie sind fast immer geschickter als ihre Pfleger.

Zum Schluss muss noch eines Phänomens gedacht werden, das als auffälliges Symptom bei dieser großen Gruppe aufscheint. Es kann einfach als eine Disharmonie im rhythmischen Verhalten bezeichnet werden.

Unter diese Rhythmusstörungen fallen zunächst die Abwegigkeiten des Schlafens und Wachens, denn kaum eines dieser Kinder erreicht die Schlafdauer und die Schlaftiefe eines normalen Kindes. Ihr Schlaf ist meistens außerordentlich seicht und sie werden bei der zartesten Störung schon wach. Manche von ihnen schlafen für längere Perioden überhaupt nicht und wachen die Nacht durch. Dabei können sie entweder ganz zufrieden vor sich hin summen und ohne jede Störung die lange Nacht vorbeigehen lassen; andere aber haben häufige Ausbrüche von Verzweiflung und Zorn.

Bei vielen von ihnen findet man das Symptom des «Sich-in-den-Schlaf-Schaukelns». Da kann entweder der Kopf allein beteiligt sein, oder der ganze Oberkörper sich in wiegender oder schlagender Bewegung befinden. Wo immer dieses Symptom auftritt, sollte es vom Arzt mit größter Sorgfalt beachtet werden.

Auch gibt es Kinder, die erst am Morgen einschlafen und dann bis Mittag durchschlafen und andere, die während einer Periode plötzlich nur während des Tages, aber nicht durch die Nacht hindurch schlafen. Das sind Störungen, die schon sehr an die Symptome der epidemischen Encephalitis erinnern.

Es treten aber auch typische Rhythmusstörungen im Gebiet der Nahrungsaufnahme und Verdauung auf. So können zu Zeiten diese Kinder mit ganz minimalen Mengen an Nahrung auskommen und eine Mehraufnahme strikte verweigern. Zu anderen Zeiten kann das gleiche Kind eine kaum zu stillende Esslust entwickeln und dann wahllos jede Art von Speise verschlingen. Auch wechseln Perioden von Obstipation mit Zeiten der Diarrhoe ab, ohne dass diese Störungen der Absonderung mit der Nahrungsaufnahme in einem unmittelbaren Zusammenhang zu stehen scheinen.

Die auffälligste Rhythmus-Störung aber betrifft den Atem. Hier ist es so, dass manche dieser Kinder eine besonders tiefe Einatmung zeigen, die in Zeiten der Erregung und Unruhe noch forcierter auftritt. Im Gegensatz dazu sind andere Kinder da, welche eine erstaunliche Oberflächlichkeit der Einatmung aufweisen, so dass man oft den Eindruck hat, als würden sie nur in einem ganz flachen Ausatmungsprozess leben und kaum zur Einatmung kommen. Eingehende klinische Untersuchungen sollten einmal in dieser Richtung angestellt werden, denn es ist sehr wahrscheinlich, dass sehr bedeutende Schwankungen nicht nur der Atemtiefe, sondern auch des Grundumsatzes zu finden wären.

Nach unseren Beobachtungen scheint es eindeutig so zu sein, dass die mehr psychotischen Kinder eine oberflächliche Atmung zeigen, wohingegen diejenigen, die der post-encephalitischen Gruppe zugerechnet werden können, eine verschärfte Inspiration aufweisen. Diese Feststellung aber führt uns schon dazu, einen ersten Versuch der Gruppierung aller hier angedeuteten Phänomene zu unternehmen.

Versuch eines geisteswissenschaftlichen Verstehens der vorliegenden Symptom-Gruppen

Die hier beschriebenen Symptome sind die wesentlichen Kennzeichen, die bei Kindern und Jugendlichen gefunden werden können, welche den diagnostischen Bezeichnungen «psychotisch, post-encephalitisch, schizophren» usw. entsprechen würden. Es handelt sich dabei keineswegs um eine klar abzugrenzende Krankheitsform, sondern eher um eine Fülle von Syndromen, die alle einer großen nosologischen Einheit anzugehören scheinen.

Diese Behauptung kann durch manche Beobachtungen bestätigt werden. So ist es z. B. für uns schon zu einer wohlbekannten Tatsache geworden, dass einzelne unserer Kranken im Laufe von Jahren alle hier beschriebenen Symptome durchlaufen können. Ein Kind z. B., das zwischen dem vierten und sechsten Jahr eindeutige Zeichen einer Post-Encephalitis zeigte, kann beim Übergang in das zweite Lebens-Jahrsiebent entweder plötzlich oder allmählich deutlichste Symptome einer kindlichen Schizophrenie entwickeln und diese Symptomumwandlung demonstrieren.

Dabei handelt es sich keineswegs um eine sekundäre Akquisition, sondern um eine ganz deutliche Metamorphose, die sich aber im Rahmen der nosologischen Einheit, die hier behauptet wird, abspielt.

Ein weiteres Kriterium dafür ist ein sehr hervorstechendes Zeichen, das allen diesen kleinen und großen Patienten gemeinsam ist: Ihre Kontaktarmut oder auch ihr völliger Kontaktmangel, jenes Grund-Merkmal, das ja mit dem Wort Autismus bezeichnet wird. Wir haben schon im vorigen Abschnitt darauf hinzuweisen versucht, dass dieses Symptom nur für den Menschen selbst zutrifft, nicht aber für die anderen Dinge und Wesen der Umwelt. Denn es wird ganz offensichtlich, dass bei einer genauen Analyse des Verhaltens diese Kinder sehr oft mit bestimmten Teilen ihrer Umwelt nicht zu schwach, sondern viel zu stark in Kontakt gekommen sind und dadurch zu Gefangenen ihrer Umgebung wurden.

Es ist also zweifellos, dass diese gesuchte nosologische Einheit zunächst grob umrissen werden kann, indem wir so davon sprechen, dass es sich bei allen diesen Kindern um Störungen der Kontaktsituation mit der Umwelt handelt. Die Begegnung zwischen der Welt und dem Menschen ist nicht in Ordnung; sie ist in Disharmonie, und das zeigt sich vor allem darin, dass die Begegnung zwischen «Ich» und «Ich» nicht oder kaum mehr stattfindet.

Nun hat Rudolf Steiner öfters darauf hingewiesen, wie der Mensch in dreifacher Art mit der Welt kommuniziert: Zunächst durch die Aufnahme der festen und flüssigen Nahrung und diese Kommunikation geschieht durch das Stoffwechsel-System. Dann kommt es zu einem dauernden Austausch zwischen Mensch und Welt über das Atemgeschehen; das vollzieht sich im Gebiet des rhythmischen Menschen. Endlich webt zwischen den Sinnen und der Umwelt ein kontinuierlicher Strom gegenseitiger Befruchtung. Dieses Zusammenspiel trägt sich in der Region des Sinnes-Nervensystems zu.

Wenn diese dreifache Wechselwirkung erkannt wird, dann werden auch einzelne der hier vorliegenden Störungen unmittelbar verständlich. Die Schwierigkeiten der Nahrungsaufnahme, die von der Gier bis zur Nahrungsverweigerung reichen, gehören in das Gebiet des Stoffwechsel-Systems und des darin gestörten Kontaktes. Anschließend daran sind die Rhythmus-Störungen des Atmens, die oben beschrieben wurden, ein Mangel in der Kontaktfähigkeit des mittleren Organismus. Und die Störungen im Gebiet der Sinne gehören der Hauptesorganisation an. Wie oft mussten wir es erleben, dass diese Kinder als taub bezeichnet und einer Unmenge von Tests unterworfen wurden, die alle negativ ausfielen. Auch als blind werden manche der Kinder betrachtet, wenn sie gerade Zeiten haben, in denen sie den Gebrauch des Auges ablehnen. Die Organe aber und ihre Funktionen sind ungestört; was nicht funktioniert, ist das von der Person vollzogene Gespräch zwischen Ich und Welt.

Diese hier aufgezeigte dreifache Kontakt-Störung ist wie ein Gerüst, an welches sich weitere Symptome anreihen lassen. Um das zu tun, muss aber zunächst eine genauere Darstellung der vorliegenden Sinnes-Störungen versucht werden. Die Aufnahme der Nahrung durch den Verdauungsapparat stellt eine Verbindung zwischen den festen und flüssigen Stoffen der Umwelt her; durch die Atmung wird auch das Element der Luft in das Zusammenspiel zwischen Welt und Mensch eingegliedert, so dass die drei unteren Zustände der irdischen Substanz bewältigt und im Leibesinneren überwunden und verwandelt werden.

Bei den Sinnesprozessen aber handelt es sich um den Kontakt mit der substantiellen Wärme und den Bildekräften des Lichtes, des Klanges und des Lebens, wie sie von Rudolf Steiner immer wieder dargestellt wurden.[33] In ihrem Wirken offenbaren sie uns das sinnliche Kleid der umgebenden Welt; wir erfahren durch sie in unserer Empfindung und Wahrnehmung diese Welt. Wir lernen sie aber nur dadurch kennen, dass wir uns nicht wie das Tier in sie verstricken, sondern uns dauernd auch aus dieser Verstrickung befreien können.

Würden wir nur hin- und nicht wegblicken, nur hin- und nicht weghören können, wir würden niemals aus einer Wahrnehmung eine Vorstellung entwickeln. Und das ist einer der tiefgreifendsten Unterschiede zwischen den unteren und den mittleren Sinnen,[34] dass wir in den ersteren uns kaum ihrer Wirkung entziehen können, während wir in den letzteren einen gewissen Grad von Freiheit in dieser Beziehung erreicht haben.

Bei den hier besprochenen Kindern und Jugendlichen ist dieser Freiheitsgrad im Reich der mittleren Sinne entweder teilweise, in seltenen Fällen aber auch gänzlich verloren gegangen. Sie verhalten sich in ihren mittleren Sinnen so, als wären es die unteren Sinne. D.h., um es bildlich auszudrücken, sie können ihre Augenlider nicht schließen, ihre Ohren nicht ausschalten, ihrem Geruch und ihrem Geschmack weder entfliehen noch entsagen. Dadurch aber wird ihnen die gesehene und gehörte, die gerochene und geschmeckte Umwelt so, als wäre sie ihr eigener Leib. Denn unser Lebens-, Tast- und Bewegungssinn sind für das Empfinden der eigenen Leiblichkeit so ausgestaltet, dass wir ihnen nicht entgehen können. Sie verknüpfen uns mit der das ganze Wachleben durchsetzenden Grunderfahrung unseres Leibes. Dieser eigene Organismus wird uns zum fundamentalen Lebensgefühl, das uns zunächst die irdische Sicherheit und die Einordnung in die irdische Welt gibt. Das Erlebnis der eigenen Person haben wir zunächst an dieser grundlegenden und im Wachen dauernd sich vollziehenden Erfahrung, die uns in so komplexer Art vom Tast- und Lebenssinn, vom Gleichgewichts- und Eigenbewegungssinn übermittelt wird.

Tritt aber eine ähnliche Art des Empfindens in den mittleren Sinnen auf, dann kommt es zu einem gewaltigen Umsturz in der Erlebnisart der Seele; denn nun binden Auge und Ohr und die anderen Sinne nicht mehr in einer rhythmischen Form des gegenseitigen Austausches das Ich an die Welt, sondern das Ich findet sich an die Umwelt in ähnlicher Weise fixiert, wie es sonst nur dem eigenen Leib verbunden ist. Die Umwelt nimmt die Rolle des Leibes an; sie wird zum Eigen-Erlebnis, statt dass sie ein fremdes, dem Ich gegenübergestelltes Wesen wäre. Für diese Patienten hat sich die Falltür ihres Welt-Erlebens geschlossen. Die Umwelt hat den Charakter ihrer eigenen Leiblichkeit teilweise oder vollständig angenommen.

Hier liegt eines der fundamentalsten Kriterien zu einem Verständnis der Seelenhaltung dieser Kinder. Deshalb können sie z. B. andere Menschen mit dem Wort «Ich», sich selbst aber immer wieder mit «Du» bezeichnen. Deshalb zeigen sie in ihrem Verhalten immer neue Fixationen und Zwangsvollzüge, die sonst nur mit dem eigenen Organismus vorgenommen werden. Die Riten, die sich sonst z.B. um das Waschen und Ankleiden am Morgen oder beim Essen abspielen, haben sich für die schizophrenen und post-encephalitischen Kinder stark erweitert, da sich ihre Umwelt zu ihrem eigenen Organismus umgeformt hat. Deshalb tragen sie einen Stuhl mit sich, wie ein anderer Mensch ein Taschentuch; oder sie können nur bei Anruf eines anderen über Schwellen gehen und Türen öffnen, wie andere Menschen nur dort grüßen, wo ein bekanntes Gesicht ihnen entgegenscheint.

Ehe wir nicht diese grausame Verstrickung, in der sich diese Kinder befinden, begreifen lernen, werden wir kein Verständnis für ihr Irresein haben. Sie sind die Gefangenen ihrer eigenen Umwelt, aus der sie sich nicht befreien können.

Dadurch aber wird ihnen auch der Mensch ihrer Umgebung nicht mehr erfahrbar. Denn ein «Ich» kann das andere «Ich» nur dann erfahren, wenn es sich selbst als Person behauptet. Ist diese Fähigkeit verloren oder noch nicht entwickelt, dann bleibt das andere «Ich» ein Stück Welt und nichts anderes.

Dazu kommt, dass Rudolf Steiner einmal die folgenden Ausführungen über Empfindung und Wahrnehmung gemacht hat.[35] Da heißt es:

> Wenn man die Empfindung wirklich in genügender Selbstbeobachtung durchschaut, so erkennt man, die Empfindung ist willens-

> artiger Natur mit einem Einschlag von gefühlsmäßiger Natur. Sie ist zunächst nicht verwandt mit dem denkenden Erkennen, sondern mit dem fühlenden Wollen oder dem wollenden Fühlen. Daher müssen wir sagen: da, wo sich äußerlich die menschliche Sinnessphäre ausbreitet – die Sinne tragen wir ja an der Außenseite unseres Leibes, wenn man sich grob ausdrücken darf, – da ist im Menschen in gewisser Weise fühlendes Wollen, wollendes Fühlen vorhanden.

Daraus aber ergibt sich nun auch ein Verständnis für die oft besessene Gewalt, mit welcher diese Patienten sich in gewisse Teile ihrer Umwelt hinein verbissen haben; denn es ist ihr fühlendes Wollen, das davon Besitz ergriffen hat und nun nicht mehr loslassen kann.

Im engen Zusammenhang mit dieser Sinnesstörung steht aber ein anderes Verhalten, das auch schon beschrieben wurde, dessen Verständnis wir aber ebenfalls näherkommen wollen. Es handelt sich dabei um die Motorik und Motilität. Schon die ältere Heilpädagogik (Heller, Hanselmann, Homburger) hat darauf hingewiesen, dass in dieser Hinsicht zwei Typen zu unterscheiden wären: die Eretischen und die Torpiden. Die ersteren sind die bei weitem Unruhigeren, dauernd Getriebenen und immer Bewegten. Die Torpiden aber sind stumpf, brütend, still vor sich hindösend und schwer im Antrieb.

Aus unseren Beobachtungen nun ergibt sich, dass die größere Zahl der post-encephalitischen Kinder, besonders dann, wenn die akute Erkrankung in die früheste Kindheit fällt, dem eretischen Typus zuneigt, mit den Ausnahmen, die wir oben beschrieben haben, als wir auf die Beziehung zwischen Motorik und Krampfanfällen hinwiesen. Die mehr torpiden Typen aber, die bis zur Katatonie führen können, müssen eher als schizophren bezeichnet werden. Eine Unterscheidung und Differentialdiagnose ist oft außerordentlich schwer, besonders dann, wenn, wie wir schon erwähnten, der eine Zustand in den anderen übergehen kann.

Sowohl für die heilpädagogische als auch für die medizinische Behandlung, aber ist es von großer Wichtigkeit, sich diese beiden Syndromgruppen genau vor Augen zu halten. Beiden ist die Sinnesstörung, die wir eben beschrieben haben, eigen; bei den eretischen aber ist das Verfangensein der Sinne mit dem motorischen Antrieb eng verbunden; bei den torpiden Kindern hingegen bleiben die Gliedmaßen stumpf und antriebslos. Dieses Verhalten ist ein Hinweis darauf, dass hier die «Gefühls»-Komponente des Empfindens und Wahrnehmens, auf die Rudolf Steiner hinweist, eine wesentliche Bedeutung hat. Denn auch die Atmung ist bei diesen beiden Typen grundlegend verschieden. Sie ist vom forcierten Typ bei den Eretischen und vom ganz oberflächlichen Typus bei den Torpiden. Es handelt sich dabei wohl zunächst um eine stärkere (eretisch) oder schwächere (torpide) Gefühlsbetonung der ganzen Persönlichkeit.

Abgesehen davon aber sind noch grundlegende Unterschiede in diesem Verhalten dadurch vorhanden, dass die Einordnung in die Umwelt bei den beiden Typen durchaus verschieden ist.

Ein Kind, das dem post-encephalitischen Formenkreis angehört, das unruhig und dauernd «auf Tour» ist, bemerkt im Unbewussten seines Erlebens das Gefängnis, in dem es sich befindet. Es versucht, sich gegen dieses Erlebnis zu wehren und wird dadurch eretisch. Wie ein gefangenes Tier unentwegt in seinem Käfig umherirrt, so läuft dieses Kind zwangsläufig im Gefängnis seiner Sinnesverkettung herum und zeigt damit an, dass es sich, wohl vergeblich, daraus zu befreien versucht.

Dann aber gibt es Kinder und Jugendliche, die einen monomanen Bewegungstrieb haben. Sie spielen unentwegt mit einer Schnur, oder schlagen ohne Unterlass ein Stück Holz gegen eine Unterlage; das kann durch Wochen gehen, bis ein anderes monomanes Spiel ähnlicher Art ergriffen wird. Es wäre falsch zu glauben, dass solche Kinder innerlich stumpf sind. Sie können voller Phantasie und bewegten Empfindungen sein; um sich aber diesem Erleben ganz hingeben zu können, brauchen sie die mechanische Abreaktion im Bereich der Gliedmaßen. Es sind das meistens Kinder, die halluzinieren und denen das Gefangensein im Reich der mittleren Sinne eine freie Entfaltung von Imaginationen ermöglicht.

Eine dritte Gruppe sind jene Kinder, die unter der Spannung der Umwelt stehen und dauernd nach Objekten auf der Jagd sind. Bei ihnen liegt eine extreme Verstärkung dessen vor, was Rudolf Steiner als Kleptomanie beschreibt.[36] Er stellt es so dar, dass die Organisation, die sonst dem Vorstellen und Wahrnehmen zugrunde liegt, in die Gliedmaßen «hinunterrutscht» und dadurch zum kleptomanen Verhalten führt. Wenn aber eine eingeengte und mit der Umwelt verkettete Wahrnehmung in die Gliedmaßen hineinfährt, dann kommt es auch hier zu den Spezialtrieben, die entweder nach glänzenden Nadeln oder nach Spinnen, nach Zigarettenschachteln oder nach weißen Steinchen streben.

So können wir drei Formen der Motorik beim eretischen Kind beschreiben:

1. Die ziellose Unruhe des «Tieres im Käfig».
2. Die monomane Abwehr bei verstärkten Imaginationen und Halluzinationen.
3. Die kleptomanen Zustände, die unter dauernder motorischer Spannung sich vollziehen.

Eine ähnliche Dreiheit findet sich aber auch bei der Beobachtung der torpiden Kinder. Hier allerdings sind es nicht Formen der Motorik, die als leitende Symptome hervorstechen, sondern verschiedene Arten des Verfangenseins in die Umwelt vermittels der Sinne.

Wir finden zunächst Kinder, die ganz an eine uns unbekannte Welt hingegeben zu sein scheinen. Sie können für Stunden mit offenen Augen irgendwohin starren oder wie versunken, auf etwas lauschend, hingegeben sein. Manchmal unterbricht ein Schrei ihre Versponnenheit und will man sie daraus befreien, dann lehnen sie sich in stärkster Abwehr dagegen auf. Es entsteht keinesfalls der Eindruck, dass diese Kinder halluzinieren, sondern dass sie den Impressionen der Wahrnehmung verfallen sind. Meistens sind es das Licht und die Farben, es können aber auch Töne, Gerüche und Wärme-Eindrücke sein. Dieses Symptom entspricht etwa dem der ziellosen motorischen Unruhe.

Dann gibt es ein anderes typisches «Sinnes»-Symptom. Es tritt bei vielen dieser Kinder auf und zeigt sich daran, dass sie einzelne Gegenstände oder Zustände in zahlloser Wiederholung neu erleben wollen. Sie suchen bestimmte Situationen immer wieder auf, wohl um ähnliche Gefühlseindrücke daraus zu schöpfen. Sie können aber auch den gleichen Gegenstand immer wieder in die Hand nehmen, ihn in allen möglichen Lagen angucken und abgreifen, ohne (so hat man den Eindruck) die richtige Vorstellung davon gewinnen zu können. Hier handelt es sich darum, dass Wahrnehmungen sich in Vorstellungen zu verwandeln suchen, es aber nicht zu einem vollständigen Erfassen, d.h. zu einer verstandenen Vorstellung des Wahrgenommenen kommt. Diese Kinder sind noch zu stark in dem Willens-Gefühl-Bereich ihres Wahrnehmens verfangen und haben dadurch nicht die Fähigkeit, gedankliche Vorstellungen zu bilden. Auf dieses träumende Schlafen des fühlenden Wollens hat Rudolf Steiner genau hingewiesen[37] und auch gezeigt, wie dieser träumende Schlaf erst dann ins Wachen übergeht, wenn aus der Empfindung die Vorstellung gebildet wird. Diese Kinder sind wie fasziniert von dem Schwellenerlebnis, das sie in ihrer Sinneswelt haben und das sie dauernd im Zwischenreich zwischen Traum und Erwachen festhält.

Viele der mit diesem Symptom begabten Kinder zeigen eine auffallend große Zahl von Zwangshandlungen, die nur deshalb vollzogen werden, damit das eben beschriebene Schwellenerlebnis intensiviert werden kann. Man sollte auf dieses Symptom besonders achten, weil es oft zu Verwechslungen und Missverständnissen führt. Denn es ist häufig nicht ein neurotisches Zeichen, sondern, wie beschrieben, eine Störung der Vorstellungsbildung.

Das dritte hervorstechende Symptom dieser Gruppe ist nicht mehr so sehr die Verfangenheit, als die Einengung im Bereich der Sinne. Diese Kinder verhalten sich so, als hätten sie eine permanente Einschränkung des Erkennungsfeldes. Sie sind blind oder taub für eine ganz große Gruppe von Erlebnissen und Eindrücken, dafür aber ganz besonders sensitiv für einen speziellen Sektor ihrer Erscheinungswelt. Dahin steht ihr Verlangen und sie versuchen, es mit den ihnen zu Gebote stehenden Mitteln zu verwirklichen. So kann es das Geräusch fließenden Wassers sein, das dem einen Kind zum unwiderstehlichen Zwang wird. Einem anderen sind es bestimmte Tiere; das können Hühner sein, aber auch Spinnen. Hierher gehören glitzernde Gegenstände oder alle Türklinken usw.

Hier allerdings sind wir auch schon wieder im Gebiet der Kleptomanie, und es ist kaum mehr möglich, das motorische vom sensorischen Symptom zu scheiden. Es ist das die Stelle, an der sich der Gestaltkreis (V. v. Weizsäcker) geschlossen hat. Sinnesverfangenheit und gezielte Motorik sind ineinander verflochten und können kaum so auseinander gelöst werden, dass das eine zur Ursache des anderen gemacht werden darf.

Schema I fasst noch einmal die hier dargelegten charakteristischen Symptome zusammen, und an ihm wird ersichtlich, dass sich sowohl die «oberen» als auch die «unteren» Symptom-Gruppen wie spiegelbildlich zueinander verhalten. Der mittlere Stab aber veranschaulicht jenen Bereich, an welchem sich allgemeine Sinnes-, Atmungs- und Nahrungsaufnahmestörungen vollziehen. Es ist ein Schema der Kontaktsituation des Menschen mit seiner Umwelt; es gibt eine Art von Grundriss für alle Gegebenheiten, denen wir auf diesem Felde begegnen können und kann daher als das Gerüst jener nosologischen Einheit bezeichnet werden, von der hier dauernd gesprochen wird (Schema 1).

Endlich muss aber noch auf das so wichtige Symptom der Stummheit eingegangen werden. Es wurde schon erwähnt, dass es sich dabei nicht um eine Form der Aphasie handelt, sondern um besondere Formen des Stummseins, die nur in dem hier beschriebenen Bereich gefunden werden. Es wurde auch darauf hingewiesen, dass manche dieser Kinder ein vollständiges Sprachverständnis haben, wahrscheinlich auch sprechen könnten, wenn sie es tun wollten. Bei anderen aber ist das Gesamtgebiet der Sprache wie ausgelöscht und sie haben weder ein Wortverständnis, noch ist ihnen die Wortformel motorisch erreichbar.

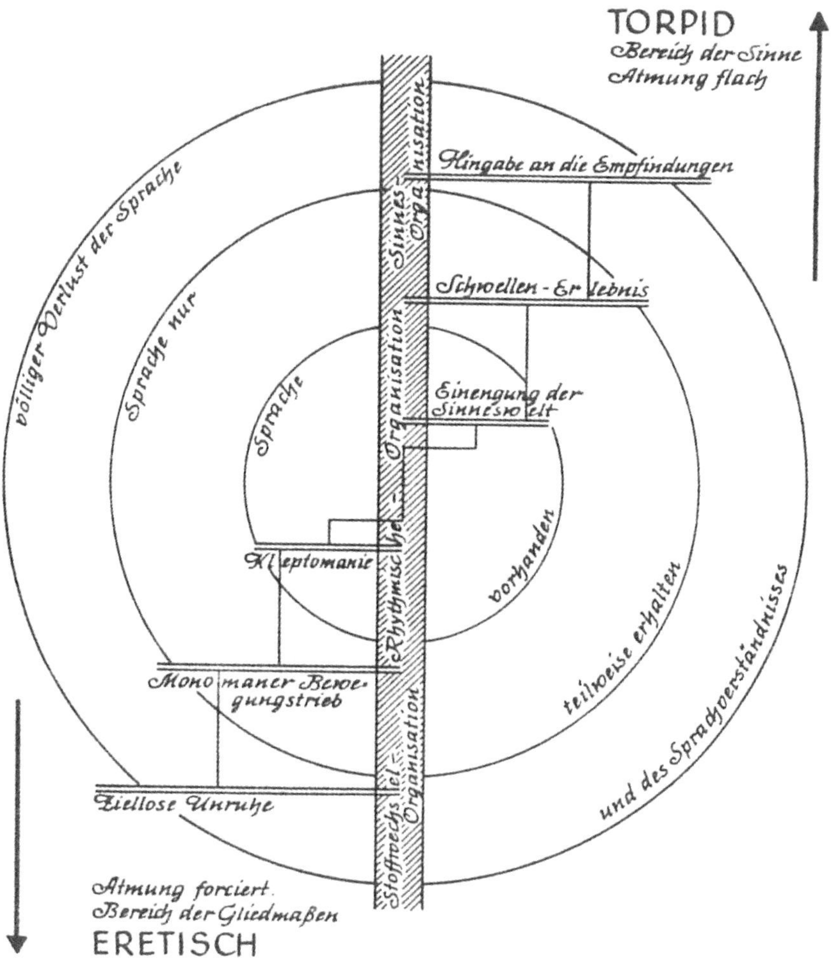
TORPID
Bereich der Sinne
Atmung flach
Sinnes-Organisation
Rhythmische-Organisation
Stoffwechsel-Organisation
Hingabe an die Empfindungen
Schwellen-Erlebnis
Einengung der Sinneswelt
Kleptomanie
Monomaner Bewegungstrieb
Ziellose Unruhe
völliger Verlust der Sprache
Sprache nur
Sprache
vorhanden
teilweise erhalten
und des Sprachverständnisses
Atmung forciert.
Bereich der Gliedmaßen
ERETISCH

SCHEMA I

Bei diesen Kindern handelt es sich sowohl um eine totale sensorische als auch motorische Stummheit. Zwischen diesem Extrem und der Möglichkeit des Sprachverständnisses und der Fähigkeit des Sprechens gibt es alle nur möglichen Übergänge.

Es kann aber ganz allgemein gesagt werden, dass sich die Sprachfähigkeit steigert, je weniger ausgesprochen die übrigen Symptome dieser Kinder sind. Wir haben dieses Verhalten durch drei Kreise in unserem Schema anzudeuten versucht. Der äußere Kreis ist das Feld der totalen Stummheit; hier fehlt auch das Sprachverständnis. Der mittlere Kreis deutet jenes Symptomengebiet an, wo ein ziemliches Feld von Wortverständnis vorhanden ist und auch einzelne Worte hervorgestoßen werden können. Der innere Kreis endlich ist das Gebiet, da sowohl ein annehmbares Maß von Sprache als auch von Sprachverständnis gefunden wird.

Es ergibt sich daraus, dass die Kinder, welche entweder eretisch ziellos bewegt oder völlig an die Sinneswelt hingegeben sind, der Sprache gänzlich entsagen müssen. Bei ihnen ist es eine der wichtigsten heilpädagogischen Maßnahmen, die Seele für das Empfangen der Sprache aufzuschließen. Denn nur über diesen Weg wird es dem Kinde möglich sein, aus den träumenden Empfindungen des Wahrnehmungsfeldes die klaren Vorstellungen des Wachens zu erzeugen.

Helen Keller hat sich in ihrem letzten, jüngst erschienenen Buch, in erschütternder Weise gerade darüber anhand ihrer Erinnerungen ausgesprochen.[38] Es heißt da:

> Staunen und Erregung überkommen mich noch heute bei der Erinnerung an jenes Ereignis vor dreiundsechzig Jahren – so einzigartig, so wunderbar und so verwirrend steht es da. Man denke: Umgeben von mitternächtlicher Stille verwandelte ich nun stumme, seelenlose Luft in Sprache! Ich hatte buchstäblich keinerlei Vorstellungen von der Sprache, mein Tastsinn reichte nicht aus, um mir die tausendfachen feinen Schwingungen gesprochener Worte zu übermitteln. Da ich selbst physisch nichts hörte, musste

> ich die äußerste Gedankenkraft aufwenden, deren ich fähig war, bis ich es endlich dazu brachte, dass man mich nicht nur hörte, sondern auch verstand.

Dann beschreibt Helen Keller, wie sie bis zu ihrem 7. Lebensjahr keinerlei Möglichkeit hatte zu verstehen, was Sprache und Sprechen ist. Und dann kam jener bedeutsame Augenblick, da ihre Lehrerin das Erlebnis des Wassers, das über die Hand der kleinen Helen lief, mit dem in die Hand eingeschriebenen Wort Wasser ihr zum Verständnis brachte. Es heißt da weiter:

> Auf einmal entstand in mir ein seltsamer Aufruhr – ein dämmerndes Bewusstsein, wie ein Gefühl von etwas, dessen ich mich wieder erinnern konnte. Es war mir, als ob ich aus dem Tode ins Leben zurückkehrte. Ich begriff, dass das, was meine Lehrerin mit ihren Fingern tat, jenes kalte Etwas bedeuten sollte, das über meine Hand lief, und dass es mir nun möglich war, durch diese Zeichen mit anderen Menschen in Verbindung zu treten. Oh wunderbarer, unvergesslicher Tag! Heute weiß ich, dass dies der Moment meines geistigen Erwachens war.[39]

Helen Keller aber war zunächst ein normales Kind gewesen, das durch eine schwere Erkrankung (wohl eine Meningo-Encephalitis) blind und taub geworden ist. Sie verfiel zusehends ihrer Unfähigkeit, den Kontakt mit der Umwelt aufrecht zu erhalten; sie wurde launisch, wild, unzähmbar, und erst das Begreifen, dass jedes Ding einen Namen hat, eröffnete ihr das Feld der Gedanken. Dadurch erwarb sie sich die Vorstellungen der Dinge, denn um den Namen herum begann sich die von ihr, vor allem auf dem Weg der unteren Sinne erfasste Welt, zu kristallisieren. Die Namen wirkten gleich Impfkristallen, um die herum sich die Vorstellungsformen ausbildeten.

Dem in die Sinneswelt hineinverhafteten Kinde eröffnen sich die

Vorstellungen nicht, weil das Wort ihm fehlt. Es hat keine Fähigkeit, jenseits seines Hörens, das Wort als solches und in ihm den Namen zu erfassen. Erst wenn es schrittweise in diese Wortwelt hineingeführt wird, tritt auch ein allmähliches Erwachen für diese Sphäre des Seelenlebens auf. Das ziellos bewegte Kind hat gleichfalls keine Möglichkeit, sich dem Wort zu nähern, da seine Motorik so in sich selbst verfangen ist, dass sie sich zur verfeinerten Beweglichkeit des Kehlkopfapparates nicht erheben kann.

Der Erwerb der Sprache aber ist für diese Kinder wohl das wichtigste Requisit, das eine weitere Besserung oder gar Heilung ermöglichen kann. Von diesem Erwerb hängen alle weiteren Fortschritte ab, denn die Sprache ist das Tor, durch welches die Persönlichkeit des Kindes schreiten muss, um in den Garten der drei obersten Sinne, des Wort-, Gedanken- und Ich-Sinnes einzutreten. Erst wenn diese Region erreicht ist, kann von einer Menschwerdung wirklich gesprochen werden.

Hier stehen wir vor einem negativen Symptom der hier umrissenen nosologischen Einheit. Denn in fast allen diesen Patienten sind die drei höchsten Sinne nur zum Teil oder kaum entwickelt. Wie die unteren Sinne zu vordergründig, die mittleren Sinne aber gestört sind, so bleibt der Raum der obersten Sinne zu leer, so dass sich die gesamte Struktur des Sinneskreises in großer Disharmonie befindet.

Alle diese Zeichen und Syndrome können nunmehr in erster Annäherung ein Verständnis für die Natur und das Wesen dieser Kinder geben. Was bisher als diagnostische Namen benützt wurde, ist reichlich unzulänglich. Sie stimmen für einzelne Kinder, lassen aber keineswegs die ganze Gruppe in Gerechtigkeit aufscheinen. Wollte man eine vorläufige Gliederung erreichen, dann könnte das obige Schema eine erste Anleitung dafür sein.

Das Medikament Thalamos

In den ersten beiden Abschnitten dieser Arbeit haben wir nachzuweisen versucht, dass alle hier vorliegenden Symptome und Symptomgruppen einer nosologischen Einheit angehören. Deshalb darf wohl auch idealiter daran gedacht werden, dass ein einheitliches Medikament für alle hier vorliegenden Störungen gefunden werden konnte. Das auszusprechen ist ein vielleicht dreist erscheinendes Unterfangen; die Erfahrungen aber, die wir in den letzten sechs Jahren mit der Arznei Thalamos machen konnten, geben uns ein gewisses Recht für eine solche Behauptung.

Damit soll keineswegs gesagt werden, dass wir Thalamos für das einzige, hier wirksame Medikament ansehen; es ist aber eine Substanz, die bei richtiger Indikationsstellung in den meisten Fällen sehr beachtliche Wirkungen hervorruft, Wirkungen, die nicht immer nur heilend zu sein scheinen, die aber von tiefgreifendem Einfluss auf die vorliegenden Zustände sind. Die Arzneisubstanz Thalamos löst ohne Zweifel eine starke Resonanz im Komplex derjenigen Symptome aus, um die es sich hier handelt. Wir haben es kaum jemals erlebt, dass unsere Patienten nicht in irgendeiner Art auf Thalamosgaben reagiert hatten.

Die grundlegenden Überlegungen, die uns dazu gebracht haben, Thalamos in die Therapie einzuführen, kamen aus der Bemühung, ein Verständnis für die Zustände dieser Kinder zu entwickeln. Dabei ergab sich zunächst, dass die vorliegenden Störungen durchgehend psycho-somatischer Natur sind und dass sie die Gesamtheit des dreigliedrigen Menschen erfassen. Auch handelt es sich hier nicht so sehr um Zustände, bei denen das Ineinanderwirken zwischen Geistseele und Körperleib gestört ist, dass dabei also Störungen der Inkarnation selbst auftreten, sondern dass vor allem Schwierigkeiten eines harmonischen Zusammenspieles zwischen Mensch und Welt vorliegen. Die Inkarnation ist in mehr oder weniger richtiger Art vonstatten gegangen, aber die daraus erfolgenden Resultate, die zur Erfassung der

Welt führen sollten, sind nicht eingetreten. Die Kontaktbildung mit der Umgebung ist gestört und damit ist die zentrale Stellung der sich entwickelnden menschlichen Persönlichkeit innerhalb ihrer Umwelt grundlegend erschüttert.

Diese Kontaktsituation wieder herzustellen, muss ein hier verwendetes Medikament vor allem zu erfüllen haben. Das Zusammenspiel zwischen Mensch und Welt aber zeigt sich vor allem darin, dass bei erhaltenem Kontakt das Tagesbewusstsein voll und ganz vorhanden ist. Nun gibt es Ausführungen Rudolf Steiners über dieses Tagesbewusstsein, die für die hier gemachten Überlegungen von größter Wichtigkeit sind.[40] Es heißt da:

> Man hat eine Art mittleren Bewusstseins im gewöhnlichen Erdenleben zwischen Geburt und Tod; bei dem muss man sich aufrechterhalten. Wenn dieses Bewusstsein zu dünn wird, wird man ohnmächtig. Wenn es zu dick wird, zu dicht, zu viel in sich selbst bewusst wird, kommt der Schmerz. Das Aufgehen ins Nichts in der Ohnmacht, das Zusammengepresstwerden im Schmerze sind nach beiden Seiten hin die Abirrungen des Bewusstseins. ... Da bekommt man eben das Gefühl: In dem, wo physisch die Herzmuskeln liegen, da drängt sich zusammen all das, was uns einen festen Halt gibt. ... dann nimmt man wahr, alles das, was einen im Erdenbewusstsein, im wachenden Erdenbewusstsein hält, was dieses Bewusstsein zu einem sogenannten «normalen» macht, wenn ich dieses hässliche, philiströse Wort «normal» gebrauchen darf, ist das in ungeheurer Feinheit in der Welt ausgebreitete, aber auf kein anderes Organ in solcher Unmittelbarkeit als auf das Herz wirkende Gold, Aurum.

Und an einer anderen Stelle des gleichen Vortrages sagt Rudolf Steiner:

> Im Herzen ist es zunächst, wo der Schwerkraftpunkt liegt, der einen nicht hinuntersinken, nicht hinauffliegen lässt, nicht nach rechts noch links drängt, sondern der einen hält.[41]

Diese hier beschriebene Kraft des Aurums, den Schwerpunkt des Tagesbewusstseins im Herzen aufrecht zu erhalten, war eine der wesentlichen Indikationen für die Wahl des einen Hauptagens der Substanz Thalamos. Aurum metallicum hat im Arzneiprüfungsbild sowohl die enge Beziehung zur Melancholie als auch zur Manie und schwingt zwischen dem depressiven und manischen Zustand, je nach der Potenz, in der es gegeben wird, hin und her.

Liest man in der Staufferschen Arzneimittellehre [42] nach, dann findet man diese Zweiseitigkeit der Indikation sehr deutlich angeführt. Es heißt da:

> Je nach Erst- oder Nachwirkung wechseln die Gemütssymptome.
> Erregt, gut gelaunt – heftig, zornig, grob, streitsüchtig.
> Arbeitslust und innere Hast – verdrießlich und geistig unfähig.
> Geistig beweglich, schlaflos – Gedächtnis lässt aus, Schlafsucht.
> Periodisch wechseln nervöse Reizbarkeit – und Schwermut.
> Zuletzt herrscht Depression vor: Mutlos, Lebensüberdruss.

Es ist die sehr typische Beschreibung manisch-depressiver Zustände, in welchen, um die Worte Rudolf Steiners anzuwenden, das Bewusstsein nach der manischen Seite zu sich verdünnt, nach der depressiven Seite hin aber sich verdichtet.

Bei der Arzneiprüfung des Goldes wird immer wieder auf diese Gemütssymptome hingewiesen. Daneben kommt es zu Wallungen nach dem Kopf und Überblutungen der Sinnesorgane mit sehr schweren Kopfschmerzen. Die hierher gehörigen Einzeldaten können am besten bei Leeser[43] nachgelesen werden.

Es handelt sich also bei metallischem Gold um eine Substanz, welche eine Gleichgewichtslage des Bewusstseins hervorruft, die durch einen harmonisierenden Einfluss auf das Ganze der Zirkulation und die Funktion des Herzens erhalten wird. Damit aber ist dieses Metall ein Medikament, welches auf die Gesamtheit des Menschen einwirken kann.[44]

Mythologisch ist Gold immer wieder mit Myrrhe und Weihrauch zusammen gesehen worden am sichtbarsten dort, wo die drei Weisen ihre Gaben dem neugeborenen Jesuskinde darbringen. Aus den Tiefen der vorderasiatischen Mysterien tragen drei Könige im Reich des Geistes die ihnen heiligen Substanzen in die Geburtsgrotte des erwarteten Erlösers. Darüber hat Rudolf Steiner in einem Vortrag vom 30. September 1904[45] die folgenden Angaben gemacht:

> So haben wir in den drei Königen oder Magiern die Repräsentanten der Lemurier, Atlantier und Arier. Sie bringen die drei Opfergaben. Der Europäer bringt Gold, das Symbol der Weisheit, der Intelligenz, die vorzugsweise in der 5., der nachatlantischen Wurzelrasse zum Ausdruck kommt. Der Initiierte der 4. Wurzelrasse, der Atlantier, hat als Opfer etwas, was mit dem zusammenhängt, was für die Atlantier das Wichtigste ist. Damals musste das Gefühl sich erheben, damit Gott wiederum das Gefühl befruchtete: das findet seinen symbolischen Ausdruck in dem Weihrauch, der das allgemeine Symbol ist für die Opferung. Das In-Verbindung-Stehen mit der Gottheit wird durch die Opferung unterhalten. Die Myrrhen sind in der esoterischen Sprache das Symbol der Abtötung. Jakob Böhme bringt das zum Ausdruck, wenn er sagt: ‹Wer nicht stirbt, eh er stirbt, der verdirbt, wenn er stirbt.› ... Und Goethe, der da sagt ‹Und solang du das nicht hast, dieses Stirb und Werde, bist du nur ein trüber Gast auf der dunklen Erde.› Die Myrrhen sind nun das Symbol der Abtötung des niederen Lebens und der Auferstehung des höheren Lebens.

Nun handelt es sich bei diesen drei Substanzen um einen Hinweis auf die im Gange der Menschheitsentwicklung sich befreienden Seelenkräfte. Die Überwindung der menschlichen Unternatur durch die Myrrhe, die Opferung des Gefühls im mittleren Menschen an die Gottheit durch den Weihrauch und das Erreichnis der Intelligenz durch die

Vorherrschaft des Tagesbewusstseins. Das Letztere vollzieht sich durch die Wirkung des Goldes.

Über die beiden ersten Substanzen ist pharmakologisch das Folgende wissenswert:[46]

> Die Myrrhe, ein Gummiharz von dem in Arabien und Abessynien einheimischen Balsamodendron Myrrha bildet unregelmäßige gelbe, rötliche oder rotbraune durchscheinende spröde Stücke von balsamischem Geruch und gewürzhaft bitterem Geschmack. Sie enthält in 100 Teilen etwa 2 % ätherisches Öl, das Myrrhol, ferner 30-40 Teile durch Weingeist ausziehbares Harz, das Myrrhin und endlich 40-50 Teile Gummi.
> Das Olibanum oder Weihrauch ist teils afrikanischen (Boswellia floribunda), teils asiatischen (Boswellia serrata) Ursprungs. Die reinen Stücke sind blassgelb, seltener rötlich, durchscheinend oder undurchsichtig, spröde, mit mehligem Überzug, von splitterigem Bruch, Geruch schwach balsamisch, Geschmack bitter und scharf. Das Olibanum schmilzt nur unvollkommen unter Verbreitung eines angenehmen Geruches. Es besteht in 100 Teilen aus etwa 4–5 Teilen eines wasserlosen ätherischen Öles, aus 65 Teilen saurem Harz und aus 30–36 Teilen Gummi, das mit dem arabischen übereinkommt. Mit Wasser bildet es eine milchige Flüssigkeit, von Weingeist wird es größtenteils gelöst.

Wenn wir nun die Verteilung der einzelnen Grundstoffe in der Myrrhe und im Olibanum miteinander vergleichen, dann finden sich, wie aus der folgenden Tabelle zu ersehen ist, recht deutliche Unterschiede.

	Myrrhe	Olibanum
Ätherische Öle	2 %	4,5 %
Harze	34 %	60 %
Gummi	50 %	33 %

Die leichteren Stoffe, wie Harze und ätherische Öle sind im Olibanum vorwiegend, während der schwerere Gummi in der Myrrhe stärker angereichert ist. Über die beiden ersteren Substanzen gibt es eine Angabe Rudolf Steiners, die wiederum wegweisend für die Wahl dieser beiden Stoffe war. Es heißt da:[47]

> In der Auskochung des Kümmelsamens ist Harz, ist Wachs, also etwas, was durch seine Konsistenz besonders starke physische Wirkungen hervorruft. Dadurch wird dieses Harz, wird dieses Wachs außerordentlich ähnlich, – nur verdichtet nach innen – dem, was auf mich von außen auf die Sinne einen Eindruck macht. Und wiederum ist in diesem Samen darinnen ätherisches Öl und Schleimzucker. Das ist etwas, was die Aktion des Ichs anregt. Sie haben da alles beisammen, was sie haben im Sinnesprozess: im Sinnesprozess die Wirkungen von außen, die Reaktion bis ins Ich von innen.

Was hier vom Kümmelsamen gesagt wird, gilt aber wohl ganz allgemein, insofern es sich auf ätherische Öle und Harze bezieht. Es sind das Stoffe, die innigst mit den Sinnesprozessen zusammenhängen, und daraus ist ihre enge Verwandtschaft mit den oben beschriebenen Symptomgruppen zu verstehen.

Aus der Tabelle erscheint der Weihrauch besonders stark mit den Sinnesprozessen dadurch verbunden zu sein, dass sein Gehalt an Harzen und ätherischen Ölen weitaus größer ist, als der der Myrrhe. Diese aber, durch einen bedeutenden Gummigehalt, zeigt ihre Beziehung zum unteren Menschen an.

Deshalb verdampft auch der Weihrauch bei Erwärmung, während die Myrrhe zunächst nur schmilzt. Der Weihrauch verbindet sich mit der mittleren Organisation, die Myrrhe aber mit der unteren, und so werden die beiden zu den rechtmäßigen Begleitern des Goldes.

Auf die Zubereitung der drei Substanzen wurde viel Mühe verwendet.* Allmählich gelang es, eine harmonisch-einheitliche Substanz dadurch herzustellen, dass die drei Stoffe durch rhythmische Erwärmungsprozesse getrieben wurden. Diese so erzeugte Substanz wurde zum Ausgangspunkt für die weitere Verarbeitung und Potenzierung genommen. Die Verreibungen wurden mit Milchzucker gemacht; von der sechsten Potenz an wurde im flüssigen Medium weiter potenziert.

Die Variabilität der Symptome brachte es mit sich, dass von Anfang an drei verschiedene Thalamos-Präparate hergestellt wurden:

Thalamos I: Es besteht aus den drei hier besprochenen Substanzen: Gold, Weihrauch und Myrrhe.

Thalamos II: Besteht aus Thalamos I mit einem Zusatz aus der Region der Corpora quadrigemina des Gehirnes von Kaninchen.

Thalamos III: Besteht aus Thalamos II, das mit einem Extrakt aus Belladonna e radice versetzt ist.

Durch diese drei Zubereitungen konnten dreierlei Präparate gewonnen werden, die ihre Wirkungen in abgestufter Art zu entfalten vermögen. Thalamos I wirkt vor allem ganz allgemein auf die hier dargestellten Zustände der von uns behaupteten nosologischen Einheit. Es wirkt harmonisierend und hat eine spezielle Beziehung zur gesamten Sinnessphäre. Thalamos II wirkt durch den Zusatz des Nervenextraktes besonders auf das Zusammenspiel zwischen Sinnesprozess und Nervenleben. Im Bereich des Seelischen also dort, wo Empfindung und Wahrnehmung in die Vorstellung überzugehen versuchen. Thalamos III zielt durch den Zusatz von Belladonna-Wurzel in seiner Wirksamkeit dorthin, wo motorische Enthemmungen auftreten.

Um das Medikament näher kennenzulernen, wurde es nicht nur unter allen Vorsichtsmaßnahmen und nach vorgehender Prüfung im Kupferchlorid-Kristallisationsbild angewendet, sondern auch, nach einer Reihe von Selbstversuchen, einer genauen Arzneimittelprüfung unter-

* Anmerkung von Karl König: An dieser Stelle möchte ich Herrn Dr. Rudolf Hauschka danken, der auf meine Anregung hin die erste Synthese der drei Substanzen in seinem Laboratorium durchführte.

zogen. Diese wurde von einem von uns (H. H. Engel) angestellt, und es folgt hier zunächst ein zusammenfassender Bericht der damals gewonnenen Ergebnisse.

Die Prüfung der Substanz Thalamos wurde im Laufe des Monats Dezember 1951 vorgenommen und in Anlehnung an das im Zentralverein deutscher homöopathischer Ärzte ausgearbeitete Verfahren durchgeführt. Es stellten sich fünf Prüfer, jeder von ihnen ärztlich geschult, zur Verfügung.

Die Prüfung selbst dauerte zwanzig Tage, und wurde, der besseren Übersicht halber, nur mit Thalamos I vorgenommen. Wegen zu starker Beeinträchtigung ihres Gesundheitszustandes mussten zwei der Prüfer vorzeitig ausgeschaltet werden. Den Prüfern war selbstverständlich nicht bekannt, was sie erhielten. Wir bringen hier die sehr ausführlichen Prüfungsprotokolle nur im Auszug und behalten uns eine vollstündige Veröffentlichung für später vor.

1. Prüfer, ♂, 27 Jahre, Nichtraucher. Antialkoholiker. Seit dem 22. Lebensjahr an leichter, chronischer Hepatopathie leidend; sonst durchaus gesund.

Erhielt in der ersten Woche durch vier Tage viermal täglich D6, dann Placebo. In der zweiten Woche durch vier Tage viermal täglich D15, und darauf musste die Prüfung abgebrochen werden.

Nach den ersten Tagen entwickelt sich eine sehr ausgesprochene Trockenheit im Rachen und Epipharynx mit dem Empfinden, dass diese ganze Region rau ist. Dazu kommen Heiserkeit, Scheitel- und Schläfenkopfschmerzen, besonders rechts. Am Ende der ersten Woche zeigen sich deutliche Zeichen seelischer Affektion. Der Prüfer wird unhöflich zu anderen Menschen, im Gespräch sehr sarkastisch und im Ganzen leicht erregbar. Das ist deshalb auffällig, weil er sich sonst besonders korrekt und zuvorkommend verhielt.

Während der zweiten Woche treten keine physischen Symptome mehr auf und die seelischen stehen ganz im Vordergrund. Zunächst ist der Prüfer durch zwei Tage sehr wach und frisch; dann aber folgt, von Leberschmerzen begleitet, eine Periode der Abgespanntheit und Lustlosigkeit. Es treten Übelkeit, Schwäche und Schwindel auf; die Beine werden schwer; eine starke Benommenheit und Depression entwickeln sich. Er ist motorisch aktiv, kann sich aber zu keinem Entschluss durchringen. Sagt von sich, dass er sich «wie hinter einem Schleier lebend empfinde».

Der Zustand der Depression wird so bedrohlich, dass die Prüfung im Laufe der zweiten Woche abgebrochen werden muss. Der Prüfer fühlt sich wie erdrückt von Problemen, die ihn selbst und die Welt betreffen; die Entschlusslosigkeit ist unübersteigbar und er verfällt in leichtes, dauerndes Zittern.

Nach zwei Tagen vergeht dieser Zustand wieder, aber wir wagen es nicht, die Prüfung nochmals aufzunehmen.

2. Prüfer, ♀, 25 Jahre, ledig, Nichtraucher, Antialkoholiker. Seit dem 17. Jahr besteht auch hier eine Hepatopathie. Vor einem Jahr leichter Icterus catarrhalis.

In der ersten Woche erhielt der Prüfer für drei Tage Placebo, dann viermal täglich D6 für den Rest der Woche. In der zweiten Woche wieder für drei Tage Placebo, dann fünfmal täglich D15. In der dritten Woche wurde viermal täglich D30 verabreicht.

Am fünften Tag der Prüfung nächtliches Erwachen mit Temperamentsausbrüchen und starkem Schwitzen (Ein Zustand, den der Prüfer sich erinnert, vor zehn Jahren einmal gehabt zu haben). Bei Angesprochenwerden am Tage trat Weinen auf, körperlich aber ein gewisses Wohlbefinden.

Während der zweiten Woche setzten sich das nächtliche Schwitzen und Aufwachen fort. Die Periode, die früher immer mit Durchfall auftrat, ist jetzt von Verstopfung begleitet, das Denkvermögen herabgemindert.

Am sechsten Tag der zweiten Woche setzt Brennen im Hals ein, Prüfer hat das Gefühl, wie auf Wolken zu gehen, ist von Erinnerungsbildern überflutet. «Man kommt sich vor wie ein Schauspieler auf der Bühne; die anderen sagen auswendig gelernte Rollen auf.» Dazu besteht vermehrte Initiative und ein leichtes Schwindelgefühl.

Im Laufe der dritten Woche verstärkt sich das Schwindelgefühl und das «Sich-über-die-Erde-erhoben-Fühlen». Der Kopf ist dumpf, die Denkkraft weiter gemindert. Starkes Brennen der Augen tritt auf und das Gehirn wird wie eine hin- und her schwankende Blase empfunden, die Füße wie über die Erde hin schwebend, Herzstechen, Hyperakusis. Der Hals ist sehr heiß und trocken und allmählich entwickelt sich eine dazugehörige entzündliche Röte. Prüfer ist leicht erregbar und empfindet sich «wie seelisch auseinandergerissen».

Aus diesen beiden Prüfungen ergeben sich schon einige charakteristische Symptome. Vor allem stehen als körperliche Prädilektionsstellen Pharynx und Larynx im Vordergrund. Es scheint das eine besonders affizierte Körperpartie für die Wirksamkeit des Thalamos zu sein.

Dann aber sind die seelischen Symptome sehr charakteristisch. Beim ersten Prüfer geht es in die Richtung der Depression, beim zweiten in die der Manie. Beim ersten entwickelt sich eine pathologische Unentschlossenheit, beim zweiten eine erhöhte Initiative. Beide aber empfinden sich von der Welt abgehoben und werden sich ihrer Rolle als Schauspieler auf der Bühne des Daseins bewusst. Diese Empfindung aber tritt immer dann ein, wenn das Ich sich aus den übrigen Leibesgliedern heraushebt und lockert. Dadurch kommt es dann beim männlichen Prüfer zu einer Überflutung mit Problemen, beim weiblichen zu einer Überschwemmung mit Erinnerungsbildern. Diese Symptomatologie sollte zunächst festgehalten werden.

3. Prüfer, ♀, 32 Jahre, ledig, Nichtraucher, Antialkoholiker. Etwas phlegmatisch im Gehaben und leicht Stimmungen unterworfen.

Während der ersten Woche wird zweimal täglich D6 und zweimal täglich Placebo gegeben, in der zweiten Woche dreimal täglich D6 und zweimal täglich D15, in der dritten Woche viermal täglich D30.

Schon nach den ersten zwei Tagen tritt eine starke Müdigkeit auf. Denken und Konzentration sind erschwert und der Kopf benommen, im Gesicht ein Empfinden von Hitze und die Augen brennen. Es besteht Neigung zu Durchfall. Prüfer sieht so aus, als wäre er schwer erschöpft, hat dumpfe Augen und benimmt sich albern.

Während der zweiten Woche werden alle Symptome noch ausgesprochener. Die Beine sind schwer, die Müdigkeit groß. Die Hände werden ungeschickt und deutliche Zeichen von Gleichgewichtsstörungen treten auf, besonders bei schnellen Bewegungen. Es besteht die Empfindung, ein wenig über dem Boden zu schweben und darunter dreht sich die Erde fort.

Außerdem tritt ein nur kurz dauernder Schmerz in den Tonsillen auf. Augenbrennen besteht fort und der Prüfer ist weiter sehr albern.

In der dritten Woche treten die Ungeschicklichkeit und die Störung des Gleichgewichtes noch stärker hervor. Dazu ein Jucken über die ganze Haut und eine Neigung zu leichten Hauteruptionen (Pickeln).

Die Vergesslichkeit ist groß, Hitze im Gesicht sehr ausgesprochen, und die Müdigkeit wird noch stärker. Hat das Gefühl «wie eine Kasperlepuppe aufgehängt zu sein; von oben wird auch das Gleichgewicht geregelt».

Nachdem Thalamos abgesetzt wird, gehen die Störungen des Gleichgewichts langsam zurück; auch die Konzentration bessert sich. Aber nun treten starke Hals- und Ohrenschmerzen auf; dazu entwickelt sich ein typischer Schnupfen mit Reizhusten.

4. Prüfer, ♀, 28 Jahre, Nichtraucher, Antialkoholiker. Neigung zu Lymphdrüsenerkrankungen und rheumatischen Zuständen, chronische Entzündung der Schleimbeutel an beiden Kniegelenken.

Durch zwei Tage wurde viermal täglich D30 gegeben; dann durch zwei Tage Placebo. Nachher musste unter dramatischen Umständen die Prüfung abgebrochen werden.

Schon nach Einnahme der zweiten Dosis treten Symptome im Kopfgebiet auf, eine starke Dumpfheit mit Schmerz, der besonders rechts empfunden wird. Am ersten Placebo-Tag, also sofort nach den drei Tagen, an denen Thalamos D30 eingenommen wurde, werden die Kopfschmerzen rechts sehr intensiv, Frösteln und Erbrechen stellen sich ein. In der darauffolgenden Nacht beginnen Schluckbeschwerden, Halsschmerzen und Schwellungen der Drüsen im Halsgebiet. Die Temperatur steigt auf 39° an. Prüfer fühlt sich, trotz großer Ermüdungsgefühle recht behaglich. Am folgenden Tag klingen die Beschwerden wieder ab; eine weitere Prüfung wird nicht versucht.

Zehn Tage nach dem Beginn der Prüfung, also sieben Tage nach dem dramatischen Ausbruch der Hals-Symptome, entwickelt sich eine Erysipel-artige Schwellung am rechten Augenwinkel, die sich bald über das rechte äußere Ohr und die Wange ausbreitet. Prüfer fühlt sich in seinem Befinden sehr mitgenommen und krank. Die Schwellung und Röte vergeht nach zwei Tagen; von nun an aber bleibt eine Neigung für diese Erscheinung, die in den folgenden Monaten chronisch rezidivierend auftritt; besonders nach schwachen äußeren Reizen, wie z. B. bei längerem Mikroskopieren.

5. Prüfer, ♀, 30 Jahre, Raucher, kein Alkohol, da er nicht vertragen wird. Prüfer hat eine rezidivierende Cholecystitis seit dem 18. Lebensjahr. Zwischen dem 21. und 28. Jahr Typhus, Pneumonie, Pertussis, Diphterie, häufige Migräneanfälle, leichte Herzbeschwerden.

Verabreicht wurden in der ersten Woche zweimal täglich D30 und zweimal täglich Placebo. In der zweiten Woche zweimal täglich D15 und zweimal täglich Placebo. In der dritten Woche für zwei Tage zweimal täglich D6 und zweimal täglich Placebo; danach wurde die Prüfung abgebrochen.

In der ersten Woche beginnt die Wirkung sich fast sofort einzustellen. Es tritt eine allgemeine Müdigkeit mit starken Kopfschmerzen auf, besonders rechts, dann auch Halsschmerzen und Rheuma-artige Schmerzen im Nacken und in der Kreuzgegend.

Es kommt zu Gleichgewichtsstörungen und Ohrensausen, Druck in der Magengegend gesellt sich dazu. Auch tritt die schon oben erwähnte

Empfindung auf, ein Hampelmann zu sein. Die Müdigkeit in den Beinen ist besonders groß.

Die feineren Bewegungen der Hände und Finger werden unkoordiniert; ein ausgesprochenes Zittern derselben tritt bei manueller Arbeit auf. Leichter Durchfall stellt sich ein. Prüfer sieht sehr elend und mitgenommen aus.

In der zweiten Woche steigern sich alle Beschwerden. Die Müdigkeit, die Kopfschmerzen, die Störungen des Gleichgewichtes werden stärker. Dazu tritt das Symptom der Hitze im Gesicht und des Augendruckes. Auch die Halsbeschwerden werden stärker.

Es besteht eine schlechte Orientierung im Raum; Schwindelzustände setzen ein und ein dumpfes Gefühl, als ob sich im Kopf etwas zu bewegen beginnt. Prüfer hat Todesgefühle; äußere Eindrücke bleiben wie bestehen, besonders im Gesichtsfeld und werden nicht ausgelöscht. Gedächtnis und Aufnahmefähigkeit schwinden zusehends.

Nun treten auch anginöse Herzbeschwerden und Herzklopfen auf; es besteht Reizhusten und ein unangenehmer Juckreiz im Gesicht. Schlechtes Sehen und Hören, kann nicht mehr geistig arbeiten. Hat das Gefühl, als würde sie zwei Meter über dem Boden dahingehen und verliert dauernd die Balance.

In der dritten Woche noch weitere Verschlimmerung. Schon beim Aufwachen ist der Kopf überhitzt und die Beine zitterig. Fühlt sich «wie ein pulsierendes Bündel». Im Kopf schwerster Druck und starkes Ohrensausen. Immer wieder auftretender Reizhusten, dazu eine leichte Dyspnoe und ein starkes Angstgefühl. Rauchen hilft nicht, die Beschwerden zu erleichtern.

Im Bauch besteht ein dauerndes Rumoren. Prüfer hat Schwierigkeiten aufrecht zu stehen und fällt auch, aus Mangel an Gleichgewicht, vom Stuhl. Empfindet, als wenn jeder Kontakt mit der Erde unterbrochen wäre. Auch die Füße werden nun sehr kalt.

Da die Symptome so stark und beschwerdevoll sind, wird in der Mitte der dritten Woche die Prüfung abgebrochen.

Im Verlauf einer Woche klingen die Symptome ab. Am längsten erhält sich der Kopfschmerz und die Schwindelzustände.

Bei den drei letzten Prüfern entwickeln sich die Symptome so weiter, wie die Variationen eines gegebenen Themas. Diese Variationen aber sind mannigfaltig und jeweils auf die Individualität des betreffenden Prüfers abgestimmt.

Was hier nochmals und verstärkt auftritt, ist die Affektion der Hals-, Rachen- und Gesichtspartien. Es kommt dabei zu einer Erhitzung dieser Teile, die zu Rötung, Entzündung und Heiserkeit mit Reizhusten führt. Die ganze Kopfregion ist überwärmt, daher treten Schmerzen, Druck und Dumpfheit auf. Es besteht aber nicht der Eindruck, dass es sich dabei um einen Zustand handelt, der dadurch auftritt, dass Stoffwechselprozesse aus den unteren Regionen des Leibes nach oben drängen würden; denn kein einziges Mal kam es zu migräneartigen Erscheinungen. Vielmehr scheint es sich um Lockerungszustände im Kopfgebiet selbst zu handeln, die immer dann auftreten, wenn Fieber einsetzt.

Sehr ausgesprochen bei allen drei Prüfern sind auch die Zustände des Schwindels und des Verlustes des Gleichgewichtssinnes. Besonders Prüfer 3 und 5 zeigen das deutlich. Es tritt auch Ungeschicklichkeit mit den Händen auf und das starke Gefühl, über der Erde zu schweben. Diese letzteren Symptome deuten an, dass sich nicht nur das Ich herausgehoben hat, sondern dass sich auch der Astralleib zu lockern beginnt, denn dadurch entstehen das Gefühl des Schwebens, die Ungeschicklichkeit und die Symptome des allgemeinen Schwindels.

Eine Kollegin, die einmal Thalamos D6 im Selbstversuch nahm, entwickelte im Verlauf des ersten Tages einen deutlichen Strabismus. Sie berichtete: «Habe Schwierigkeiten, die Augen auf einen Gegenstand zu fixieren und habe den Eindruck, dass ich an einem Strabismus divergens leide». Die Umgebung fragte besorgt, wieso plötzlich Schielen auftrete, so deutlich war das Symptom zu sehen. Es verschwand dann am folgenden Tag.

Ein anderer Kollege, der auch Thalamos I D6 im Selbstversucht nahm, berichtete vom zweiten Versuchstag: «Seltsames, verstärktes Wärmegefühl im Kopf, empfinde mich so, als wäre ich aus der Wirklichkeit herausgehoben. Bei einer gemeinsamen Besprechung, an der ich teilnehme, fühle ich mich nicht wirklich in mir, muss lachen und tue desgleichen, ohne dabei zu sein, kann nur schwer dieses unwillkürliche Lachen zurückhalten. Seltsames Gefühl, als ob alles und alle nebelhaft weit von mir weg sind.»

Damit wird noch deutlicher, wie stark die Lockerungszustände sind, die durch Thalamos-Gaben verursacht werden. Hier wird die Wirkensrichtung dieser Substanz klar ersichtlich.

Wollte man es mit anderen Worten ausdrücken, dann könnte man sagen, dass die Regionen des menschlichen Leibes, die von den Kräften der Tierkreisgebiete des Widders und Stiers gebildet werden, das Einflussgebiet für Thalamos sind: Das Haupt sowohl, als der Hals. Das wäre, sozusagen, die Geographie des Thalamos. Die Erhitzung, Entzündung und Verdumpfung, die eintreten, weisen darauf hin, dass diese beiden Gebiete von den Wirkungen der Sonne überflutet werden. Es tritt ein ähnliches Geschehen im Mikrokosmos auf, das sich makrokosmisch im Frühjahr zuträgt, wenn die Sonne die Sternbilder des Widders und Stiers durchwandert. Dann beginnt im Haupte der Erde das Leben der Pflanzen zu erwachen und in seiner Fülle sich auszubreiten. Ein Ähnliches geschieht im Menschenhaupt unter dem Einfluss von Thalamos.

Alle Einzelsymptome, die wir registriert haben, sind aber nur die persönlichen Reaktionen der Prüfer auf diese Grunderscheinungen. Jeder Prüfer reagiert dabei individuell verschieden; das im Einzelnen aufzuführen, erscheint hier nicht notwendig. In einer späteren Veröffentlichung kann das noch geschehen.

Eine erste Zusammenfassung aber ergibt die folgenden Grund-Symptome:

Kopf:	Kopfschmerzen, meistens über den Augen beginnend und nach hinten über den Scheitel ziehend, Stirn und Schläfe mitbetroffen, bei passiven Bewegungen (Autofahren) werden die Schmerzen stärker, Kopf sehr dumpf.
Ohr:	Ohrensausen, Summen im Mastoid, verstärkte Dumpfheit, Hyperakusis.
Augen:	Druck über und in den Augen, auch Jucken und Brennen, Gesichtsfeldeinschränkung und Trübung, Strabismus divergens.
Gesicht:	Heißes Gefühl, wie von Sonnenbrand, dabei blasses, fahles, elendes Aussehen.
Haut:	Starke Überempfindlichkeit; Wolle wird z. B. nicht vertragen, Neigung zu entzündlichen Eruptionen.
Hals:	Halsschmerzen, trockener Husten, besonders als Reizhusten sehr stark, anginöse Zustände, trockener, heißer Rachen, Heiserkeit.

Alle anderen Zustände scheinen Reaktionen auf diese unmittelbaren Mittelwirkungen zu sein. Es ist nur wichtig, noch die ausgesprochenen Modalitäten zu erwähnen: Thalamos hat eine deutliche Hinordnung zur rechten Körperseite. Dort treten alle Symptome früher und auch in verstärktem Maße auf. Auch sind alle Symptome am Morgen schlimmer und bessern sich gegen den Abend hin. Zunächst kann noch intensive geistige Arbeit die Störungen unterdrücken, später aber, wenn sie stärker hervortreten, wirkt die geistige Arbeit nur verschlimmernd.

Aus diesen Modalitäten zeigt sich sehr deutlich, wie die auftretenden Symptome im Kopfgebiet dort im Kampf mit der Geistseele des betreffenden Menschen stehen. Die Frühjahrsprozesse versuchen das Tagesbewusstsein, die Denkkraft und die Konzentrationsfähigkeit zu überwinden. Sowohl das Ich als auch der Astralleib werden durch die Wirksamkeit des Thalamos während der Arzneiprüfung aus der Region des Kopfes und Halses hinausgestoßen. Dabei kommt es nicht nur zu Entzündungserscheinungen, sondern eben zu einer Art von Entrückung, die zur leichten Manie, aber auch, wie in Reaktion dazu, zur Depression führen kann. Dabei entsteht die Empfindung des Hampelmannes, des Schauspielers, des von außen beeinflussten Akteurs.

Diese «Frühlingskräfte», welche sich so deutlich darstellen, sind wohl zweifellos der Wirksamkeit des Aurums zuzuschreiben. In der hier vorliegenden Verarbeitung trägt es starke Sonnenkräfte in die Gebiete der mikrokosmischen Stier- und Widderregionen hinauf und erzeugt dadurch die beschriebene Symptomatologie.

Die Regionen selbst aber, in denen sich diese Sonnenwirksamkeit vollzieht, werden von der Myrrhe und dem Olibanum bestimmt. Denn die Myrrhe, die ihren Angriffspunkt sonst im unteren Menschen hat, wird durch ihre Vergesellschaftung mit dem Aurum und Olibanum nach oben geschoben und zieht in die Region des Halses und Kehlkopfes ein. Das Olibanum aber ist dem Gebiet des Hauptes verwandt und hat dort seine Wirksamkeit. Beide Substanzen, sowohl die Myrrhe wie der Weihrauch, wirken gebietsbestimmend. Sie sind wie die Fixsternorte, durch welche die Sonne als wandelndes Gestirn sich bewegt, so dass sich die Signatur des Thalamos entsiegelt: Es trägt in sich die mannigfaltige Kraft der Sonne in ihrem Durchgang durch die Sternbilder von Widder und Stier.

Uns erscheint es so zu sein, dass in der Arzneimittelprüfung von Thalamos die Symptome und Zustände erschlossen werden, die den im ersten und zweiten Teil dieser Schrift beschriebenen Krankheitserscheinungen zugrunde liegen. In der von uns behaupteten nosologischen Einheit handelt es sich gleichfalls um Prozesse, welche wie frühlingshaft die Regionen des Halses und Kopfes überziehen. Nur geschieht das schon im allerzartesten Kindesalter, zu einer Zeit also, da die Geistseele noch kaum Besitz ergriffen hat von der Leiblichkeit. Deshalb kommt es dabei zu viel tiefgreifenderen Störungen, die so weit führen können, dass die Kontaktbildung mit der Umwelt sich nicht mehr in der richtigen Art im Laufe der Entwicklung des Kindes vollzieht. Die Encephalitis ist ja eine entweder generalisierte oder lokalisierte Entzündung der grauen Gehirnsubstanz; die Ganglienzellen werden dabei zu lebendig, sie beginnen sich «frühlingshaft» zu regen, wie die Samen innerhalb der Erde zur Zeit des Frühjahrs zu sprießen beginnen.

Da diese Formen der Encephalitis chronisch und rezidivierend auftreten, kommt es bei diesen Kindern zu immer neuen Schüben der Erkrankung, die dann frische Gebiete der grauen Substanz «beleben» und sie dadurch ihrer eigentlichen Aufgabe entreißen.

Hier glauben wir die Grundlagen für die Wirksamkeit des Thalamos gefunden zu haben. Durch seine Zusammenstellung vereinigt es ein Abbild des makrokosmischen Frühlings in sich und kann deshalb zu stark etablierten Frühlingsprozessen im Mikrokosmos entgegenwirken.

Es sollen nunmehr eine Reihe von Krankengeschichten angeführt werden, die nur eine sehr kleine Auswahl aus unserem Material darstellen. In einer Schlussbetrachtung wird dann nochmals auf die Thalamos-Wirkung eingegangen, um auch die Zeit-Symptomatologie dieses Medikamentes kurz zu berühren.

Thalamos-Krankengeschichten

Die folgenden Beschreibungen einzelner, mit Thalamos behandelter Kinder sind so ausgewählt, dass die verschiedenen Reaktionstypen zur Darstellung kommen und studiert werden können. Es handelt sich also nicht um besonders erfolgreiche Kuren, sondern um die Auswahl bestimmter Reaktionsformen, die auf die Thalamos-Behandlung erfolgen.

Was wir bezwecken, ist eine Art Register dafür zu geben, wie die einzelnen Patienten auf Thalamos reagieren. Denn diese Substanz ist so mannigfaltig in ihrer Wirksamkeit, dass sie nur dann richtig angewendet werden kann, wenn sich der Therapeut mit dieser Mannigfaltigkeit bekannt macht.

Wie der Frühling in vielerlei Formen auftritt, strahlend hell oder dumpf brütend, sonnendurchleuchtet oder wärmebringend, so kann auch Thalamos seine Frühlingskräfte in allen möglichen Formen und Wandlungen zeigen. Wir hoffen, dass die folgenden Krankengeschichten davon einen ersten Einblick geben können.

Krankengeschichte I

J. R., ♂, 13 Jahre alt:

J. R. ist das einzige Kind; seine Eltern gehören der Mittelklasse einer großen schottischen Stadt an. Die Geburt war normal. Das Kind wurde durch sechs Monate gestillt und entwickelte sich unauffällig und ohne jegliche Störungen. Es konnte mit einem Jahr stehen, lernte aber erst mit 18 Monaten die ersten verständlichen Worte zu sagen. Seine Sprachentwicklung ging recht langsam vor sich, bis dann, als das Kind 3 ½ Jahre alt war, ein Ereignis eintrat, das alle bisherige Entfaltung unterbrach. Das Kind wurde von einem Auto angefahren, zur Seite geschleudert und verletzt. Es verlor nicht das Bewusstsein und wurde zur Feststellung der Verletzungen in das nächste Krankenhaus gebracht. Noch auf der Fahrt dorthin sprach es zu dem ihn begleitenden Vater und sagte ihm, dass es Rückenschmerzen habe.

Während des Aufenthaltes im Krankenhaus, der nur fünf Tage dauerte, wurde eine leichte Nierenquetschung festgestellt. Innerhalb dieser kurzen Zeit aber trat eine schlagartige Veränderung im Verhalten des Kindes ein. Es verweigerte das Essen, hörte auf zu sprechen und lag die meiste Zeit mit der Decke über den Kopf gezogen in seinem Bett. Der Junge nahm keine Notiz mehr von den ihn täglich besuchenden Eltern.

Nach Hause zurückgekehrt, blieb das Kind stumm und zog sich mehr und mehr in eine autistische Haltung zurück. Es konnte stundenlang mit leerem Gesichtsausdruck vor sich hinstarren oder wilde Trommelkonzerte mit allen möglichen Gegenständen vollführen. Dazu kamen deutliche Zeichen von Angst und Aggression. Es konnte jetzt oft für Stunden schreien und auch gegen sich und die Eltern aggressiv-zerstörerisch handeln.

Bei seiner Aufnahme in unsere Schule zeigte der Junge, der vorher in Taubstummen-Anstalten und Heil-Instituten gewesen war, deutlichste Zeichen einer schweren seelischen Störung. Er war angsterfüllt, unsicher in seiner Orientierung und ausgesprochen autistisch. Es kam auch oft zu wilden Ausbrüchen, bei denen er sich auf den Boden warf und Dinge zerriss und zerschlug. Diese Anfälle wechselten ab mit Perioden leerer Beziehungslosigkeit, in denen Zwangsvorstellungen zutage traten. So mussten zu Zeiten alle Türen des Raumes, in dem er sich aufhielt, verschlossen bleiben. Auch musste es immer einen Gegenstand geben, den er als eine Art Talisman, fest an sich gepresst, mit sich herumtrug.

Er reagierte nicht auf die menschliche Sprache; er konnte selbst alle möglichen Geräusche machen und war auch für äußere Geräusche durchaus empfindlich. Es traten dann bald auch typische psychotische Symptome auf: er begann zu perseverieren und ausgesprochen katatone Züge zu entwickeln, so dass er mitten in zu vollziehenden Bewegungen stecken blieb und darin verharrte. Er entwickelte jedoch eine, wenn auch dumpfe, Beziehung zu seinem Pfleger.

Der Schlaf war sehr gestört; er brauchte viele Stunden um einzuschlafen, aber auch sehr lange, um am Morgen wieder wach zu werden.

Nachdem der Junge sich an die neue Umgebung gewöhnt hatte und ein gewisses Gleichmaß in seinem Verhalten eingetreten war, verabreichten wir zunächst Thalamos in der Form von I D6; eine Woche hindurch jeden Morgen eine Gabe. Am Ende der Woche begannen sich deutliche Reaktionszeichen zu zeigen. Die Stupor-artigen Zustände wurden weniger und die Eindrücke der Sehwelt übten einen erregenden Einfluss auf ihn aus. Dadurch entstand eine gefühlsbetonte und schutzsuchende Zuwendung zu den Erwachsenen. Eine erste Andeutung von Vertrauen bahnt sich an und er bringt es dazu, kleine Aufgaben alltäglichen Tuns kopieren zu können.

Die nächsten Wochen hindurch bleibt diese erste Besserung bestehen und wir sehen deshalb davon ab, weitere Thalamosgaben zu verabreichen. Allmählich verlieren sich die Mund- und Kehlkopfgeräusche, die sonst dauernd produziert wurden, und er beginnt auch bei Tisch «please» zu sagen, wenn er etwas haben will. Er kann nun in einer kleinen Sonderklasse an rhythmischen Übungen teilnehmen.

Nach vier Monaten, als sich eine gewisse Stabilisierung seines Zustandes gezeigt hat, wird erneut Thalamos verabreicht. Diesmal in Form von I D30, jeden Morgen eine Dosis durch eine Woche.

Es tritt schon im Laufe der ersten Behandlungswoche eine heftige Reaktion ein. Er wird merklich unruhiger, schreit viel, schlägt die Türen und wird ausgesprochen eretisch. Nach Abschluss der Behandlung beginnt eine neue positive Phase, die durch drei weitere Monate anhält. Die Beziehung zu den Erwachsenen wird inniger und differenzierter. Er beginnt die Situationen des täglichen Lebens zu bemerken und aktiv mitzumachen; so vollzieht er kleine Handreichungen aus eigenem Impuls, fängt zu malen an und kann sich darin harmonisch ausdrücken.

Er beginnt mit Sprechversuchen und lernt einige Worte ganz abgehackt nachzusagen. Er spielt sinnvoller und kann sich abends ohne Mühe von seinen Spielsachen befreien. Die katatonen Zustände haben völlig aufgehört und die emotionalen Ausbrüche sind weniger geworden.

Nach weiteren 6 Monaten wird nochmals Thalamos verabreicht. Diesmal I D6 am Morgen und I D30 am Abend für zwei Wochen. Während der Behandlung zeigen sich zwei Reaktionsarten, die besonders auffällig sind. Während der ersten Behandlungswoche ist er sehr blass, müde, isst wenig und möchte gar nicht aufstehen; alles dies bleibt im Allgemeinen, ohne spezielle Krankheitszeichen. Er verhält sich ganz still, sieht Bilder an und zeigt zum ersten Mal eine Art von «gelöster Innerlichkeit». Dabei ist er offen, anhänglich und schutzbedürftig und reagiert völlig sinnvoll, solange er als Kleinkind angesprochen wird. Abends macht er den Versuch «Gute Nacht» zu sagen; das geschieht aber mehr innerlich, ohne dass es zu einer klaren Wortbildung kommt.

Während die Behandlung in der zweiten Woche fortgeführt wird, hat sich das Verhalten langsam und harmonisch geändert. Er nimmt jetzt am täglichen Leben teil, ist aktiv, etwas selbstbewusster und versucht seinen eigenen Willen zu zeigen. Wo er Widerstand erfährt, wird er ungebärdig und in echter Art zornig.

Die ersten Zeichen moralischer Einsicht beginnen aufzudämmern, da er auf Ansprache merklich reagiert; diese Reaktion ist nicht mehr automatisch, sondern mit Seele erfüllt und durchaus so, dass eine Überwindung seines autistischen Verhaltens zu spüren ist.

Die Behandlung wird nach vier Monaten wieder fortgesetzt und diesmal mit Rauwolfia kombiniert.

1. Woche: Thalamos III D6 morgens, Thalamos I D30 abends.
2. Woche: Pause.
3. Woche: Rauwolfia D6 morgens und abends.
4. Woche: Pause.
5. Woche: Thalamos III D6 morgens Thalamos I D30 abends.

Vor dieser neuerlichen Behandlung zeigte der Junge wieder stärkere aggressive Züge, die sich auch gegen ihn selbst richteten. Er ist unruhig und der Drang, sich auszudrücken ist stärker geworden, so dass er unter der Unfähigkeit, nicht sprechen zu können, leidet.

Wiederum zeigt sich während der Behandlung ein deutlich zweiphasiges Bild. Drei Tage nach Behandlungsbeginn wird er ruhig und gelöst, liebt es im Haus zu bleiben und mit den anderen Kindern zu spielen, ist selbst fast ohne eigene Initiative.

Nach der zweiten Thalamos-Medikation (5. Woche) wird er unruhig, geht seinen eigenen Impulsen nach, ohne sich um seine Umgebung zu kümmern, steht bei Tisch ganz unvermutet auf, ist viel draußen und weint bitterlich, wenn er nicht erreicht, was er erstrebt. Nachher aber beginnt er wieder, sich einsichtig einzufügen und am Tun des ganzen Hauses teilzunehmen. Ein weiteres Stück Einsicht für das Dasein anderer Menschen und gültige Werte des sozialen Verhaltens hat sich entwickelt; alles ist noch keimhaft, dennoch aber vorhanden.

Er nimmt jetzt an den Hör-Übungsstunden der tauben Kinder teil, hat gelernt, die tiefen Töne der Skala vom C an zu singen, und beginnt auch, sich in dieser Übungssituation seines Gehörorgans zu bedienen.

Die Behandlung wird fortgesetzt.

Krankengeschichte II

R. P., ♀, 9 Jahre alt:
Sie ist das zweite Kind gesunder Eltern. Die ältere Schwester und der jüngere Bruder sind normal entwickelt. Die Geburt und die Schwangerschaft verliefen ohne Besonderheiten. Von der zweiten bis zur zwölften Woche hatte der Säugling eine schwere Erkältung und nahm an Gewicht nicht zu. Sitzen mit 8 Monaten, Gehen aber erst mit 3 Jahren. Außerordentlich unruhig und wild, besonders nachts. Schon während der Säuglingszeit bemerken die Eltern, dass das Kind taub ist.

Vom siebten Jahr an besuchte das Mädchen eine heilpädagogische Tagesschule, aber auch dort, trotz liebevoller Betreuung, war sie ein dauernder Quell von Unruhe und Störung. Als sie dann mit 9 Jahren (1950) bei uns aufgenommen wurde, bot sich folgendes Bild dar: Ein blondes, sehr zartes und hageres Mädchen; sie ist dauernd in Bewegung, oft in rhythmisch tänzerischer Art. Sie ist vollstumm und hat keine Möglichkeit, sich durch Gesten oder Laute verständlich zu machen. Mit der Umwelt hatte sie anscheinend keinen Kontakt und lebte zwischen angstbeladenen Erregungszuständen und schlafwandlerischer Isolation dahin. Oft konnte sie durch Stunden oder auch Tage in gutturalen Tönen schreien und kreischen. Die Augen waren dennoch offen und beseelt und der Eindruck eines zwar getriebenen, aber vollwertigen Menschen, war deutlich.

Meistens musste sie gefüttert werden, konnte sich nicht allein an- und ausziehen und liebte es, draußen im Park ohne scheinbares Ziel umherzutanzen und zu laufen. Auch nachts fand das Kind nur wenig Ruhe.

Der Eindruck bestand, dass es sich um eine angeborene Taubheit handelte, die durch einen später (wohl im Säuglingsalter) einsetzenden encephalitischen Prozess überlagert wurde. Die «Erkältung» während der ersten Monate war wohl das äußere Symptom des schweren encephalitischen Schubes. Beide Erkrankungen ergaben zusammen diesen so schweren und seltsamen Symptomenkomplex.

Im Oktober 1950, fünf Monate nach der Aufnahme des Kindes, wird die erste Thalamos-Behandlung begonnen. Gegeben wurde I D30 jeden Morgen 5 Tropfen durch vier Wochen hindurch, dazu alle zwei Wochen eine Injektion mit Thalamos I D10.

Gegen Ende der Behandlungszeit erwacht ein spontanes Interesse für ihre Umgebung. Sie hilft bei den Hausarbeiten mit, kann zum ersten Mal allein gelassen werden und zeigt beginnende Zeichen von Selbstvertrauen. Die Besserung ist fast kaum glaublich und die Erzieherin schreibt: «Die gurgelnden Töne und die tic-artigen Bewegungen haben fast völlig aufgehört. R. ist viel unabhängiger und statt wie traumverloren, geht sie jetzt wach und aufmerksam herum, sieht anderen Menschen in die Augen, was sie vorher niemals tun konnte und beginnt auch, sich am Spiel anderer Kinder zaghaft zu beteiligen.»

Von Januar 1951 an erhielt das Kind dreimal wöchentlich eine Injektion von Thalamos I D15 durch vier Monate hindurch. «In jeder Hinsicht sprunghafte Besserung» heißt es im Bericht der Lehrerin vom Mai 1951. «R. ist ruhig, unabhängiger und sehr aufgeschlossen. Sie hat stricken und nähen gelernt und kann beide Beschäftigungen ohne Hilfe durchführen. Sie kann nun Worte von der Wandtafel in ihr Heft kopieren und auch von sich aus einfache Worte aufschreiben.» Uns allen ist es unverständlich, wie sie das erlernt hat, aber der Sprachsinn scheint plötzlich aufgewacht zu sein. «Sie hat angefangen, schöne Zeichnungen zu machen, voller Inhalt und mit intensiver Farbgebung. Sie macht Eurythmie und kann die folgenden Buchstaben sprechen: A, E, I, O, R, M, B, F, H. P.»

Nun löst sich auch der maskenhafte Ausdruck ihres Gesichtes; sie gewinnt Kontrolle über ihre Bewegungen und Emotionen und lernt die Gesten der anderen Menschen nicht nur zu spiegeln, sondern auch zu verstehen. Eine Brücke des verstehenden Kontaktes ist gewonnen.

Im Juni wird mit Thalamos für zwei Monate ausgesetzt; während dieser Zeit sind deutliche Rückschritte zu verzeichnen. Deshalb wird die Injektionsbehandlung wieder aufgenommen und nur mit kurzen Zwischenpausen weiter durchgeführt.

Während dieser Zeit zeigen sich fast tägliche Fortschritte. Sie kann nun allein essen, kann sich allein an- und ausziehen und die Erfassung des eigenen Leibes, als einer ihr zugehörigen Entität, wird immer augenscheinlicher. Die blass-graue Hautfarbe verschwindet und macht einem richtigen Inkarnat Platz. Die Bewegungen werden zielsicher und der vorher schlaffe Muskeltonus kräftiger.

Das auffallendste Erreichnis aber ist nun das Auftreten einer erwachenden Moralität. Sie errötet, wenn ihr gezeigt wird, wo sie nicht richtig gehandelt hat, und sie gewinnt auch einen subtilen Zugang zu den Seelenregungen anderer Menschen. Sie fühlt sich für alles, was sich in ihrer Umgebung zuträgt, verantwortlich. Sie versucht dauernd sich durch Wortfetzen auszudrücken und hat eine sehr persönliche Haltung der Welt gegenüber angenommen.

Durch das Jahr 1952 hindurch wird die Behandlung mit längeren Zwischen-Perioden fortgesetzt. Immer wieder Injektionen von I D15 oder I D10.

Die Besserung macht weiter sprunghafte Fortschritte. Ende 1952 kann

R. in eine Spezialklasse für taubstumme Kinder aufgenommen werden und nimmt seither am regulären Unterricht teil. Sie ist ein sozial völlig harmonisches junges Mädchen, das noch von ihrer Taubheit behindert ist, sonst aber eine erstaunliche Reife der Entwicklung zeigt.

Krankengeschichte III

C. H., ♂, 9 Jahre alt:
Das erste und einzige Kind von Eltern, die beide deutlich schizoide Züge zeigen. Die Mutter war 32, der Vater 40 Jahre alt, als das Kind geboren wurde. Schwere, vierundzwanzig Stunden dauernde Geburt, hohe Zange. Der Säugling gedieh gut und wurde durch 8 Monate an der Brust genährt. Aber er schrie viel und schlief wenig. Mit acht Monaten konnte er aufsitzen, und mit einem Jahr lernte er gehen. Mit 13 Monaten fing er zu sprechen an; es blieb aber bei diesem Ansatz. Schon mit 2 ½ Jahren wurde er als autistisches Kind erkannt und kam mit 6 Jahren in eine Schule für Schwachbegabte, ohne Fortschritte zu machen. Er wurde mit neun Jahren bei uns aufgenommen.

Die Bindung an die Eltern war so stark und kompliziert, dass es notwendig war, diese während der ersten Woche nach der Aufnahme tagsüber bei dem Kind zu lassen; denn im Laufe der Kindheit hatten sich ganze Konvolute von Zeremonien herausgebildet, ohne die das Leben nicht mehr funktionieren wollte. Das Kind aß z.B. nur Speisen, die von der Mutter zubereitet waren und auch diese nur aus der Hand der Mutter. Weder Gabel noch Löffel durften verwendet werden. Er trank nur «roten» Obstsaft aus einem ganz bestimmten Becher, nichts anderes.

Nach einigen Tagen ist er so weit, dass er die Eltern nicht mehr beachtet; er beginnt langsam andere als die sonst gewohnten Speisen zu essen und auch sein Schlaf, der sonst sehr zerrissen war, wird ruhiger. Er wendet sich den anderen Kindern in seiner Gruppe zu, beobachtet sie und versucht einen allerersten Kontakt aufzunehmen. Schrittweise löst sich das Kind von seinen früheren Fixationen, wird aber noch nicht ein aktiver Teilhaber am Leben seiner Umwelt. Er bleibt der passive Beobachter. Immer wieder kommt es zu Zornausbrüchen, bei denen er sich auf den Boden wirft und auch aggressiv gegen seine Kameraden vorgeht. Obwohl er die Schule besucht, nimmt er kaum Anteil an der Klassenarbeit und ist oft ein störendes Element.

Nach sieben Monaten ist der Junge so weit eingegliedert, dass mit Thalamos begonnen werden kann. Er erhält:

1. Woche: Thalamos II D30, morgens und abends 5 Tropfen.
2. Woche: Pause.
3. Woche: Thalamos II D15, mittags 5 Tropfen.
4. Woche: Pause.
5. Woche: Thalamos II D6, abends eine Dosis.

Das war jedenfalls der Behandlungsplan. Nach der ersten Behandlungswoche aber wird das Kind schwer krank.

Er entwickelt eine Pneumonie im linken Oberlappen mit hohem Fieber bis 41°, wird mit Belladonna, Bryonia und Phosphor behandelt und hat am siebten Tag die Krise mit einem Sturz der Temperatur von 40,5° auf 37,3°, ist nach wenigen Tagen wieder frisch und munter.

Einen Monat nach Beginn der Krankheit wird die Behandlung mit Thalamos in der oben beschriebenen Art fortgesetzt und am Ende der Behandlung ist eine bedeutende Besserung eingetreten. Sein soziales Verhalten ist aus einer passiven in eine aktive Sphäre eingetreten. Nun kann er am Leben teilhaben und hilft bei jeder Hausarbeit unaufgefordert mit; er deckt den Tisch, scheuert den Boden, fegt und tut das alles mit großer Freude. Er beginnt auch mit richtigen Tränen zu weinen, lacht viel und zur rechten Gelegenheit, ist oft verschmitzt und voll Lebensfreude. Er isst nun ganz selbstständig und alles, was auf den Tisch kommt mit ganz wenigen Ausnahmen. Er bemüht sich darum, Worte zu formulieren, und man hat den Eindruck, dass er nun ganz nah an die Sprachbewegung herangekommen ist. Die Behandlung wird fortgesetzt.

Krankengeschichte IV

C. S., ♂, 5 Jahre alt:

Der kleine Junge ist das Kind gesunder und wohlsituierter Eltern. Die Geburt erfolgte um etwa eine Woche verspätet und dauerte vier volle Tage. Die Säuglingszeit verlief scheinbar ganz normal; als aber am Ende des ersten Jahres das Kind keinerlei Anstalten machte, sich aufzusetzen, wurden die Eltern stutzig und dachten «dass etwas nicht in Ordnung sei». Mit 16 Monaten konnte das Kind sitzen, mit 20 Monaten lernte er zu laufen. Noch keinerlei Anzeichen einer sich bildenden Sprache waren vorhanden. Die Mutter gab auch an, dass er bis zum 18. Monat Kontakt mit seiner Umgebung zu haben schien; dann aber verschwand dieser.

Von dieser Zeit an wird das Kind sehr unruhig, beginnt mit dem Kopf um sich zu schlagen, schreit viel und laut und kann nur sehr wenig mehr schlafen (Als er 3 Jahre alt war, hatte er einmal eine Periode von 17 Tagen und Nächten, in denen er überhaupt nicht zur Ruhe kam). Er nässt und kotet ein, ist autistisch, eretisch und kaum zähmbar. Er läuft ziellos umher, schreit und kreischt.

Sehr bald nach seiner Aufnahme wird dem Kind Thalamos I D6 zweimal täglich verabreicht. Während der ersten Woche werden keinerlei Reaktionen beobachtet. In der zweiten Woche wird Thalamos abgesetzt und einige Tage darauf heißt es: Das Kind ist nicht wohl; er verweigert das Essen, schreit mehr als sonst und sieht schlecht und mitgenommen aus. Die Temperatur steigt bis 37,9° an; keine anderen Symptome zu finden. Nach einigen Tagen wird das Kind merklich stiller, läuft weniger herum, zeigt aber sonst keinerlei Änderung.

Nach zwei Wochen nochmals Thalamos I D6 zweimal täglich durch sieben Tage; dann wieder zwei Wochen Pause und daraufhin Thalamos I D30, dreimal täglich für eine Woche. Am Ende dieser Behandlungszeit ist nun eine ersichtliche Beruhigung eingetreten. Das Kind kann mit anderen Kindern zusammen sein; keine Änderung im sonstigen Verhalten, außer dass es besser und durch längere Perioden schlafen kann. Bald darauf setzt eine längere Krankheitsepoche ein. Zunächst hat er Masern, nachher eine ziemlich ausgedehnte Schwellung und Entzündung der Lymphdrüsen des Halses. Anschließend daran entwickeln sich Windpocken.

Nachdem sich der Junge von all diesen Erkrankungen erholt hat, bekommt er wieder Thalamos I D30, aber nur drei Dosen an einem Tag. Dem folgt Sulfur D6 zweimal täglich für drei Tage. Wieder entwickelt sich nach wenigen Tagen eine allgemeine Abgeschlagenheit; das Kind sieht mitgenommen aus, verweigert die Nahrung, schreit mehr und ist ruhelos. Ein leichter Durchfall tritt auf und während vier bis fünf Tagen ist das Kind sehr matt und verlangt nach dem Bett.

Dann aber wird er freundlich und still und hat wohl zum ersten Mal richtigen Kontakt mit der Umwelt. Er ist lustig und lacht, wenn man mit ihm spielt. Dann entwickelt sich ein Abszess im Gehörgang.

Nun erhält er nochmals Thalamos I D15, drei Dosen an einem Tag. Nach wenigen Tagen öffnet sich der Abszess und dann wird das Kind sehr still und freundlich.

Daraufhin Thalamos I D6 dreimal täglich durch drei Tage hindurch. Gleich danach entwickelt sich eine richtige Erkältung mit Fließschnupfen, Husten und leichtem Durchfall. Als die Erkältungssymptome abklingen, ist das Kind noch ein Stück freundlicher und zugänglicher geworden. Nun kann es auch mit einem Ball und Bauklötzen spielen, ist ansprechbar und schläft am Nachmittag und auch am Abend bald ein. Er ist weiter schmutzig, schmiert aber nicht mehr mit dem Kot, was er früher immer getan hat.

Nach zwei Wochen kommt es zu einem leichten Rückfall, der aber wieder überwunden wird. Die Behandlung wird fortgesetzt.

Krankengeschichte V

F. B., ♂, 5 Jahre alt:

Ein illegitimes Kind, das bald nach der Geburt adoptiert und in einer Familie der großen Gesellschaft wie ein eigenes Kind gehalten wurde. Die Adoptivmutter berichtet, dass er schon als Säugling ganz detachiert war und für Liebesbezeigungen nichts übrig hatte. Er lachte selten und suchte keinerlei Kontakt mit der Umwelt. Er lernte zur rechten Zeit (um den sechsten Monat) zu sitzen, aber erst mit 15 Monaten zu stehen und zu gehen. Von frühester Kindheit an machte er rhythmische Bewegungen mit Kopf und Oberkörper während des Tages, besonders aber vor dem Einschlafen.

Der Schlaf selbst war durch viel Schreien unterbrochen; er schrie auch am Tage plötzlich und ohne jeden Grund. Immer aber war er völlig kontaktlos, mit großen, weit aufgerissenen Augen, die wie ins Leere hineinsahen. Auch hatte er öfter Wutausbrüche und viele Fixationen, die an Zeit und Raum gebunden waren. Er zerreißt oft seine Kleider und isst davon wahllos Teile auf. Er isst auch Papier und Erde und spielt mit seinem Speichel, hat keinerlei Beziehung zu seinem Körper und kann sich deshalb weder aus- noch anziehen. Er ist ein außerordentlich wohlgewachsenes Kind von auffallender, aber wächserner Schönheit.

Drei Monate nach seiner Aufnahme erhält er zwei Wochen lang Thalamos I D6 jeden Morgen und anschließend daran für weitere zwei Wochen Thalamos I D15 jeden Mittag eine Dosis. Am Ende der Behandlungszeit steigt seine Temperatur ohne Krankheitszeichen bis 39,2° an; das Fieber hält zwei Tage lang an. Er wird dabei unruhig und hat den Drang, sich in sein Bett zu verkriechen und völlig zuzudecken. Sonst keine auffallende Änderung im Verhalten.

Nach einem Monat Pause wird die Behandlung wieder aufgenommen. Er erhält jetzt Thalamos I D6 durch eine Woche, und am sechsten Behandlungstag steigt die Temperatur ohne andere Krankheitszeichen wieder auf 40,1° an.

Nach einer Woche Pause erhält er durch sieben Tage Thalamos I D15 und wieder steigt die Temperatur, diesmal nur auf 38,9°. Dieses Fieber hielt aber durch vier volle Tage an. Danach wurde Thalamos abgesetzt und die Temperatur wurde normal, stieg am folgenden Tag nochmals an, um dann wieder abzufallen. Nun zeigen sich auch tiefgehende Veränderungen im Verhalten des Kindes. Er beginnt mit Tränen zu weinen, was vorher nie der Fall gewesen ist; er wird friedfertiger und ruhiger und kann sich mit einzelnen Spielsachen beschäftigen. Immer noch kehren Schrei- und Zornausbrüche wieder, aber ein Kontakt mit der Welt ist vorhanden, sodass er auch zaghaft an den Spielen anderer Kinder teilnimmt.

Für eine längere Periode (17 Monate) wird kein Thalamos verabreicht, da das Kind an einer rezidivierenden Otitis media leidet und dadurch sehr beansprucht ist.

Vor seinem siebenten Geburtstag wird dann die Thalamosbehandlung wieder aufgenommen. In der ersten Woche erhält er Thalamos I D30 jeden Morgen; in der folgenden Woche Thalamos I D15 jeden Morgen.

Daraufhin entwickelt sich, zehn Tage nach dem Abschluss der Behandlung, nochmals eine kurzdauernde Otitis media. Im Ablauf der nächsten Monate tritt dann eine gradweise und bedeutende Besserung im ganzen Verhalten ein. Er sucht Kontakt mit anderen Kindern und schließt sich besonders an zwei sehr schwer gestörte Mädchen an. Seine Fixationen sind geringer geworden. Er hat viel weniger Mühe mit dem Essen, hat erste Regungen von Scham und Sorge und versteht, wenn er gelobt oder getadelt wird. Er kann jetzt auch störungslos am Sonntagsgottesdienst und am Religionsunterricht teilnehmen. Auch sein starrer Blick, der die Versperrung in die Sehwelt anzeigt, wird besser und weniger fixiert.

Da die Besserung anhält, wird für ein Jahr keine weitere Thalamos-Therapie gegeben, dann aber wird nochmals ein sehr energischer Thalamos-Stoß verabreicht. In seinem achten Jahr erhält das Kind durch 14 Tage hindurch:

Thalamos II D6 morgens
Thalamos II D15 mittags
Thalamos II D30 abends.

Diesmal erfolgt kein Fieber mehr als Reaktion, aber ganz neue Kräfte scheinen nun in dem Kinde aufzuwachen. Er hat zum ersten Mal das

Erlebnis der Sprachkräfte und beginnt, sich mit dem ganzen Sprachprozess auseinanderzusetzen. Er versucht mit außerordentlicher Mühe und unter dauernder Anleitung, den Atem so zu üben, dass einzelne Vokale und Konsonanten gebildet werden. Das geschieht mit größter Anstrengung und führt zu einem teilweisen Gelingen. Immer wieder treten Perioden der Unruhe auf, aber dadurch, dass die Sprachkräfte erweckt werden konnten, wird das Kind viel ansprechbarer und ruhiger. Er nässt noch ein, kann aber schon ohne Aufsicht draußen spielen und beginnt nun auch regelmäßig die Schule zu besuchen. Er lernt alle Melodien, die er gehört hat, nachzusummen und daran Freude zu haben. Er beginnt Bilderbücher sinnvoll zu betrachten mit dem Versuch, die einzelnen darin zu sehenden Dinge und Wesen beim Namen zu nennen; das gelingt allerdings nur selten. Immer wieder erhält er sporadische Stöße mit Thalamos II, die zunächst seine Unruhe vergrößern, ihn nachher aber wieder um ein Stück im Kontakt mit der menschlichen Umwelt vorwärtsbringen. Die Behandlung wird fortgesetzt.

Krankengeschichte VI

J. W., ♀, 10 Jahre alt:
Ein erblich schwer belastetes Kind. Die väterliche Familie ist von Schizophrenie durchsetzt, die verschiedene Glieder befallen hat; hier gab es auch drei Selbstmorde. Die mütterliche Familie und die Mutter selbst sind gesund.

Die Geburt war an sich leicht, aber die Nabelschnur war so um den Hals verknotet, dass das Kind mit einer blauen Asphyxie geboren wurde und erst nach einer Stunde zu atmen begann. Mit drei Wochen erkrankt die Mutter und dadurch kommt es beim Säugling zu einer schweren Ernährungsstörung. Die weitere Entwicklung ist sehr verlangsamt. Das Kind ist interesselos für die Umwelt, keinerlei Versuche zu greifen; erst mit 17 Monaten kann es plötzlich stehen und auch gehen.

Auch die weitere Entwicklung ist gestört. Kaum ein einziges Wort kann gebildet werden, keinerlei Kontakt mit der Umwelt. Viel Speichelfluss, dauerndes Drehen der Hände; sie zeigt Angst und Furcht vor Begegnung mit anderen Kindern und Erwachsenen. Immer wird ein einziger Mensch bevorzugt, dem sich das Mädchen krampfhaft anschließt. Viele Zwangsbewegungen und Selbstverstümmelungen, wie Haare ausraufen, Schaben des Kinnes an der Schulter bis zur Wundbildung u.a.m.

Bei diesem Kind wurden immer wieder Gaben von Thalamos I verabreicht. Meistens D6 für drei Tage dreimal täglich, oder für eine Woche. Immer reagierte das Kind mit erhöhter Ruhelosigkeit darauf. So wird nach der dritten Thalamosgabe berichtet: «Sie begann zu schreien und dauernd zu jammern. Sie schlug sich ihr Gesicht, wie sie das vor Jahren zu tun pflegte, wenn sie unglücklich war. Fühlte sich unwohl und hatte leicht erhöhte Temperatur.»

Ein weiterer Bericht lautet: «Am Tag nach dem Beginn der Thalamos-Behandlung begann ein leichter Durchfall. Das Kind ist sehr unruhig und aktiv, schreit viel. Am dritten Tag sieht sie alt und mitgenommen aus, fühlt sich offensichtlich sehr unwohl, jammert viel und kann nur mit großer Mühe gefüttert werden.»

Jeder erneute Therapieversuch zeigte ähnliche Reaktionen, ohne dass bedeutende Besserungen des Verhaltens nachher aufgetreten wären.

Mit diesen sechs Krankengeschichten ist eine erste Übersicht der möglichen Reaktionsformen auf die Behandlung mit Thalamos gegeben. Sie zeigt, dass sich trotz der Vielfalt recht einheitliche Züge der Reaktivität nachweisen lassen. Alle anderen uns vorliegenden Krankengeschichten gehen in die gleiche Richtung.

Nach Gaben von Thalamos I kommt es vor allem zu zwei Reaktionsformen: Einerseits kann sich die Unruhe steigern und oft unbändig werden. Wir hatten Kinder, die nach Thalamosgaben ihre Wäsche und Kleider in Stücke rissen und durch Tage hindurch fast unzähmbar waren. Andererseits aber tritt ein starkes Ruhe- und Schutzbedürfnis auf, das oft nach Einsamkeit und Geborgenheit verlangt.

Es handelt sich also dabei um das zweiphasige Verhalten, das wir bei der Symptomatologie des Aurums kennen lernten. Durch diese Erstreaktionen verändert sich das Verhalten der Kinder im weiteren Verlauf der Behandlung und ihre Kontaktfähigkeit mit der Umgebung wird größer. Darin hatten wir nur ganz wenige refraktäre Fälle.

Es ist wichtig darauf hinzuweisen, dass blonde und großköpfige Kinder viel schneller und besser reagieren als dunkle und kleinköpfige. Nur unter den letzteren finden sich die refraktären Fälle.

Auch muss darauf aufmerksam gemacht werden, dass die Behandlung mit Thalamos während der Frühjahrs- und Herbsteszeit bessere und stärkere Reaktionen zeigt, als während der Sommer- und Wintermonate.

Das sind Modalitäten, die beachtet werden sollten, da sich hierdurch die Therapie-Ergebnisse steigern lassen. Auch ist es wichtig, die Behandlung immer nur für kurze Perioden durchzuführen und dann längere oder kürzere Pausen einzuschieben, damit die Substanz die Möglichkeit hat, sich mit dem Wesen des Patienten auseinanderzusetzen. Oft sind monatelange Pausen angezeigt, wenn die Besserung anhält.

Jeder Patient hat eine Art von individueller Reaktion auf Thalamos, die sich immer erneut wiederholt und wenige Änderungen aufweist. Die individuelle Reaktionsart sollte eingehend studiert und dann durch verschiedene Potenzgaben variiert werden. Über die Potenzen selbst wird noch zu sprechen sein.

Alle diese Reaktionsformen beziehen sich vor allem auf das zweiphasige Verhalten des Aurums, das hier als Medikament in den Vordergrund tritt. Es ist die Sonne, die im Frühling wirkt: die Kraft der Frühjahrssonne.

Dann aber ist als weiteres Symptom die Steigerung der Temperatur und die Beeinflussung des gesamten Wärmehaushaltes von Wichtigkeit. Bei vielen Kindern traten ganz spontane Temperaturerhöhungen ein. Das scheint eine allgemeine Reaktionsform zu sein, die sich wieder bei blonden Kindern viel eindeutiger als bei dunklen zeigt.

Damit im Zusammenhang stehen die von uns oft gemachten Beobachtungen, dass während oder auch nach der Thalamos-Behandlung entzündliche Erkrankungen auftreten. Von den einfachen Erkältungen, über Diarrhöen, bis zu Pneumonien kommt es immer wieder zu solchen Erscheinungen. Aus der Häufigkeit des Auftretens sind wir zu der Überzeugung gekommen, dass es sich dabei nicht um Zufallsbefunde, sondern um eine reguläre Koinzidenz handelt. Viele der psychisch schwer gestörten Kinder haben nur selten die Neigung, eine der gewöhnlichen Kinderkrankheiten durchzumachen. Unter einer Thalamos-Medikation aber werden sie dafür anfällig und gewinnen so den großen Vorteil, den diese Erkrankungen mit sich bringen. Denn dadurch tritt eine intime Auseinandersetzung zwischen der Geistseele des Kindes und seinem Erbkörper ein.

Es wird also die Krankheitsbereitschaft der Kinder durch Thalamos vermehrt und gesteigert; d.h. dass eine Vermenschlichung eintritt, die sich ja immer durch eine Erkrankung vollzieht.

Alle diese Reaktionen hängen mit der allgemeinen Frühlingskraft, die im Thalamos enthalten ist, zusammen. Die kombinierten Kräfte des Olibanums und der Myrrhe sind die Erzeuger der Erwärmung, der dadurch gegebenen Möglichkeit einer stärkeren Inkarnation des Ich-Wesens und der hierdurch sich vollziehenden Vermenschlichung.

Die Resultate dieser beiden Wirkungen, die Erwärmung einerseits und die zweiphasige Reaktion auf das Aurum andererseits, ergibt die Steigerung oder das Erwachen des Kontaktes zwischen der Seele und der sie umgebenden Welt. Diese Resultante aber ist es, die im Hintergrund aller unserer Bemühungen liegen muss, wenn wir uns um die hier diskutierte nosologische Einheit bemühen. Die erzielten Ergebnisse sind oft so, dass man mit tiefster Dankbarkeit für die in der Substanz Thalamos schlummernden Kräfte erfüllt sein kann.

Nun bleibt uns noch, aus den gewonnenen Einsichten und Beobachtungen heraus die Anwendungsgebiete der drei Thalamospräparate zu erschließen und auch eine Richtlinie für die Verordnung der verschiedenen Potenzen zu geben.

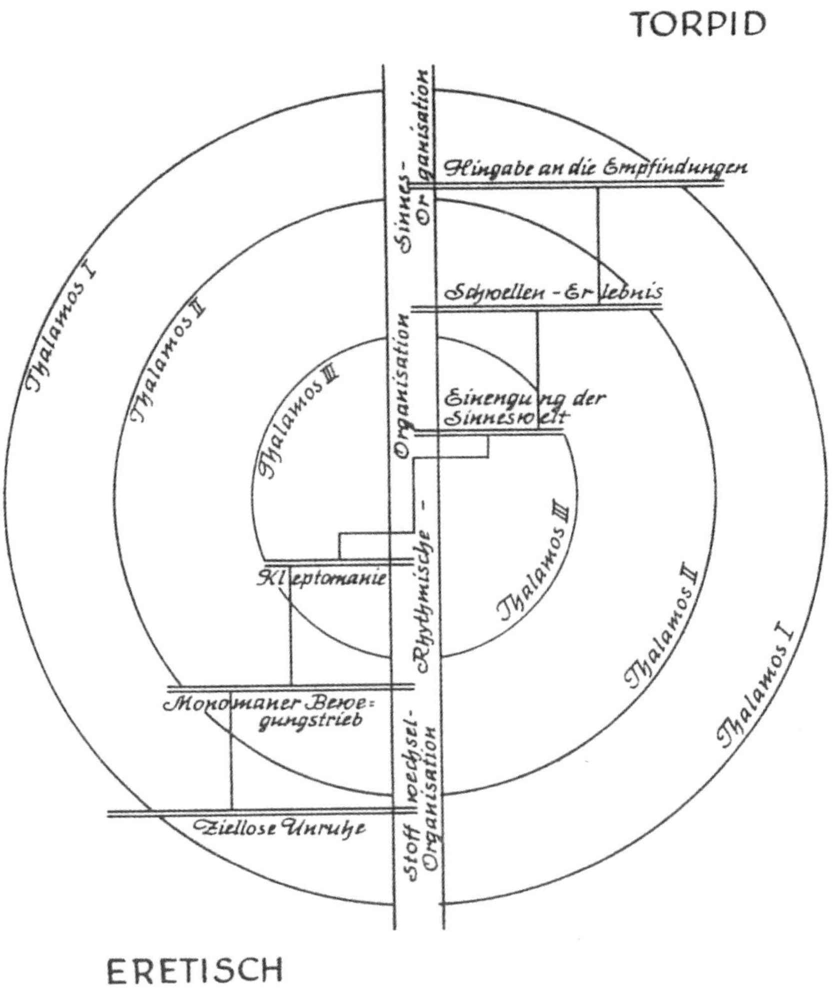
TORPID
Sinnes-Organisation
Hingabe an die Empfindungen
Schwellen-Erlebnis
Einengung der Sinneswelt
Organisation
Rhythmische-
Kleptomanie
Monomaner Bewegungstrieb
Ziellose Unruhe
Stoffwechsel-Organisation
Thalamos I
Thalamos II
Thalamos III
Thalamos III
Thalamos II
Thalamos I
ERETISCH

SCHEMA II

Ein Verständnis dafür erleichtert die Betrachtung des hier beigefügten Schemas II. Es ist eine Wiederholung des Schemas I und zeigt die drei Sphären der torpiden und eretischen Symptome aller hier besprochenen Abwegigkeiten. Nur haben wir in Schema II statt der Störungen der Sprache und des Sprechens die drei Kreise eingesetzt, welche die Anwendungsgebiete der drei Thalamos-Präparate charakterisieren.

- Thalamos I ist meistens am Beginn einer Behandlung indiziert; es soll vor allem bei den Fällen angewendet werden, bei welchen ein völliger Autismus zu finden ist und der Verlust der Sprache vollkommen zu sein scheint. Sowohl bei torpiden als auch bei eretischen Kindern wird es von uns verwendet. Es sollte so lange gegeben werden bis der komplette Autismus überwunden ist und die ersten Zeichen eines erwachenden Sprechverlangens sich zeigen. Das Bedürfnis, sich in Geste und Sprache mit der Umwelt in Kontakt zu setzen, ist die Indikation zur Anwendung von
- Thalamos II: Diese Substanz hat nach unseren Erfahrungen zweifellos eine auf das Sprachvermögen und die Sprechbewegung gerichtete Wirkung. Es ist so, als würde sich alles, was in Thalamos I über den ganzen Wärmeorganismus wirksam ist und nach der Haupt- und Halsregion hinzielt, in Thalamos II sich auf den Luft- und Atmungsprozess verdichten. Dadurch entsteht die oft erstaunlich kraftvolle Wirkung dieses Präparates; der Atem- und Sprachprozess wird angeregt.

Große Vorsicht sollte mit der Anwendung Hand in Hand gehen, da die Wirkung oft auch Asthma-ähnliche Zustände hervorrufen kann. Zur Beförderung des Sprechens und der Sprachbildung soll es durch längere Zeit verwendet werden.

Erst wenn die Sprache einigermaßen zum Instrument des Sich-Mitteilens geworden ist, kann zu

- Thalamos III übergegangen werden. Hier handelt es sich um eine Substanz, die in den Flüssigkeitsorganismus eingreift und dadurch stark physiologische Wirkungen hat. Sie wirkt noch tiefgehender als I und II und sollte dort angewendet werden, wo die Sprache schon richtig ausgebildet ist, aber Einengungen der Sinneswelt einerseits und kleptomane Tendenzen andererseits vorliegen. Mit den letzteren aber gehen meistens auch moralische Störungen Hand in Hand und bei solchen Zuständen ist die Verwendung von Thalamos III indiziert. Es handelt sich dabei meistens um Kinder, die entweder durch Verwahrlosung oder durch eine im späteren Kindesalter (nach dem siebenten Jahr) durchgemachte Encephalitis zu mehr oder weniger starken Schwierigkeiten im Gebiet des Moralischen neigen. Auch leichtere oder schwerere Krampfanfälle, die im Gefolge einer Encephalitis auftreten, sollten Thalamos III erhalten.

Die Frage der Potenzen kann dahin beantwortet werden, dass man versuchen sollte, die torpiden Zustände mehr mit den niederen, die eretischen Zustände aber mehr mit den hohen Potenzen zu behandeln. Ein Kind, das zu stark in seine Sinne hineingebannt ist, wird eher auf I D6 ansprechen und ein sehr unruhiges Kind besser auf I D30. Die niederen Potenzen wirken stärker auf die Sphäre der Sinne, die höheren Potenzen mehr auf den Bereich der Gliedmaßen.

Will man von den Sinnen aus nach innen wirken, dann soll die Reihe von D6, D15, D30 entweder im täglichen Wechsel, oder in wöchentlicher Folge gegeben werden. Wenn man aber umgekehrt, von den Gliedmaßen her in den Bereich der Sinne hineinwirken will, dann sollte von D30 über D15 nach D6 gegangen werden.

Alles dies sind allgemeine Regeln, die im einzelnen Fall schöpferisch frei metamorphosiert werden sollten. Die individuelle Reaktionsbreite des einzelnen Kranken ist der beste Führer in der Handhabung von Thalamos.

Nun bleibt noch die Frage der oralen und parenteralen Anwendung übrig. Aus unseren Erfahrungen können wir nur raten, nie mit parenteralen Gaben zu beginnen, sondern zunächst die orale Wirkung zu studieren. Eine Injektionstherapie muss nicht immer eine Verstärkung der

Wirkung mit sich bringen. Es scheint vielmehr so zu sein, dass Thalamos I per injectionem schwächer als per os wirkt, während Thalamos III per injectionem viel stärker als per os wirksam ist. Als Grundregel sollte gelten:
Thalamos I ... hauptsächlich per os
Thalamos II ... per os und per injectionem
Thalamos III ... hauptsächlich per injectionem.

Damit scheint uns die Wirkensweise der Thalamos-Präparate kurz umrissen zu sein. Im letzten Abschnitt wollen wir uns noch mit einer allgemeinen Betrachtung von Thalamos als eines Heilmittels unserer Zeit beschäftigen.

Schlusswort

In den einzelnen Kapiteln dieser Schrift haben wir versucht, die Wirkensbereiche der Substanz Thalamos so darzustellen, dass ein erstes Verständnis für die Bedeutung dieses Medikamentes gewonnen werden kann. Wir haben uns darum bemüht, die Fakten und Beobachtungen in den Vordergrund zu stellen und an Hand der Phänomene eine mögliche Interpretation zu geben. Unser Material ist viel umfangreicher als es hier zur Darstellung kommen konnte, aber die Grundzüge, so hoffen wir, sind doch ansichtig geworden.

Die Prinzipien der Thalamos-Anwendung haben wir zunächst am Seelenpflege-bedürftigen Kind entwickelt, weil dort die Quelle unserer Bemühungen lag. Doch glauben wir nicht, dass das von uns dargestellte nosologische Syndrom nur auf schwererziehbare Kinder beschränkt ist. Bei ihnen erscheint etwas zur Krankheit und Geistesstörung gesteigert, was in weniger drastischer Art bei vielen Menschen der heutigen Zeit auch vorhanden ist. Da ist es aber nur wie in der Anlage zu finden; etwa wie ein Keim, der gerade zu sprossen begonnen hat, aber noch nicht zur ausgebildeten Pflanze geworden ist. Diese von uns behandelten Kinder, die heute besonders zahlreich in der westlichen Welt aufzutreten beginnen, zeigen nur in einer überwältigenden Krankheitsgebärde an, was in sehr vielen ihrer Zeitgenossen schon zur Seelennot und inneren Pein geworden ist. Denn wir alle leiden durch die sich immer mehr steigernden Sinneseindrücke, in der Anlage an jener Störung, die beim schizophrenen Kind zur eindeutigen Krankheit geworden ist. Neonlicht und Reklamebilder, illustrierte Zeitschriften und Fernsehen bannen die Sinne in so starkem Maße, dass die Seele sich zu tief an diese Sinneseindrücke verliert. Solange sie sich noch so weit bewahren kann, dass sie nicht völlig der Umwelt verfällt, bleibt ein gewisser Grad von Normalität erhalten, aber die innere Unruhe wächst. Und wenn dann zu gewissen Zeiten die Lärm-Massen, die sich auf sie stürzen, zu übermächtig werden, dann kann eine Psychoneurose entstehen, die der kindlichen Schizophrenie ähnelt.

Am entgegengesetzten Pol wirkt die sich immer steigernde Geschwindigkeitssucht, die alle menschliche Existenz heute durchsetzt. Was immer getan wird, muss schneller und noch schneller gemacht werden, und die Pausen der Besinnung werden nicht nur verkürzt, sondern oft ganz vernichtet. Dadurch wird der Seele eine Art von maschinenmäßiger Aktivität zugemutet, die ihr fremd ist. Denn die Seele soll sich, so wird gefordert, der Maschine anpassen und im Gleichschritt mit ihr wirken. Dadurch aber entsteht jene ziellose Unruhe des Gedankenlebens, die heute so häufig ein Symptom des modernen Menschen ist. Dabei verharren die Gliedmaßen zunächst noch in äußerlicher Ruhe; aber sie müssen das Steuer des Autos, die dauernde Zigarette oder sonst etwas bedienen, um scheinbar ruhig bleiben zu können. Hier aber ist im Keim der gleiche Zustand vorhanden, der in gesteigerter Art sich beim Kind findet, das wir als post-encephalitisch beschrieben haben.

Zu der Gedankenunrast gesellen sich dann Schlaflosigkeit, Ziellosigkeit, Unbefriedigtheit und führen zur zweiten Form der Psychoneurose. So offenbaren sich die Angst- und Zwangs-Zustände des modernen Lebens als die Keime und Anlagen dessen, was beim autistischen Kind in voller Entfaltung zu Tage tritt. Bei diesen Psychoneurosen kann Thalamos als Arznei angewendet werden. Die genaueren Indikationen ergeben sich aus den oben besprochenen Arzneimittelprüfungen. Dabei zeigte sich oft die vehemente Wirkung dieser Substanz «am Gesunden». Das trat deshalb auf, weil es heute, in Bezug auf Thalamos, keinen «Gesunden» gibt. Wir alle sind an der modernen Zivilisation erkrankt und können deshalb nur als Patienten auf Thalamos reagieren. Es setzt bestimmte Gebiete unserer Existenz in die rechte Ordnung und tut dies oft als ein strenger Richter und nicht nur als eine heilende Arznei. Gerade deshalb sollte die Anwendung von Thalamos nur mit größter Vorsicht geschehen; manche psychopathische Persönlichkeit wird Thalamos kaum vertragen; oft wird es auch notwendig sein, eine vorbereitende Behandlung durchzuführen, ehe mit einer Thalamos-Medikation begonnen werden kann. So wie wir Kinder oft wochen-, ja monatelang sich akklimatisieren ließen, ehe mit der eigentlichen Therapie begonnen wurde. Oft schienen die Reaktionen auf Thalamos denen ähnlich zu sein, die als Resultat einer analytischen Behandlung auftreten. Auch dies sollte im Auge behalten werden, damit ein Patient, der unter Thalamos-Medikation steht, vom Arzt dauernd betreut und überwacht wird.

Wir müssen deshalb davor warnen, Thalamos ohne ärztliche Verschreibung abzugeben oder zu verwenden. Wir haben zu viele Erfahrungen, um nicht vor der willkürlichen und laienhaften Verwendung warnen zu müssen. Thalamos ist keineswegs ein Heilmittel, das man einfach einnehmen kann, wenn man z.B. ein wenig «nervös» ist. Es ist weder ein Beruhigungsmittel noch ein Stimulans; es ist keines von beiden, sondern eine Arznei, die auf ihre nosologische Einheit als Symptomkomplex abgestimmt ist. Deshalb gehört Thalamos einzig und allein in die Hand des Arztes und nicht des Laien.

Das Urbild dieser Arznei ist die oben dargestellte Signatur: Die Sonne im Sternbild von Widder und Stier. Dazu aber gehören alle jene Kräfte, die als frühlingshafte Gewalten die Erde durchziehen und in der Substanz, die Gold mit Weihrauch und Myrrhe verbindet, wirksam werden. Den frühlingshaften Anbruch eines neuen Werdens zeigten die drei Magier aus dem Osten an, als sie diese drei Gaben dem Jesuskinde darbrachten.

Wir hoffen, dass Thalamos nunmehr den ihm zugehörigen Platz in der großen Welt-Apotheke einnehmen wird, als eine Arznei, die aus den Nöten und Notwendigkeiten unseres Jahrhunderts gefunden wurde und zu deren Heilung angewendet werden kann.

Die drei Ausgangsstoffe für die Arzneimittelentwicklung – Gold, Weihrauch und Myrrhe

von Almut Tobis

Gold – Mittler zwischen «Licht und Schwere»[48]

Von Karl König und Kollegen wird Rudolf Steiners Vortragszyklus *Das Initiaten-Bewußtsein* als Inspirationsquelle für das Gold als Bestandteil der «Substanz Thalamos» genannt: Rudolf Steiner schildert in dem genannten Vortragszyklus das Potenzial des Goldes, den Menschen in eine Mittellage des Bewusstseins zu bringen. Die Autoren zitieren ihn an der entsprechenden Stelle ihrer Publikation wie folgt:

> ... alles das, was einem im Erdenbewusstsein, im wachenden Erdenbewusstsein hält, was dieses Bewusstsein zu einem sogenannten normalen macht, wenn ich dieses hässliche, philiströse Wort ‹normal› gebrauchen darf, ist das in ungeheurer Feinheit in der Welt ausgebreitete, aber auf kein anderes Organ in solcher Unmittelbarkeit als auf das Herz wirkende Gold, Aurum.[49]

In dem Vortragszyklus *Geisteswissenschaft und Medizin* betont Steiner, dass das Gold zu früheren Zeiten nicht wegen seines materiellen Wertes geschätzt worden sei, sondern vielmehr wegen seines *Zusammenhanges mit dem Gleichgewicht zwischen Geist und Materie.*[50]

König und seine Kollegen fanden diese «Kraft der Mitte», welche das Gold zu vermitteln vermag, auch durch das Arzneimittelbild der Klassischen

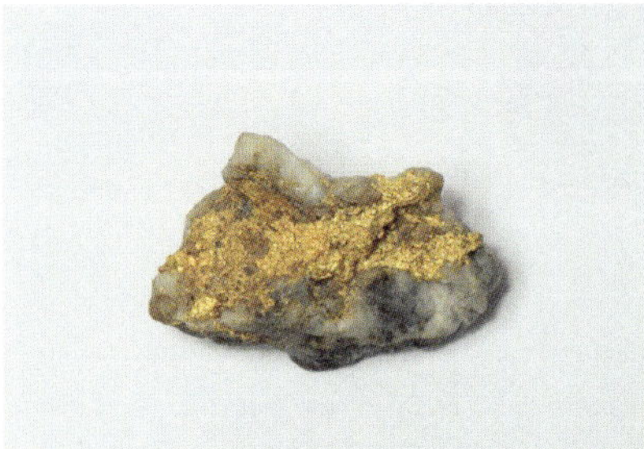

Aurum naturale
(in Quarz eingeschlossen)

Homöopathie bestätigt; sie nehmen dabei Bezug auf die *Klinische Homöopathische Arzneimittellehre* von Karl Stauffer. Aurum ist ein großes Arzneimittelbild der Klassischen Homöopathie, welches Mitte der 1950er-Jahre schon lange in das Spektrum homöopathischer Arzneimittelbilder eingeführt war.[51] Aurum vermag beispielsweise bei manisch-depressiven Störungsbildern (Bipolaren Störungen) eine mittlere seelische Gleichgewichtslage anzuregen; allgemein kann es den Menschen dahingehend impulsieren, einen Ausgleich zu finden zwischen allzu starker Erdenschwere einerseits (wie sie sich gerade auch bei Depressionen in Form von innerer Unbeweglichkeit und Antriebsschwäche zeigen kann) und einer übertriebenen inneren Leichtigkeit andererseits, wie man sie in den manischen Phasen Bipolarer Störungen antreffen kann.[52] Im Vordergrund steht die Wirkung auf die Psyche und das Nervensystem. Zudem besitzt Gold eine somatische Wirkung auf Herz und Kreislauf. Stauffer erwähnt, dass bereits bei den Arzneimittelprüfungen gegenläufige Reaktionsformen zu beobachten waren:

> Die Prüfungen ergaben erst Arbeitslust und gute Laune, dann Angst, Zittern, Melancholie, Lebensüberdruss und Selbstmordgedanken.[53]

König fasst allgemein – auch auf die physische Ebene des Herz-Kreislaufsystems bezogen – zusammen:

> Es handelt sich also bei metallischem Gold um eine Substanz, welche eine Gleichgewichtslage des Bewusstseins hervorruft, die

> durch einen harmonisierenden Einfluss auf das Ganze der Zirkulation und die Funktion des Herzens erhalten wird. Damit aber ist dieses Metall ein Medikament, welches auf die Gesamtheit des Menschen einwirken kann.[54]

Gold wurde schon von den mittelalterlichen Alchemisten zu einem Arzneimittel weiterverarbeitet und verabreicht (hinlänglich bekannt ist das Aurum potabile); in der Medizin des 20. und 21. Jahrhunderts wurde und wird es zudem in seltenen Fällen bei Erkrankungen des rheumatischen Formenkreises verabreicht. Hinweise auf eine Anwendung durch die Kinder- und Jugendpsychiatrie der 1950er Jahre konnten nicht gefunden werden.

Naturwissenschaftlich betrachtet gehört Gold auf Grund seiner hohen Dichte (19,3-fach mehr als Wasser) zu den Schwermetallen. Blei dagegen besitzt nur eine Dichte von 11,3. Lediglich Platin, Iridium und Osmium übertreffen das Gold hierin. Diese Tatsache steht in deutlichem Kontrast zur Symbolik des Goldes als Edelmetall sowie zu unserer assoziativen Wahrnehmung dessen.[55] Weitere Eigenschaften sind, dass sich Gold zum einen chemischen Verbindungen weitgehend verweigert; zum anderen besitzt es eine hohe Wärmeleitfähigkeit ($\lambda = 314\ W/(m \cdot K)$), welche nur von Kupfer und Silber übertroffen wird.[56] Die hohe Duktilität des Goldes bewirkt seine Plastizität bzw. mechanische Verformbarkeit, ehe die Stabilität versagt. Wir haben es dabei stofflich mit einer Qualität der Kohärenz zu tun.

Stellt man eine Goldfolie her, so zeigt sich ab einer Stärke von 0,1 µm in der Durchsicht gegen eine Lichtquelle eine grünliche Farbe. Ähnlich wie auch beim Kolloidalen Gold zeigt sich damit der ausgesprochene Lichtbezug des Aurums.[57]

Es ging König und seinen Kollegen mit der Entwicklung des Arzneimittels «Thalamos» darum, eine mit Hilfe von sogenannten Imponderabilien (nämlich rhythmische Wärmeprozesse) geschaffene Vereinigung aus Gold, Weihrauch und Myrrhe zu einer Substanzgemeinschaft zu bilden. Im Blick auf das Kolloidale Gold wurde veranschaulicht, wie sehr der Wärmeaspekt von Bedeutung ist, um das Gold seiner Erdenschwere

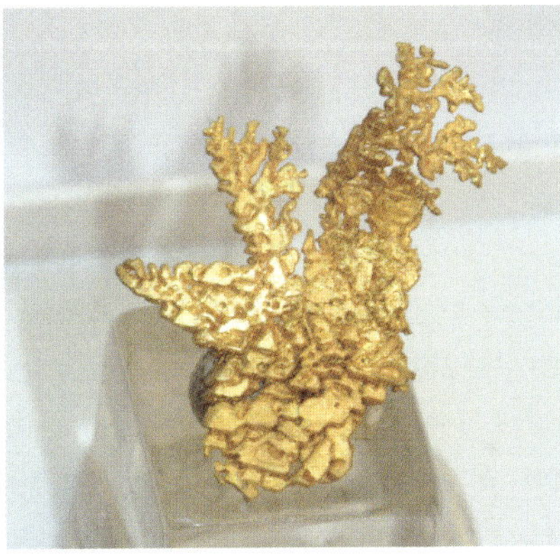

Aurum naturale

zu entreißen. Zusammenfassend ist insofern wichtig festzuhalten, dass es die Wärme als imponderables Moment ist, welche wesentlich daran beteiligt zu sein scheint, den Gleichgewichtszustand des Goldes zwischen *Licht und Schwere* herzustellen.

Nun geht aus einem Brief von Karl König an die Weleda hervor, dass er darum bat, das *natürlich vorkommende Metall* (Aurum naturale) zur Herstellung von «Thalamos» zu verwenden.[58] In den natürlichen Vorkommen hat Gold i. d. R. eine niedrigere Karatzahl (als jene von Feingold); D. h. es liegt ein relativ hoher Anteil anderer edler oder halbedler Metalle vor – vorwiegend Silber, Kupfer und Platin.[59] Außerdem sind meist kleinste Gesteinsanteile vorhanden. Nun haben wir oben gesehen, dass Gold selbst bereits eine relativ hohe Wärmeleitfähigkeit besitzt, welche von Silber und Kupfer zudem noch übertroffen wird. Kann hieraus die Schlussfolgerung gezogen werden, dass das natürlich vorkommende Gold im Arzneimittel den Wärmeaspekt noch stärker anspricht als Feingold? Vergleichende Messungen der Wärmeleitfähigkeiten von (24-karätigem) Feingold und natürlichem (22-karätigem) Gold müssten zur Beantwortung dieser Frage vorgenommen werden. Hinzu kommt, dass Aurum naturale auch kleinste Mengen an Gesteinsartigem besitzt. Diese dürften andererseits keine hohe Wärmeleitfähigkeit besitzen.[60] Zudem ist von einer hohen Variabilität der natürlichen Vorkommen auszugehen.

Weihrauch

König und Kollegen geben für die Herstellung von «Thalamos» zwei Weihraucharten (Familie der Balsambaumgewächse/Burseraceae, Gattung: Boswellia) an: zum einen den aus Indien stammenden Weihrauch Boswellia serrata, zum anderen den in Ostafrika beheimateten Weihrauch Boswellia floribunda. Dieser ist als afrikanische Weihrauchart in der neueren Literatur nicht unter diesem botanischen Namen zu finden. Allerdings ließ sich klären, dass Boswellia floribunda mit Boswellia papyrifera gleichzusetzen ist.[61] Letztere Art ist am Horn von Afrika heimisch. Laut Khare ist dieser Balsambaum auch in Indien anzutreffen; ein Hinweis hierauf ist jedoch noch nicht in der Literatur der Mitte des 20. Jahrhunderts zu finden.[62]

Weihrauchbäume zur Gewinnung des Weihrauchharzes (Olibanum) sind heutzutage nur noch selten wildwachsend. Die arabischen und afrikanischen kultivierten Weihrauchpflanzen können bis zu sechs Meter hoch werden, während der in Indien beheimatete Weihrauchbaum Boswellia serrata in seiner Gestalt gedrungener ist und nur maximal etwa drei Meter an Höhe erreicht. Die Bäume tragen unpaarig-gegenständige, gefiederte Blätter, die fleischig und behaart sind, was die Fähigkeit anzeigt, Wasser zu speichern. Der Weihrauchbaum trägt kleine, fünfblättrige Blüten, die in Trauben zusammenstehen; sie variieren von weiß bis grünlich oder rötlich und sind geruchlos.[63] Die Bäume sind in trockenen, heißen Gebieten, insbesondere auf kalkhaltigem Boden, bevorzugt im Nahen Osten, am Horn von Afrika, der arabischen Halbinsel und in Indien (hier im Bereich derselben Breitengrade) anzutreffen. Im Sommer nach der Regenzeit wird der Stamm mehrfach mit einem Messer angeritzt; der Baum verschließt seine Wunde durch den Austritt des Milchsafts, welcher am Stamm zu klaren bis gelblichen Tropfen (teils mit dunklen Einschlüssen) erstarrt. Die ersten Harztropfen (Olibanum) werden nach einigen Wochen ent-

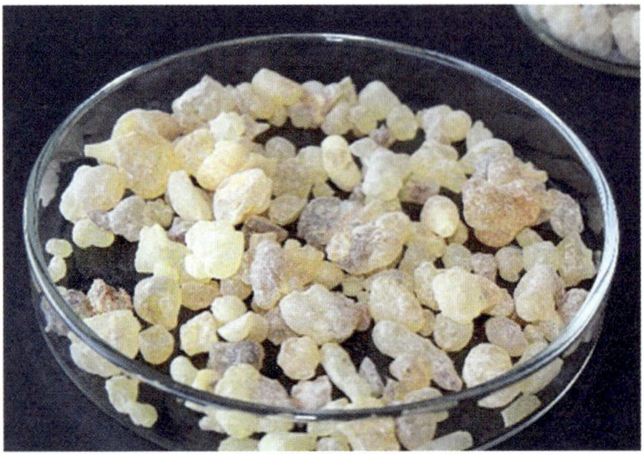
Weihrauchharz

fernt und verworfen. Danach wird das Nachfließen des Olibanums im Abstand einiger Wochen durch erneutes Ritzen angeregt. Nach der Ernte der erstarrten Harztropfen müssen diese an einem kühlen und trockenen Ort nachreifen, wo sie Feuchtigkeit verlieren. Mehrere Kilogramm Olibanum können pro Baum und Jahr geerntet werden. Nach ca. drei Jahren muss jedoch eine mehrjährige Ruhephase einsetzen, um den Baum nicht zu sehr zu schwächen.[64]

Weihrauch ist ein jahrtausendealtes Heilmittel; bereits bei den alten Ägyptern ist Olibanum ein sehr häufig angewendetes Arzneimittel gewesen, sowohl innerlich als auch äußerlich: Es diente der Behandlung von Wunden, Zahnentzündungen, Abdominalbeschwerden und fand Einsatz bei Frauenleiden.[65] Auch im europäischen Mittelalter sowie bis ins 20. Jahrhundert hinein wurden Weihrauch-Arzneimittel ärztlich verordnet. Neben dem Harz finden in zahlreichen volksheilkundlichen Richtungen derjenigen Länder, wo Weihrauchbäume wachsen, auch andere Pflanzenteile medizinische Verwendung (Blätter, Rinde und Wurzeln). Bis Mitte der 1950er-Jahre (also bis in die Zeit, zu der die «Substanz Thalamos» entwickelt wurde) enthielt das Deutsche Arzneibuch in seinem Ergänzungsband einen Artikel über den arabischen Weihrauch, der in den Folgeausgaben zunächst verschwand. Durch die neueren Forschungen, insbesondere zu Boswellia serrata, wurde in der Ausgabe von 2016 ein entsprechender Abschnitt hierzu in das Europäische Arzneibuch wieder aufgenommen.[66] Heute stehen insbesondere die entzündungshemmenden Eigenschaften im Vordergrund therapeutischer Indikationen.

Blicken wir im Folgenden näher auf die pharmakologisch wirksamen Inhaltsstoffe der beiden seinerzeit für die «Substanz Thalamos» verwendeten Weihrauchsorten Boswellia serrata und Boswellia floribunda (papyrifera).

Unterzieht man die beiden Sorten einer Geruchs- und Geschmacksprüfung, so kann man subjektiv Folgendes wahrnehmen: Boswellia floribunda (papyrifera) schmeckt bitter, herb, zugleich jedoch auch frisch, zitronig. Der Geruch erscheint eher mild, weich und leicht. Boswellia serrata wird geschmacklich als erdig, staubig und würzig erlebt. Es stellt sich ein seifiger Nachgeschmack ein. Der Geruch wird meist als eher streng und erdig mit einer leicht frischen Note erlebt.

Chemische Analysen der enthaltenen Inhaltsstoffe, insbesondere die Differenzierung des Harzanteils in verschiedene organische Säuren, waren Forschungsgegenstand der letzten 30-40 Jahre.[67]

Prinzipiell enthält das Olibanum als getrockneter Milchsaft verschiedener Weihrauchsorten einen Harzanteil von ca. 60-70%, sowie etwa 10% ätherische Öle und ungefähr 20% Gummi, sortenspezifisch variierend. In der Harzfraktion zeigt sich die Tendenz zu haften, während die ätherischen Öle zur Verflüchtigung neigen. Trotz dieser gewissen qualitativen Polarität bestehen fließende Übergänge, denn beide Anteile bestehen chemisch aus Terpenen. Dies sind ungesättigte Kohlenwasserstoffe (Isopreneinheiten), die aus fünf Kohlenstoffatomen aufgebaut sind. Je mehr Isopreneinheiten in einem Terpen zusammengelagert sind, desto ausgeprägter ist die Eigenschaft zu haften. Terpene wurden erstmals an Kiefernharz entdeckt und in der Literatur beschrieben, woraus sich der Begriff «Terpentin» ableitet. Die Harzfraktion gliedert sich in saure und nicht-saure Anteile. Die besonders intensiv erforschten Boswelliasäuren gehören zur sauren Harzfraktion und sind Triterpensäuren. Boswelliasäuren sind ausschließlich im Harz von Weihrauchbäumen zu finden. Daneben wurden in den vergangenen Jahren weitere organische Säuren in Olibanum identifiziert: Dammarsäuren, Lupansäuren und Tirucallensäuren. In der Sorte Boswellia floribunda (papyrifera) wurde im Vergleich zu Boswellia serrata und Boswellia sacra der höchste Gehalt an Boswelliasäuren und an Tirucallensäuren gefunden; beide Gruppen sind stark entzündungshemmend.[68]

In den jeweiligen Weihraucharten sind die Konzentrationen an ätherischen Ölen als auch der Harzfraktionen nicht nur abhängig von der botanischen Sorte, sondern auch von Erntezeitpunkt und Standort.[69]

Insbesondere Boswellia serrata als pharmakologisch tiefergehend erforschte Sorte findet Einsatz bei Erkrankungen des rheumatischen Formenkreises, bei chronisch-entzündlichen Darmerkrankungen und Asthma bronchiale. Darüber hinaus wurden auch Apoptose-induzierende Wirkungen nachgewiesen. Die enthaltenen Boswelliasäuren hemmen u. a. die Leukotrienproduktion, wirken antientzündlich und antiödematös. So werden sie z.B. gegen das perifokale Ödem bei Hirntumoren eingesetzt. Dieser Hemmmechanismus über das Enzym 5-Lipoxygenase wurde als erster Wirkmechanismus entdeckt, exakt geklärt und im Tierversuch bestätigt.[70] Auch die für Entzündungsprozesse wichtige Prostaglandinsynthese kann durch Triterpensäuren gehemmt werden.[71] Es scheint also eine sehr im Mittelpunkt stehende Qualität des Weihrauchharzes zu sein, dass es antientzündliche Eigenschaften besitzt.

Eine Besonderheit stellt Boswellia frereana (Somalia) dar, worauf hier kurz eingegangen werden soll. Diese Sorte enthält fast keine harzigen Bestandteile und hat keinen Gummianteil; dafür lässt sich der höchste Gehalt an ätherischen Ölen nachweisen.[72] Boswellia frereana trägt also eine ganz andere Signatur in sich als die ursprünglich für «Thalamos» verwendeten Sorten (denn Boswellia serrata als auch floribunda bzw. papyrifera besitzen eine Polarität zwischen ätherischen Ölen und der Harzfraktion). Man könnte sagen, Boswellia frereana besitzt eigentlich keine Polarität; ein Charakteristikum ist (durch die ätherischen Öle) eine deutliche Tendenz in die eine Richtung gehend: hin zur Verflüchtigung, während haftende Eigenschaften kaum gegeben sind. Diese Weihrauchsorte fand seinerzeit zur Herstellung der «Substanz Thalamos» keine Verwendung; dies wird hier erwähnt, da sie heute für eines der Nachfolgearzneimittel, «Aurum comp.» (WALA) verwendet wird (s.u.).

Beide Weihraucharten, Bosswellia serrata als auch Bosswellia floribunda (papyrifera), welche König et al. für die Herstellung der «Substanz Thalamos» vorsahen, sind sowohl reich an ätherischen Ölen als auch an enthaltenen Harzen. Sie tragen die beschriebene Polarität in sich; beide enthalten einerseits ätherische Öle (Tendenz zur Verflüchtigung) und andererseits haben sie durch die Harzfraktion die Eigenschaft zu haften.

Therapeutische Überlegungen in der Arzneimittelentwicklung (bzw. in der Zusammenstellung einer Rezeptur) erscheinen dahingehend sinnvoll, welche Weihrauchsorte aufgrund ihrer Inhaltsstoffe zu welchem Indikationsgebiet als passend erscheint.

Vergleicht man den Geruch eines Weihrauchkörnchens bei Raumtemperatur mit seiner Geruchsentfaltung während des Räucherns oder Verdampfens, so kann man zu dem Schluss kommen, dass Olibanum seine Qualitäten erst beim Verdampfen oder Räuchern voll aufschließt und dass seine Wirkung auf den Menschen hierbei deutlicher erlebbar wird. König und seine Kollegen betonen in dieser Qualität seine Beziehung zum Sinnesmenschen; gemeint sind hier die von Rudolf Steiner als mittlere Sinne bezeichneten, wozu auch der Geruchsinn gehört (in der Terminologie Königs die höheren Sinne):

> Es sind das Stoffe, die innigst mit den Sinnesprozessen zusammenhängen.[73]

Damit wird über das Rhythmische System die Beziehung zum fühlenden Menschen deutlich.

Beobachtet man die Wirkung während des Räucherns auf die Atmung (verstärkte Atemtiefe bei verlängerter Ausatmung), so kann man festhalten, dass es für die Arzneimittelherstellung sinnvoll erscheint, den Weihrauch hier in ‚seinem Element' zur Entfaltung zu bringen. Für das Medikament «Thalamos» wird er geräuchert und dann als Kondensat eingegliedert (Vgl. hierzu das Kapitel «Zum Herstellungsverfahren der ‹Substanz Thalamos›»). Zur Wärme äußern sich König und seine Kollegen wie folgt:

> Die kombinierten Kräfte des Olibanums mit der Myrrhe sind die Erzeuger der Erwärmung, der dadurch gegebenen Möglichkeit einer stärkeren Inkarnation des Ich-Wesens und der hierdurch sich vollziehenden Vermenschlichung.[74]

Der Weihrauch kommt durch die Erwärmung beim Räuchern in «sein Element». Aber besitzt er auch selbst durchwärmende Eigenschaften? Seine physiologischen Wirkungen, welche pharmazeutisch genutzt werden (entzündungshemmend, ödemreduzierend), gehen eher in die kühlend-ausgleichende Richtung. Jedenfalls hat er auf der stofflichen Ebene weniger durchwärmende Eigenschaften als wir sie z.B. von bestimmten Gewürzpflanzen kennen (Zimtrinde, Rosmarin etc.). Olibanum scheint eher indirekt über den Lebensprozess der Atmung auf die Durchwärmung zu wirken.

Karl König und seine ärztlichen Kollegen setzten «Thalamos» generell beim Verlust der Sprache ein, sofern keine zentralnervöse Ursache dafür im Sinne einer Aphasie vorlag. Sprache aber ist aufs Engste an die Atmung gekoppelt. Es muss für das tiefere Verständnis dieses Arzneimittels aus Gold, Weihrauch und Myrrhe die Frage immer wieder im Hintergrund miteinbezogen werden, inwieweit dadurch der Sinnesmensch mit seinen Lebensprozessen angesprochen wird. Durch Wärmeprozesse werden auch die Lebensprozesse gestärkt, so dass hiervon ausgehend auch die Sinnesentwicklung unterstützt wird.

So wie der Weihrauch vorrangig auf die Mitte des Menschen mit dem Rhythmischen System wirkt, so hat die Myrrhe einen starken Bezug zum unteren Menschen, also zum Stoffwechsel-Gliedmaßen-System bzw. zu den sog. unteren Sinnen.

Myrrhe

Auch die Myrrhe gehört zu den Balsambaumgewächsen (Gattung Commiphora). Das Vorkommen erstreckt sich auf die trockenen, lebensfeindlichen und heißen Gegenden des südarabischen Raums, Somalias und Äthiopiens.[75] Der Baum ist kleiner als die meisten Weihrauchsorten und teilweise strauchartig, maximal drei Meter hoch. Er hat kleine Blättchen, wobei eine dreigliedrige Blattanordnung mit einem etwas größeren mittleren Blatt auffällig ist.[76] Manche Myrrhearten haben Dornen und der Baum bildet kleine weiße Blüten mit vier Blütenblättern, aus welchen sich Steinfrüchte entwickeln. Auch bei der Myrrhe tritt nach Anritzen der Rinde ein Milchsaft aus; dieser ist gelb und nach dem Trocknen rotbraun. Myrrhenharz wird häufig durch Wildsammlung geerntet.

Myrrhenharz wirkt auf Grund seiner Inhaltsstoffe adstringierend, desinfizierend, entzündungshemmend und fungizid. Es zeigt im Vergleich zu Olibanum weniger Gehalt an Harzen (25-40%) und ätherischen Ölen (2-10%), jedoch einen deutlich höheren Gehalt an Eiweißen in Form von Gummi und Schleimstoffen (50-60%). Hierdurch erklärt sich die schleimige Konsistenz, wenn das Myrrhenharz mit Wasser aufgeschlämmt wird.[77]

Bis in die Neuzeit hinein wurde die Myrrhe – häufiger als heute – innerlich aufgrund ihres hohen Gehalts an Bitterstoffen medizinisch angewendet, während sie heute (abgesehen von homöopathischen Komposita) einen eher marginalen Stellenwert als Stomaticum besitzt. Im alten Ägypten wurde sie neben kultischen Zwecken auch (wegen ihrer keimabtötenden Wirkung) zur Einbalsamierung verwendet. Als heilende Substanz für den Menschen wurde sie eher selten geräuchert, sondern bevorzugt äußerlich bei Hauterkrankungen, Wunden, Augenerkrankungen und Schnupfen angewendet, innerlich auch wegen ihrer schleimlösenden Wirkung bei Husten sowie als Abführmittel verabreicht.[78] Bit-

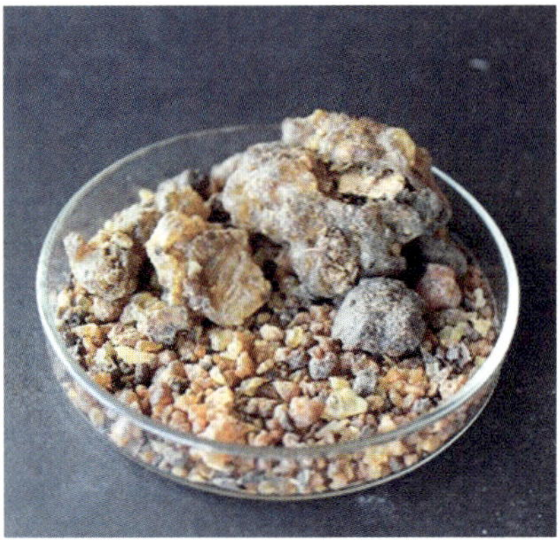

Myrrhenharz

terstoffe wirken tonisierend auf die glatte Muskelschicht der Hohlorgane (und insofern steigern sie deren rhythmische Peristaltik, durchwärmen diese und wirken im Magenbereich appetitfördernd).

Bei den hier genannten Indikationen steht die adstringierende, konsolidierende Wirkung der Myrrhe im Mittelpunkt. Überall, wo die Grenzbildung an Haut und Schleimhäuten durch Entzündungen und Verletzungen gestört ist, wirkt sie abschließend und zusammenziehend.

Zum Herstellungsverfahren der «Substanz Thalamos»

von Almut Tobis

Herstellungsvereinbarung zur «Substanz Thalamos»

In der zusammenfassenden Darstellung «Über schwere Kontaktstörungen im Kindesalter und deren Behandlung mit der Substanz Thalamos» wird die Aufbereitung der Ausgangssubstanz wie folgt knapp beschrieben:

> Allmählich gelang es, eine harmonisch-einheitliche Substanz dadurch herzustellen, dass die drei Stoffe durch rhythmische Erwärmungsprozesse getrieben wurden. Diese so erzeugte Substanz wurde zum Ausgangspunkt für die weitere Verarbeitung und Potenzierung genommen.[79]

In einem Briefwechsel zwischen Oskar Schmiedel, Weleda, und Karl König aus dem Jahre 1954 wurde die Herstellungsrezeptur für «Thalamos» schriftlich fixiert:

Dr. Karl König

Camphill
Milltimber
Aberdeenshire

16. September
1954

Lieber Herr Dr Schmiedel!

Herzlichen Dank für Ihre beiden Briefe vom 10. u 13. ds., die Herstellung von Thalamus D6 betreffend. Ich bin mit Herrn Schwenks Vorschlag völlig einverstanden u würde bitten, die D4 immer aufzuheben u zu weiteren Verreibungen zu benützen. Ich kann dagegen keinerlei Einwendungen sehen. Jedenfalls aber ist D6 als Präparat unerläßlich u eines, das ich am häufigsten verwende.

Leider kann ich noch keine neuen Namens-Vorschläge machen, hoffe aber, daß mir in nächster Zeit ein guter Einfall kommen wird.

Mit herzlichem Dank
u besten Grüßen
Ihr
Dr Karl König

<u>Thalamos I</u> : Ingredients:Myrrhe,Frankincense,Gold.

1.) 6^h Morgens: 1 g feine verriebene Myrrhe wird mit 1 g Aurum D2 (1o mg) sehr gut vermischt und langsam geschmolzen.

2.) 6^h Abends : Die zusammengeschmolzene Mischung wird verrieben, kommt auf lockeres Baumwollgewebe,der Rauch von 1 g Weihrauch wird von unten her durchgeschickt. (Das Gemisch oberhalb des Gewebes darf nicht zu warm werden,sonst geht der Weihrauch ab,anstatt sich drin niederzuschlagen).

3.) 6^h Morgens: Das erhaltene Produkt wird wieder verrieben.9 g Milchzucker werden vorsichtig geschmolzen,die verriebene Substanz darauf ausgeleert und rasch im zähflüssigen Milchzucker eingewickelt,sodass kein Weihrauch durch die Hitze verlorengeht und die Substanz doch einen weiteren Wärmeprozess durchmacht.

4.) 6^h Abends : Milchzucker mit Inhalt wird wieder pulverisiert und verrieben.=D 1

Jede folgende Verreibung wird abwechselnd um 6^h morgens und 6^h abends gemacht,bis zur D 6.Von da an flüssig.Flüssigkeitspotenzen werden hintereinander gemacht,ohne Unterbrechungen.
(Ampullen D8,D1o,D2o,D3o.)
Man beginnt mit 1,2 g Myrrhe und 1,2 g Aurum D2,da beim Verreiben zwischen den verschiedenen Prozessen Verluste unvermeidlich sind.

<u>Thalamos II</u> : Bestandteile:Myrrhe,Weihrauch,Gold,Diencephalon vom Kaninchen.

Prozesse 1.),2.) und 3.) wie oben.Um 6^h abends wird Milchzucker mit Inhalt pulverisiert,das Mittelhirn vom Kaninchen gut damit verrieben,zum Trocknen stehen gelassen.Am folgenden Morgen wird zur D1 verrieben.Die folgenden Potenzen werden in der gleichen Art gemacht wie bei Thalamos I.

<u>Thalamos III</u>. WeitererBestandteil: Belladonna radix decoct.

Um 6^h morgens,wenn Prozess 3.) durchgeführt wird,kommt das zerkleinerte Mittelhirn vom Kaninchen in Belladonna radix decoct 1o%; nach einer Stunde wird die überschüssige Flüssigkeit abgegossen.
Um 6^h abends wird das so eingeweichte <u>Diencephalon</u> der übrigen Substanz so zugesetzt wie bei <u>Thalamos</u> II.Am folgenden Morgen wird verrieben zur D1.Potenzen wie oben.

nach Rücksprache m. Dr. Teichler am 11.X. mit H. Dr. Kaufmann, ist der Name Thalamos irreführend, da nicht der Thalamus (Diencephalon) in der Präparat kommt.
Gemeint ist also Mittelhirn: Vierhügelregion, wie die v. Dr. König gezeichnete Skizze zeigt.

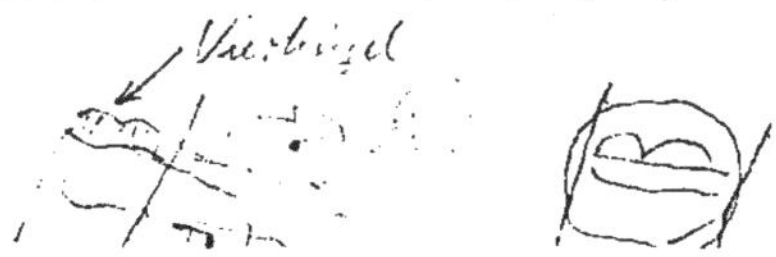

Herstellungsvereinbarung zur «Substanz Thalamos»

Zur Substanzgemeinschaft aus Gold, Weihrauch und Myrrhe

Bei der schriftlich festgehaltenen Herstellungsrezeptur für «Thalamos» wird deutlich, was König und seine Kollegen meinen, wenn sie von «rhythmischen Erwärmungsprozessen» sprechen, welche die Ursubstanz bilden: gemeint ist zum einen der tageszeitliche Wechsel zwischen Erwärmung und Abkühlung in einem 12-stündigen Abstand.[80] Zum anderen erfolgt ein Wechselspiel zwischen Lösen (Pulverisieren bedeutet in die Auflösung bringen) und Verdichten: Beim Weihrauch erfolgt bei Schritt 2 das Moment der Auflösung durch das Räuchern; der Weihrauchniederschlag stellt dann wieder eine Verdichtung (Verfestigung) dar. Bei Schritt 3 wird wieder zunächst durch die Pulverisierung ein Vorgang des Lösens durchgeführt. Das anschließende Einwickeln der Mischung in den erwärmten Zucker stellt darauf wieder ein Moment der Verdichtung dar. Der Abschluss dieses rhythmischen Wärmeprozesses ist in dem abschließenden Mörsern in Schritt 4 gegeben, womit dann die D1 als Ausgangsstoff für weitere Potenzierungen vorliegt.

Wichtig zu erwähnen ist, dass diese Herstellung ausschließlich in der Weihnachtszeit zwischen dem 25. Dezember und dem 6. Januar erfolgte. Die Bindung an den christlichen Festkreis wird auch heute noch bei der Herstellung der Nachfolgepräparate von den Firmen Weleda (für «Myrrha comp.») und WALA (für «Aurum comp.») berücksichtigt.

Der Aspekt der mathematischen Exaktheit im Blick auf die Mengenverhältnisse der Ausgangsstoffe zueinander scheint hier von König und seinen Kollegen als untergeordnet betrachtet worden zu sein. Quantitativ bildet die Myrrhe den Hauptanteil. Das Ziel, mit dem Herstellungsprozess eine Substanzgemeinschaft zu schaffen, stand offenbar als wesentlich im Mittelpunkt.

Gold, Weihrauch und Myrrhe in ihrer Beziehung zum Bild des Menschen

Es darf die Frage nicht ausbleiben, inwiefern die Vorgänge des Erwärmens, Räucherns und Schmelzens von Gold, Weihrauch und Myrrhe im Zusammenhang mit den Eigenschaften der einzelnen Ausgangsstoffe als passend anzusehen sind. In welchem Bezug zum menschlichen Wesensgliedergefüge aus Denken, Fühlen und Wollen stehen diese Stoffe und die stattfindenden pharmazeutischen Prozesse?

Die unteren Sinne (Tast-, Lebens-, Bewegungs- und Gleichgewichtssinn) stellen eine basale Voraussetzung für die Entwicklung des Menschen dar, insofern diese mit der Ausdifferenzierung aller zwölf Sinne zusammenhängt. Bezogen auf den Erwerb des aufrechten Gangs schafft König in seinem Buch *Die ersten drei Jahre des Kindes* eine unausgesprochene und sehr bemerkenswerte Beziehung zum Gold, indem er schreibt:

> Zuletzt berühren die Fußsohlen die Erde; von der Ferse bis zu den Zehen treten sie in das Schwerefeld ein, was bei keinem Tier sich vollzieht. Dadurch aber hebt sich das Haupt in die Höhe und reicht in das Licht hinein. Der Gegensatz zwischen Licht und Schwere im Bilde der aufrechten Haltung ist erreicht[81]

Oben wurde in der Besprechung des Goldes dargestellt, wie dieses als Schwermetall durch Licht und Wärme der Schwerkraft entrissen werden kann und es diesseits seiner polaren Eigenschaften eine Gleichgewichtslage zwischen Licht und Schwere (um das Wortspiel Rudolf Steiners aus dem Vortragszyklus *Geisteswissenschaft und Medizin*[82] noch einmal aufzugreifen) bzw. Licht und Finsternis oder zwischen Leichte und Schwere, einnehmen kann. Damit wird das Gold zum Bild für den Menschen, welcher in seiner aufrechten Körperhaltung die Schwerkraft, das Gebundensein an die eigene Leiblichkeit, überwindet. Nur durch eine innerliche als auch durch eine muskuläre Beweglichkeit ist der Mensch in der Lage, dieses Gleichgewicht konstant aufrecht zu erhalten. Der aufrechte Mensch, ausgestreckt zwischen den genannten Polen, ist also gewissermaßen im Gold symbolisiert, – so kann man das angeführte Zitat von Karl König interpretieren.

Weiter ist das Gold zugleich dasjenige Metall, welches dem weisheitsvollen Denken zugeordnet wird; doch dieses fußt innerhalb der Ich-Kraft des Menschen nicht nur auf den höheren Sinnen, sondern – wie aus dem dargestellten Zusammenhang deutlich wurde – genauso auf den unteren Sinnen.

Drittens ist das Gold ein Metall der Mitte des Menschen und hat eine Beziehung zu den mittleren Sinnen.[83] In der Klassischen Homöopathie wie auch in der Anthroposophischen Medizin ist das Gold ein großes Herzmittel. Im Blutkreislauf hat das Herz eine ausgleichende Rolle zwischen Systole und Diastole, zwischen Kontraktion und Ausdehnung.

Das Gold steht folglich mit den drei großen Organbereichen des Menschen (den Nerven-Sinnes-Organen, dem Rhythmischen System als auch mit dem Stoffwechsel-Gliedmaßenpol) in Verbindung.

Betrachten wir die Myrrhe in ihrer Beziehung zu den drei Wesensgliedern des Menschen. Sie ist reich an Eiweißen (in Form von Gummi und Schleimstoffen) und Bitterstoffen; in seiner Geruchs- und Geschmacksqualität kann das Myrrhenharz als erdig und schwer erlebt werden. Die Myrrhe wirkt auf den unteren Menschen mit seinem Tast-, Lebens-, Gleichgewichts- und Bewegungssinn stärkend und stabilisierend, in manchen Fällen auch weckend. Zweitens hat die Myrrhe nicht nur eine anregende Eigenschaft auf den Wärmehaushalt des Körpers, sondern sie hat auch eine deutliche Beziehung zum Wärmesinn aus dem Feld des mittleren Menschen. Dass die Myrrhe mit dem Stoffwechselpol in Verbindung steht, wird auch durch die Tatsache gestützt, dass neuere Forschungsergebnisse Bitterstoffrezeptoren u.a. im gesamten Verdauungstrakt nachweisen konnten, auch an Stellen, wo kein Geschmackserlebnis zum Bewusstsein kommen kann.[84] Über Bitterstoffrezeptoren im Bronchialtrakt steht die Myrrhe mit dem Rhythmischen System in einer Beziehung.[85] Drittens hat die Myrrhe neben der tonisierenden Wirkung im Stoffwechselbereich auch einen befeuernden Einfluss auf den Nerven-Sinnespol. Gedankliche Klarheit, Entscheidungs- und Willenskraft spielen im Gedankenleben des Menschen eine wesentliche Rolle.

Wie auch das Gold besitzt also die Myrrhe eine Wirkung auf alle drei Wesensglieder, obwohl sie sicherlich im Bereich des Stoffwechsel-Willenspols ihren ausgesprochenen Schwerpunkt besitzt.

Das Weihrauchharz wurde oben dahingehend charakterisiert, dass es eine deutliche Beziehung zur Atmung besitzt; darüber hinaus wirkt das Olibanum durchwärmend, da eine verlängerte Ausatmung eine Weitstellung der Gefäße und damit eine Durchwärmung der Peripherie bewirkt. Weiter hat der Weihrauch eine enge Verbindung zum Wärme- und Geruchsinn, zu den vier mittleren Sinnen gehörend. Auch er steht mit dem Nerven-Sinnespol in Beziehung, indem das Fühlen auf das Denken einen Einfluss hat. Er scheint mir von der Ebene der Sinne aus betrachtet in geringerem Maße mit dem Stoffwechsel-Willenspol in einem Zusammenhang zu stehen als mit dem Nerven-Sinnespol. Über die Brücke der genannten Lebensprozesse Atmung und Wärmehaushalt, welche durch ihn gestärkt werden, ist jedoch auch hier eine indirekt stützende Kraft auf den Willenspol zu sehen.

Die genannte Polarität zwischen Harzen und ätherischen Ölen im Olibanum hat eine starke Beziehung zur Atmung, denn Ein- und Ausatmung verhalten sich polar zueinander. Die Umkehr, wenn bei gefüllten Lungen die Ausatmung in Gang gesetzt wird (oder wenn am Ende der Ausatmung durch den entstehenden Unterdruck das Atemholen impulsiert wird), scheint jenes Moment zu sein, welches Rhythmus initiiert. Bildhaft betrachtet, ist dieses Moment wie ein Umschlagen, gleichsam einer Art Durchgang, wie der Wechsel von einem Aggregatzustand in einen anderen: Das Olibanum wird im Herstellungsprozess der «Substanz Thalamos» durch die Räucherung in das Element des Gasförmi-

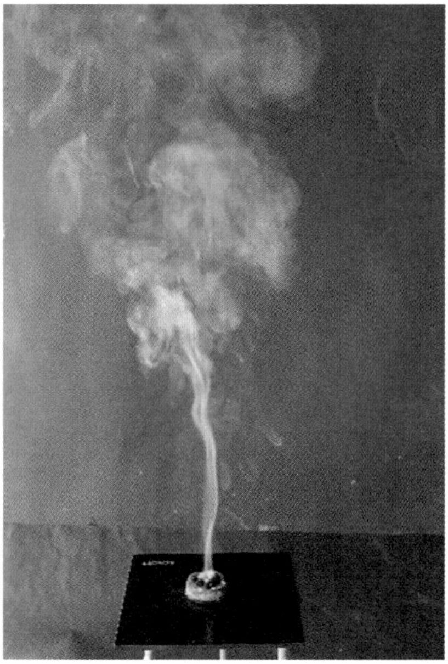

Weihrauchharz auf glühender Kohle

gen gebracht und in der Kondensation an der Mischung aus Myrrhe und Gold kehrt dieses Baumharz wieder in die Verdichtung zurück: ein Wandlungsprozess (Räucherung) und seine Rückverwandlung in der Umkehr (Kondensatbildung), was auch ein Bild für das Ein- und Ausatmen ist. Hierin liegt erstens die Polarität aus Binden und Lösen, zweitens wird die Substanzgemeinschaft aus der Myrrhe mit dem Gold gemeinsam mit dem Weihrauch zu einer Dreiheit befestigt.

Ausgespannt zwischen diese Pole menschlicher Daseinsdualität ist die Seele, der Gefühlsbereich des Menschen, repräsentiert über das Rhythmische System: wie im Herstellungsprozess der «Substanz Thalamos» in ein Bild gebracht, bewegt sich dazwischen der *Rauch* des Olibanums und verbindet als merkurielles Moment Oben und Unten, Geist und Physis des Menschen.

Im Blick auf den pharmazeutischen Herstellungsprozess der «Substanz Thalamos» ist es also sehr passend, dass das Olibanum geräuchert wird und sein Kondensat in die Substanzgemeinschaft einfließt. Dass die

Myrrhe anfänglich geschmolzen wird, passt zu ihrem die Willenskraft befeuernden Wärmeaspekt. Das Gold hingegen wird mit der Myrrhe erwärmt (während diese schmilzt); bei Schritt 2 der Herstellungsanleitung für «Thalamos» wird dieses Metall indirekt durch den Rauch des Olibanums erwärmt.

Der Begriff «Substanz Thalamos» wird von König und Kollegen offenbar als unabhängig vom Handelsnamen betrachtet; es scheint sich vielmehr um einen Verfahrensbegriff zu handeln. Das Wort «Substanz» leitet sich von lat. «substare» ab, welches gleichbedeutend ist mit «standhalten».[86] Philosophisch beschreibt der Begriff das, was unter dem veränderlich Seienden beständig steht: im Sinne von «Urgrund», «Wesen», das den Einzelerscheinungen Zugrundeliegende, das diese verbindende (als auch gewissermaßen geistig darüberstehende) Gemeinsame. Weitere mögliche Beschreibungen wären «das Wesentliche» oder auch «das Essentielle».

Es liegt nahe, davon auszugehen, dass König mit der hier geschilderten Begriffswahl beabsichtigte, dass mit der Komposition der Ausgangsstoffe zu einer Substanzgemeinschaft (als Ursubstanz) eine geistige Entität[87] geschaffen wird, welche geistig-wesenhaft hinter dem Arzneimittel als individuelle Erscheinung steht. Die Herstellung der Ursubstanz mit Hilfe rhythmischer Wärmeprozesse scheint für König offenbar ein geistiger Vorgang gewesen zu sein; die Bezeichnung «Substanz Thalamos» kann als hierauf hinweisgebend aufgefasst werden: ein Verfahrensprozess, welcher selbst eine geistige Substanz darstellt.

Königs Begriff der «Synthese» – eine Metapher für die Substanzgemeinschaft

Die hergestellte Ursubstanz hat König als «Synthese» bezeichnet. Man kann davon ausgehen, dass mit dem Begriff der «Synthese» im übertragenen Sinne eine Vereinigung zu einer «Substanzgemeinschaft» gemeint ist, denn es handelt sich ja nicht um eine Synthese im engeren chemischen Sinne (wie z. B. bei der Synthese aus einem Metall und einem Nichtmetall zur Bildung einer mineralischen Verbindung). Wilhelm Pelikan machte in diesem Zusammenhang im Namen der Weleda den Vorschlag, eine Umformulierung vorzunehmen, die drei Stoffe würden im Rahmen des Herstellungsprozesses «ineinander gearbeitet».[88] König war für die Publikation eines Merkblatts für Ärzte damit einverstanden, hielt jedoch in späteren Darstellungen an dem Synthesebegriff fest, vermutlich – unter anderem – auf Georg Wilhelm Friedrich Hegel Bezug nehmend.[89] Dieser auch von Rudolf Steiner geschätzte[90] Philosoph des Deutschen Idealismus verstand unter dem Begriff der «Synthese» die Aufhebung des Widerspruchs von These und Antithese. Das dialektische Prinzip in der Philosophie Hegels beinhaltet, dass in jedem Seienden zugleich dessen Gegenteil enthalten ist und aus diesem Gegensatzpaar ein drittes – als «tertium non datur» – hervorzugehen vermag. Steiner erläutert Hegels Dialektik mit einem Vergleich aus dem Pflanzenreich:

> Es ist mit dem Begriff wie mit einer Wurzel. Die Wurzel enthält eigentlich die ganze Pflanze, die noch nicht herausgewachsen, sondern noch in ihr drinnen ist. Wenn wir die Wurzel anschauen, haben wir noch nicht alles, was da ist. Die Pflanze selber, die drin ist in der Wurzel, sehen wir nicht. Wenn wir nur mit äußeren Augen die Wurzel anschauen, sehen wir gerade nicht, was die Pflanze aus der Wurzel heraustreibt. So steckt auch in jedem Begriff etwas drin, was aus ihm herauswachsen kann, ebenso wie in der Wurzel

> etwas steckt, was aus ihr herauswachsen kann, und zwar steckt im Begriff des Seins das Gegenteil, das Nichts drin. Wenn wir den Begriff des Seins fassen, so umfasst er alles Mögliche, was in der sinnlichen und in der übersinnlichen Welt auftauchen kann. Dadurch, dass er alles umfasst, umfasst er zugleich das «Nichts». Das «Nichts» steckt darinnen im ‹Sein›, es sprosst heraus aus dem ‹Sein›.[91]

Das Verfahren, mit Hilfe rhythmischer Wärmeprozesse die «Substanz Thalamos» zu bilden, ist ein durch Gegensätze strukturiertes Verfahren: Erwärmung und Abkühlung, Prozesse der Auflösung und der Verdichtung, begleitet von Morgen- und Abendkräften. Es scheint so, als sei die Dialektik Hegels von These und Antithese in der pharmazeutischen Prozessgestaltung ins Bild gebracht worden, als finde das dialektische Prinzip eine Analogie in dem geschilderten Verfahrensprozess.

Karl König verwendet den Begriff der «Synthese» noch in einem weiteren Zusammenhang, der hier ebenfalls von Bedeutung sein könnte: Er beschreibt den Prozess der Eroberung des eigenen physischen Körpers durch die Entwicklung der Sinne im Rahmen der frühkindlichen Entwicklung als «Synthese»:

> Wir erleben die Welt dadurch, dass wir uns ihrer Schritt für Schritt ‹analysierend› bewusst werden. Umgekehrt wird das Erlebnis des eigenen Leibes mehr und mehr ein Ganzes; so entsteht das, was die moderne Neurologie zunehmend erkennt und als Körperschema bezeichnet. Das ist Synthese. Wir haben also in der Inkarnation den Weg in die «Synthese» der eigenen Leiblichkeit.[92]

Vermutlich orientierte sich König aber auch bei der Verwendung des Synthesebegriffs an Rudolf Steiner. Dieser bezeichnet im *Heilpädagogischen Kurs* das Nervensystem als ein synthetisches, indem es die Sinnesprozesse bzw. deren Inhalte in einen Zusammenhang bringt; diese bilden sich in einer Einheit im Zentralnervensystem ab.[93] Die anatomische Struktur des Thalamus besitzt zentrale Funktionen, damit Sinneserfahrungen zu einer «Synthese» integriert werden können und das Individuum auch auf diese entsprechend reagieren kann. Insofern kann man neben der geistigen Idee des Herstellungsprozesses in dem Begriff «Substanz Thalamos» auch eine Konnotation Königs auf die Syntheseleistung des Zentralnervensystems sehen, vermittelt durch die vielfältigen sensomotorischen Funktionen und die verschiedenen Lebensprozesse des Menschen.

Zusammenfassende Betrachtung zum pharmazeutischen Herstellungsprozess

Vor dem Hintergrund der Eigenqualitäten der verwendeten Ausgangsstoffe sowie der Inspirationsquellen für König wurde die Zusammenführung zur «Substanz Thalamos» dargestellt. Das Herstellungsverfahren wurde detailliert beschrieben und die sogenannten «rhythmischen Wärmeprozesse» als jenes Moment charakterisiert (und vor dem anthroposophischen Hintergrund erläutert), welches die Substanzgemeinschaft befestigt. Letztere wurde von Karl König als «Synthese» bezeichnet. Da es sich hierbei quasi um eine Metapher handelt, an welcher König festhielt, wurden mögliche ihn inspirierende Bezüge vorgestellt (Hegel, Steiners *Heilpädagogischer Kurs*).

Unter welcher Zielsetzung (für die jeweiligen Ausgangssubstanzen Gold, Weihrauch und Myrrhe) wurden rhythmische Wärmeprozesse ausgewählt? In Königs Anwendungsbeobachtungen wird wiederholt geschildert, dass Patienten nach einer gewissen Behandlungsdauer mit «Thalamos» häufig eine Erstverschlimmerung mit einer Steigerung der Verhaltensauffälligkeiten zeigten und im Verlauf oft einen fieberhaften Infekt entwickelten. Nach der Genesung stellten er bzw. die behandelnden Ärzte in zahlreichen Fällen eine konstitutionelle Veränderung fest bzw. beobachteten einen Entwicklungsschub (mit Verbesserung der Verhaltenssymptomatik) bei den heilpädagogisch betreuten Kindern.

König et al. formulieren in «Über schwere Kontaktstörungen im Kindesalter» vage, wie sie sich dieses Phänomen erklären. Die Zunahme der Verhaltensauffälligkeiten wird in Zusammenhang mit der Wirkung des Goldes gebracht; die Wirkung auf den Wärmehaushalt bzw. die Bereitschaft des Organismus zu fiebern, wird mit den beiden Baumharzen in Verbindung gebracht und wie folgt erklärt:

> Die kombinierten Kräfte des Olibanums mit der Myrrhe sind die Erzeuger der Erwärmung, der dadurch gegebenen Möglichkeit einer stärkeren Inkarnation des Ich-Wesens und der hierdurch sich vollziehenden Vermenschlichung. Die Resultate dieser beiden Wirkungen, die Erwärmung einerseits und die zweiphasige Reaktion auf das Aurum andererseits, ergibt die Steigerung oder das Erwachen des Kontaktes zwischen der Seele und der sie umgebenden Welt.[94]

Wie König und Kollegen sich die Wirkung genau erklären, bleibt unkonkret. Wie könnten die Imponderabilien Wärme und Rhythmizität fieberinduzierend wirken? Man kann sich die Frage stellen, welche Temperaturen bei der Aufbereitung der Ausgangsstoffe zu dieser Substanzgemeinschaft erreicht werden.

Wolfram Engel von der Weleda, Schwäbisch Gmünd, war so freundlich, während der Herstellung der Ursubstanz für «Myrrha comp.» die Temperaturmessungen unter Laborbedingungen für diese Fragestellung durchzuführen. Zunächst werden beim Schmelzen der Myrrhe Temperaturen von mind. 50°C erreicht; es findet eine Verklebung mit dem Gold statt. Nach zwölf Stunden erfolgt dann – wie oben dargestellt – am Abend das Räuchern von Weihrauchharz auf glühender Kohle. Die Mischung aus Gold und Myrrhe wird dabei in einem lockeren Baumwollgewebe in den Rauch gehalten. Die im Rahmen dieser Handhabe im Rauch gemessenen Temperaturen liegen durchschnittlich zwischen ca. 38° C und 41° C. Hier sei angemerkt, dass die Angaben in der Herstellungsvereinbarung zwischen König und der Weleda vage sind (in welcher Höhe das Baumwollgewebe über der Kohle gehalten werden soll, wird nicht angegeben). Es handelt sich hier um Temperaturen, welche im menschlichen Fieberbereich liegen, über der normalen Körperkerntemperatur schwankend. Beim Räuchern wird die Temperatur sowohl durch leichte Luftbewegungen als auch durch die Menge des aufgelegten Weihrauchharzes beeinflusst. Die glühende Kohle verliert während des Vorgangs nach und nach an Hitze und das Harz verzehrt sich. Auf neu zum Glühen gebrachte Kohle muss Olibanum nachgelegt werden, um den Prozess am Laufen zu erhalten. Hieraus ergibt sich eine natürliche Rhythmizität in Form von Temperaturschwankungen, welche durch das elementare Geschehen des Räucherns entsteht. Jeder Mensch zeigt im Fieberzustand einen natürlichen Tagesverlauf; das Fieber steigt i.d.R. gegen Abend, wie auch die normale Körpertemperatur beim Gesunden abends etwas höher ist.

Hieraus kann man die Frage ableiten, ob ein Zusammenhang besteht zwischen der Fieberentwicklung beim Patienten/Probanden und den beim Herstellungsschritt des Räucherns erreichten Temperaturen zwischen 38° C und 41° C. Eine mögliche Folgerung wäre dann, dass zur Eigenqualität der verarbeiteten Naturstoffe im Arzneimittel offenbar die Qualität des Verfahrensprozesses zum Wirkspektrum hinzutritt. Einer Antwort kann man sich nur über weitere experimentelle Forschungsarbeiten und vertiefende Anwendungsbeobachtungen nähern.

Ich möchte an dieser Stelle eine weitere Frage aufwerfen. Oben wurden die Inhaltsstoffe des Weihrauchharzes genannt. Die biochemischen Analysen wurden i. d. R. an nicht-erhitztem Material durchgeführt. Sind diese denn überhaupt übertragbar auf die hier vorliegende Ursubstanz? Durch Pyrolyse finden chemische Umsetzungsvorgänge der enthaltenen Stoffe statt; flüchtige Substanzen gehen verloren. In der Eiweißfraktion finden Denaturierungsprozesse statt. Dies betrifft die Myrrhe mit einem quantitativ höheren Anteil an Eiweiß (in Form von Gummi und Schleimstoffen) in anderer Weise als das Olibanum. Wie hoch ist der quantitative Abgang an ätherischen Ölen des Olibanums, welche sich während des Räucherns durch die Wärme verflüchtigen? Eine chemische Analyse des Niederschlags des flüchtigen Anteils des Olibanums wäre interessant zu untersuchen (die nicht-flüchtigen Anteile bleiben verschmort zurück und fließen nicht ein in die Substanzgemeinschaft). Wie verändert sich die Molekülstruktur der Terpene bzw. deren Eigenschaften? Diese Fragen sind nur experimentell zu beantworten. Michael Paul hat darauf hingewiesen, dass die Wirkung des insbesondere in Boswellia papyrifera enthaltenen Diterpens Incensol und Incensolacetat nur in dessen Zersetzungsprodukten nachgewiesen werden konnte und wirft die Frage auf, ob diese Verbindungen in unzersetzter Reinform überhaupt wirklich bioaktiv sind.[95] Freilich spricht der Autor hier nicht über chemische Veränderungen durch Hitze, sondern es handelt sich wohl eher im Allgemeinen um Lagerungs- und Transportschäden des von ihm verwendeten Probenmaterials, wobei die Ursachen anhand der Proben nicht gänzlich eruierbar sein dürften. Doch die chemischen Veränderungen an den jeweiligen Molekülstrukturen dürften mit der Räucherung und Niederschlagbildung bei «Thalamos» auf einer Achse gradueller Unterschiede liegen.

Ein analytischer Vergleich der verwendeten Chargen der Ausgangsstoffe mit den jeweiligen Herstellungsschritten der Ursubstanz «Thalamos» wäre interessant und könnte zu weiteren Fragestellungen im Blick auf das weitere Verständnis dieser Arzneimittelgruppe beitragen.

Die beschriebene Substanzgemeinschaft aus Gold, Weihrauch und Myrrhe (Substanz Thalamos) wurde kombiniert mit zwei weiteren Substanzen, um das Indikationsspektrum zu erweitern; im Folgenden wenden wir uns diesen Variationen zu.

Thalamos I, II und III

Die Herstellungsangaben für die Arzneimittelvarianten sind folgende:

«Thalamos I» bestand nur aus der beschriebenen Substanzgemeinschaft aus Gold, Weihrauch und Myrrhe. «Thalamos II» stellte eine Variante dessen dar mit einem Zusatz aus dem Zwischenhirn (der Vier-Hügel-Platte) eines frisch geschlachteten Kaninchens. Darüber hinaus gab es noch «Thalamos III»; neben dem Zwischenhirn des Kaninchens enthielt es noch einen Zusatz aus Belladonnawurzel.

Die Tatsache, dass für «Thalamos II» und «Thalamos III» ein Organpräparat, nämlich die Vier-Hügel-Platte aus dem Zwischenhirn des Kaninchens, hinzugefügt wurde, geht darauf zurück, dass Karl König diese Arzneimittelgruppe aus Gold, Weihrauch und Myrrhe anfänglich gemeinsam mit Rudolf Hauschka entwickelte. Hauschka hat die sogenannten Organpräparate, auch heute breiter Bestandteil des WALA-Arzneimittelsortiments, seit den 1930er Jahren entwickelt. Neben den homöopathisch-potenzierten Tierpräparaten wie beispielsweise jene von Insekten wie Apis mellifica (Honigbiene) oder Formica rufa (Waldameise), handelt es sich bei den sogenannten «Organpräparaten» um Potenzierungen aus Organgeweben von Säugetieren. Während heute hierfür vorwiegend Organe vom Rind verwendet werden, wurden in der Anfangszeit durch Hauschka auch Gewebe zahlreicher anderer Säugetiere homöopathisch weiterverarbeitet.

Der im Hintergrund stehende Gedanke ist der, das entsprechende menschliche Organ beim Patienten in seiner Funktion anzuregen und über das im Arzneimittel potenzierte Tierpräparat dem Organismus eine Art Leitschiene zum Aufbau gesunder Organstrukturen und -funktionen zu geben. Beispielsweise geht es bei Drüsengewebe in homöopathischer Form (wie z. B. aus der Nebennierenrinde als Glandula suprarenalis, Cortex) nicht um eine Substitutionstherapie von Hormonen, sondern das Arzneimittel dient der Anregung einer gesunden Organfunktion, in diesem Falle beispielsweise einer Regulierung der Hormonausschüttung.[96] Wilhelm Pelikan gebraucht im Blick auf die Organpräparate auch den Begriff der Vehikel-Präparate, *mit deren Hilfe man mineralische, metallische als auch pflanzliche Heilmittel zu einer ‹gezielten› Wirkung in die entsprechenden Organbereiche bringen kann.*[97] D. h. das Organpräparat weist in einem Kompositionspräparat den weiter enthaltenen Bestandteilen den Ort ihrer Wirksamkeit zu.

Die Belladonnawurzel wurde hinzugenommen, um «Thalamos» auf jene Patienten abzustimmen, bei denen motorische Enthemmungen und ausgeprägte starke Unruhezustände anzutreffen sind.[98] Das homöopathische Arzneimittelbild von Belladonna (= Atropa belladonna) impliziert die Giftwirkung der Tollkirsche; das in der ganzen Pflanze enthaltene Atropin wirkt insbesondere auf das Zentralnervensystem sowie auf die glatte Muskulatur an Schleimhäuten und Gefäßen. Dementsprechend umfasst das homöopathische Arzneimittelbild neben zahlreichen anderen folgende psychovegetative Leitsymptome: Innere Unruhezustände, starke Erregung, überreizte Sinnesorgane, Delirien, Wutausbrüche, starke Träume sowie Zuckungen und Krämpfe.[99] Diese Wirkrichtung wird in jene der Komposition aus Gold, Weihrauch und Myrrhe hineingegeben.

Homöopathische Potenzierungen und Darreichungsformen

Die Erweiterung der «Substanz Thalamos» durch ein Organpräparat vom Kaninchen (Thalamos II) als auch durch Belladonnawurzel (Thalamos III) zeigt die Individualisierung der Therapie durch König und seine Kollegen auf. Hinzu kommen die verschiedenen Darreichungsformen, welche seinerzeit erhältlich waren und für welche König differenzierte Indikationsangaben gemacht hat.

Die Gruppe der «Thalamos»-Arzneimittel war sowohl in Ampullenform als auch für die orale Gabe als Pulver (bis zur D6) bzw. Tropfen (bis zur D30) erhältlich. König und Kollegen raten in der Veröffentlichung von 1956 «Über schwere Kontaktstörungen im Kindesalter» dazu, prinzipiell mit einer peroralen Behandlung zu beginnen. Weiter wird empfohlen, die sogenannten erethischen (unruhigeren) Kinder mit hohen Potenzen, die sogenannten torpiden eher mit niedrigen Potenzen zu behandeln. Weiter werden Potenzfolgen D6 – D15 – D30 absteigend oder aufsteigend empfohlen, abhängig davon, ob man vom Gliedmaßenpol aus auf die Sinne wirken möchte (absteigende Potenzfolge) oder umgekehrt (aufsteigende Potenzfolge).

Die «nosologische Einheit»: Symptomspektrum für «Thalamos»

von Almut Tobis

Die Symptome und klinischen Phänomene, bei welchen die «Substanz Thalamos» indiziert ist, sind alle im Rahmen von Kontaktstörungen anzutreffen. König spricht von einer dreifachen Kontakt-Störung,[100] indem Kontakt nicht nur auf das Sozialverhalten der heilpädagogisch betreuten Kinder bezogen wird, sondern allgemein auf Atmung, Verdauung und die Sinnestätigkeit. In jedem dieser drei genannten Vorgänge stehen sich Aufnahme und Abgabe gegenüber sowie Sich-Einverleiben und Ausscheiden, Wahrnehmen und Loslassen, also die zugrundeliegende Polarität von Binden und Lösen.

König und Kollegen wiesen auf eine bemerkenswerte klinische Beobachtung hin, dass zahlreiche ihrer Patienten mit Kontaktstörungen völlig gegensätzliche Symptome nacheinander zeigten:

> So ist es z. B. für uns schon zu einer wohlbekannten Tatsache geworden, dass einzelne unserer Kranken im Laufe von Jahren alle hier beschriebenen Symptome durchlaufen können. (...) Dabei handelt es sich keineswegs um eine sekundäre Akquisition, sondern um eine ganz deutliche Metamorphose, die sich (...) abspielt.[101]

Das Bedeutsame an dieser Sammlung an Krankheitsphänomenen war die Tatsache, dass diese alle als einer «nosologischen Einheit» zugehörig betrachtet wurden. Die «Nosologie» bezeichnet die Lehre und Einteilung von Krankheiten durch eine detaillierte wissenschaftliche Beschreibung von sogenannten Krankheitseinheiten. Bei diesen handelt es sich um typische Krankheitserscheinungen im phänomenologischen Sinne. Der Begriff «Krankheitseinheit» geht auf die «Phänomenologische Methode» von Karl Jaspers (1883–1969) zurück. Zahlreiche vergleichbare Krankheitsfälle werden hierbei beobachtet und hinsichtlich ihrer kleinsten Einheiten an typischen (charakteristischen) Krankheitsphänomenen (D.h. anhand klinischer Zeichen) beschrieben. Hierdurch wird das System medizinischer Diagnosen beweglicher; eine individualisierte und differenzierte Darstellung von Krankheitsbildern wird ermöglicht.[102] Beweglicher werden Diagnosen insofern, als sie eher Syndromen (als einer definierten Zusammenstellung an Symptomen) entsprechen. Der Patient wird weniger festgelegt. Die Beschreibung seines Zustandsbildes ist gewissermaßen als zukunftsoffen zu betrachten und ist beweglicher.

Die Symptome, welche zur «nosologischen Einheit» gehören, werden dichotom beschrieben; allgemein wird gesagt:

> Es handelt sich dabei um Zustände schwerer und schwerster Enthemmungen einerseits und teilweiser oder vollständiger Kontaktlosigkeit andererseits.[103]

Folgen wir der Auflistung der genannten klinischen Zeichen, die König für die «nosologische Einheit» sammelte:

Die autistische Kontaktstörung

Die autistische Kontaktstörung wird dahingehend beschrieben, dass keine Begegnung von ‹Ich› zu ‹Ich› stattfindet, weil sich das Gegenüber dieser Begegnung entziehen möchte, z. B. durch Vermeiden des Blickkontakts.

> Die unmittelbare Begegnung von Mensch zu Mensch tritt nicht ein. Trotzdem wäre es gänzlich verfehlt, diesen Kindern eine Persönlichkeit absprechen zu wollen.[104]

Weiter wird betont, dass es sich nicht um eine allumfassende Kontaktlosigkeit handle, sondern dass sich diese nur auf die Sphäre des menschlichen Ichs bezieht. Es wird knapp erwähnt, dass in zahlreichen klinischen Fällen durch die betreuenden Menschen versucht wurde, eine Begegnung zu erreichen:

> Bei genügender Hingabe, Wärme und Zuneigung ... kann für einen Augenblick seine Persönlichkeit wahrhaft erlebt werden.[105]

Zum Hintergrund des Terminus «Autismus» sei Folgendes erwähnt: Der Begriff wurde 1911 erstmals von Eugen Bleuler verwendet, allerdings nur im Hinblick auf schizophrene Patienten, um deren innere Zurückgezogenheit zu beschreiben.[106] Leo Kanner, auf welchen sich König und seine Kollegen beziehen, versuchte, ein eigenes Störungsbild mit dem Autismus-Begriff zu fassen; in Abgrenzung zur Schizophrenie wurde Autismus als ein Phänomen beschrieben, welches Kinder von Geburt an zeigen, ohne dass zugleich eine Schizophrenie vorliegen muss (heute als «Kanner-Syndrom» bzw. als «Frühkindlicher Autismus» bezeichnet).[107]

Auf der Ebene der Lebensprozesse halten König und Kollegen bei autistischen Störungen Folgendes fest:

> Bei der Beobachtung dieser Kinder findet man, dass ihre Motorik gehemmt und ihre Atmung oberflächlich ist. Und wenn wir nun daran gehen, durch musikalischen Rhythmus, durch Singen und durch rhythmische Bewegungen die motorische Störung zu beleben, die Motorik zu erwecken und zu harmonisieren, können wir viel damit erreichen. Es ist oft erschütternd zu merken, wie diese Kinder bei gemeinsamen Spielen, bei Volkstänzen z. B., plötzlich sich völlig normal geben, und ihre Fixation für Minuten oder auch Stunden vergessen können.[108]

Für König stand die körperlich-physiologische Seite stark im Mittelpunkt:

> Bei der Beobachtung dieser Kinder kann man immer wieder feststellen – und dadurch sind sie ja autistisch –, dass eine sehr grundlegende Störung des Kontaktes vorliegt und dass diese Kontaktstörung nicht einfach als ein psychischer Prozess bezeichnet werden kann, sondern dass sie tief ins Physiologische und Pathophysiologische hineingeht.[109]

Die «Stummheit»

Weiter wird zur «nosologischen Einheit» gehörend die «Stummheit» genannt, welche nicht zwangsläufig mit einer (cerebral bedingten) Aphasie gleichzusetzen ist, da der Sprachsinn und die Fähigkeit zu sprechen gegeben sein können:

> Viele dieser kleinen Patienten besitzen die ‹Sprache› als Ausdrucksform, nur benützen sie sie nicht ... Durch diese oft selbst auferlegte Stummheit wird freilich der Kontakt zum anderen

> Menschen noch mehr erschwert; die Stummheit aber ist ein vom Autismus zu unterscheidendes Symptom. Es kann das eine ohne das andere auftreten.[110]

König sieht hier eine weitere Ausdrucksform von Kontaktstörung: mit der Stummheit wird verbaler Kontakt verweigert. D.h. der Sprachsinn als Fähigkeit, Laute wahrzunehmen und ihre Inhalte zu verstehen, ist gegeben. Die motorische Fähigkeit, Laute zu formen, kann außerdem gegeben sein. Jedoch wird die verbale Kontaktaufnahme mit der Mitwelt verweigert:

> Das Sprechen ist, gleichwie die Bewegung, in allererster Linie eine Selbstdarstellung der Individualität des Menschen. Alles, was die Offenbarung der inneren Welt des betreffenden Menschen genannt werden kann, erscheint darin.[111]

Affektive Störungen

Weiter werden Störungen der Affektivität bei psychotischen Kindern beschrieben. Eine innere Begegnung auf der Gefühlsebene von Mensch zu Mensch ist bei diesen schwer beobachtbar:

> Eine Art von Kühle umgibt, gleich einer Schale, diese Kinder und oft ist ihre Gefühlsarmut erschreckend.[112]

Der Begriff der «Affektivität», von Eugen Bleuler Anfang des 20. Jahrhunderts in die Psychiatrie eingeführt, umfasst das gesamte Gefühls- und Gemütsleben des Menschen: Affekte, Stimmungen, Emotionen und auch Triebe. Eugen Bleuler prägte, in engem Zusammenhang mit der Affektivität stehend, den Begriff der Ambivalenz: Erstmals 1910 von ihm gebraucht, bildet dieser Begriff die innere Zerrissenheit oder Widersprüchlichkeit von Emotionen ab, als auch von Wünschen und gedanklichen Inhalten. König und Kollegen beziehen sich in dem Artikel von 1956 nicht wörtlich auf Bleuler, sondern auf Veröffentlichungen der Psychiatrie der 1940er und 50er Jahre, respektive der Kinder- und Jugendpsychiatrie. Sie weisen auf eine mögliche Ambivalenz zwischen verbalem und nonverbalem Gefühlsausdruck und der emotionalen Affektivität hin:

> Das zeigt sich besonders bei psychotischen Kindern, die sprechen können. Diese sind dann fähig, mit völliger Gefühllosigkeit z. B. ‹Ich liebe Dich ganz heiß› zu sagen, und es klingt, als würde eine Drahtpuppe es aussprechen. Mit der gleichen Affektlosigkeit können sie aber auch ‹ich will Dich töten› sagen und es eventuell ausführen, wenn sie Gelegenheit dazu hätten.[113]

Die Worte und ihr dahinter zu vermutender Gefühlsinhalt sind offenbar völlig voneinander entkoppelt; das Kind zeigt eine gefühlsmäßige Distanzierung von seinem Tun (wie sich an dem Beispiel der ausgesprochenen Tötungsabsicht zeigt) oder es ist in seinen Gefühlen ambivalent. Weiter ist auch die Tatsache denkbar, dass eine innere Affektlosigkeit vorliegt.

Auf das Kontaktphänomen bezogen heißt dies, dass das Kind auf verbaler Ebene in Kontakt tritt, jedoch nicht auf der Affektebene. Hierin liegt die mögliche Ambivalenz, auf welche der Artikel in erster Linie Hinweis gibt.

Motorik – die Sprache des Bewegungsapparates

In der Motorik ist eine Analogie zum sprachlichen Ausdruck zu sehen. Der Mensch nimmt seine Umwelt und seine Mitmenschen wahr und antwortet sprachlich als auch mit seiner non-verbalen Ausdrucksfähigkeit (Gesten, Körperhaltung etc.) auf diese Begegnung mit der Welt.

> In Ermangelung der Sprache und des Sprechens benützen diese Kinder die willkürliche Muskulatur zur Gestenbildung und damit sowohl zu dauernder Mimik als auch zur Mimikry ihrer inneren Erlebnisse.[114]

Insbesondere die Motorik als Form des nonverbalen Ausdrucks ist bei zahlreichen Störungsbildern, welche König und Kollegen beschreiben, auffällig:

> Obwohl nur selten ausgesprochene Störungen des motorischen Apparates vorliegen, ist seine Verwendung und Ausdruckskraft durchaus abnorm.[115]

In den verschiedenen Modi des motorischen Verhaltens sehen König et al. unterschiedliche Patientengruppen. Hier erscheint wieder eine Dichotomie, bestehend aus den motorisch enthemmten (welche von den Autoren als «erethisch» bezeichnet werden) und den bewegungsarmen (als «torpide» bezeichneten) Kindern, was einen ersten Hinweis auf eine mögliche Ordnung gibt.[116]

Die Störungsbilder der motorischen Enthemmung und der Bewegungsarmut

Eine Gruppe von Kindern zeigt ein enthemmtes, meist sehr dynamisches, geschicktes Bewegungsverhalten.

> Diese Kinder stehen vom Aufwachen bis zum Einschlafen unter einer mehr oder weniger starken Spannung, die sie in dauernder Bewegung hält.[117]

In der zusammenfassenden Darstellung von 1956 werden verschiedene mögliche Charakteristika dieser Gruppe der motorisch enthemmten Kinder genannt; es wird jedoch m. E. keine klare Strukturierung dieser Gruppe vorgenommen. Vielmehr werden einzelne Betonungen dieses Grundmusters genannt: Eine solche ist zum einen die ausgesprochene Geschicklichkeit:

> Solche Kinder sind auch im Ergreifen und Erhaschen des gewollten Objektes oft unvorstellbar schnell und geschickt, und es ist kaum möglich, ihnen diese Objektbesessenheit zu verwehren; sie sind fast immer geschickter als ihre Pfleger.[118]

Eine weitere mögliche Betonung ist die Objektfixierung, wobei sich das Kind von einem Gegenstand (Objekt) wie magisch angezogen fühlt; ist dieses gefunden oder in Besitz genommen (und damit das Ziel erfüllt), wird ein neues Objekt gesucht.

Ein weiteres mögliches Phänomen ist drittens ein hohes Aggressionspotential mit Zerstörungswut, wobei die Geschicklichkeit und die Ziel- bzw. Objektfixierung mitunter weniger stark ausgeprägt sind.

Die psychomotorische Enthemmung wird auch noch als charakteristische Betonung genannt; hierbei werden das Ausleben der motorischen

Enthemmung und das Erreichen des Objekts für das Kind als psychisch befriedigend erlebt:

> Versucht man aber ihre Unbändigkeit zu stoppen, dann werden sie noch ungebärdiger. Lässt man sie aber im Rahmen des Möglichen gewähren, dann tritt allmählich eine bedeutende Beruhigung ein.[119]

Im Gegensatz hierzu stehen die Kinder mit einer stereotypen Bewegungsarmut:

> Als würden sie ihre Seele in einem bestimmten Gestenspiel baden. Das kann auch manchmal zu Katatonie ähnlichen Zuständen führen, in denen die Bewegungsarmut zur Bewegungsverneinung ausartet.[120]

Ein epileptischer Anfall kann mitunter diesen Zustand durchbrechen:

> Ein solches Verhalten kann dann auch in Krampfanfällen, die bis zu einem epileptischen Status führen können, zur Lösung kommen.[121]

An diese Dichotomie von motorischer Enthemmung (Hypermotorik) und Bewegungsarmut anknüpfend, schließen sich in der Veröffentlichung von 1956 Hinweise an, welche sich auf einen von König beobachteten Zusammenhang zwischen Motorik und Krampfneigung beziehen:

> Es scheint eine bestimmte Gleichgewichtslage zwischen Hypermotorik und Krampfanfall in dieser Syndrom-Gruppe vorzuliegen. Je stärker die motorische Enthemmung ist, desto seltener kommt es zu Krampfanfällen. Je ausgesprochener der motorische Stupor, desto häufiger treten Krampfanfälle auf. Das ist ein Verhalten, das

> stärkste Beachtung verdient, denn es gilt nicht nur für einen bestimmten, zeitlich begrenzten Lebensabschnitt, sondern kann über die ganze Breite der Kindheit ausgedehnt sein.[122]

König und seine Kollegen konnten also bei den motorisch hyperaktiven Kindern seltener Krampfanfälle beobachten; bei jenen (als «torpid» bezeichneten) mit einer Bewegungsarmut wurden Krampfanfälle häufiger konstatiert. König und Kollegen beobachteten weiter im Blick auf einige Patienten einen Zusammenhang zwischen dem Auftreten von Krampfanfällen und einer Hypermotorik im Blick auf längere biographische Zeitabschnitte:

> So erinnern wir uns an einige Kinder, die in den ersten zwei bis drei Lebensjahren eine Unzahl von Krampfanfällen (mehrere täglich) durchzumachen hatten, und die dann, nachdem diese Krämpfe sistierten, bis zur Pubertät hin bewegungsarm und schwerfällig geblieben sind, so als hätte sich die Motorik während der frühen Kindheit erschöpft.[123]

Störungen der Rhythmik

Weiter werden zur «nosologischen Einheit» gehörend gestörte Rhythmen als wichtiges Phänomen genannt: im Bereich des Wachens und Schlafens (bei mangelnder Schlaftiefe und -dauer), des Essverhaltens (von geringem Appetit bis zur «Gefräßigkeit») wie auch eine wechselhafte, unregelmäßige Verdauungstätigkeit (schwankend zwischen Obstipation und Diarrhoe), die in keinem Zusammenhang mit der Nahrungsaufnahme zu stehen scheint.

Als wichtigste Phänomene von Rhythmusstörungen werden solche aus dem Bereich der Atemrhythmik genannt: Kinder mit verschärfter In- und Exspiration (ausgesprochener Atemtiefe) und andererseits solche mit einem ausgesprochen flachen Atemfluss:

> Die auffälligste Rhythmusstörung aber betrifft den Atem. Hier ist es so, dass manche dieser Kinder eine besonders tiefe Einatmung zeigen, die in Zeiten der Erregung und Unruhe noch forcierter auftritt. Im Gegensatz dazu sind andere Kinder da, welche eine erstaunliche Oberflächlichkeit der Einatmung aufweisen, so dass man oft den Eindruck hat, als würden sie nur in einem ganz flachen Ausatmungsprozess leben und kaum zur Einatmung kommen.[124]

Bezogen auf den dreigliedrigen Menschen mit Nerven-Sinnespol, Rhythmischem System und Stoffwechsel-Gliedmaßen-System, können sich jeweils (Rhythmus-) Störungen im Bereich der Sinneswahrnehmung, der Atmung und der Nahrungsaufnahme ergeben, welche alle als unterschiedliche Manifestationen von Kontaktstörungen aufzufassen sind:

> Wenn diese dreifache Wechselwirkung erkannt wird, dann werden auch einzelne der hier vorliegenden Störungen unmittelbar verständlich. Die Schwierigkeiten der Nahrungsaufnahme, die von der Gier bis zur Nahrungsverweigerung reichen, gehören in das Gebiet des Stoffwechselsystems und des darin gestörten Kontaktes. Anschließend daran sind die Rhythmus-Störungen des Atems, die oben beschrieben wurden, ein Mangel in der Kontaktfähigkeit des mittleren Organismus. Und die Störungen im Gebiet der Sinne gehören der Hauptesorganisation an ... Was nicht funktioniert, ist das von der Person vollzogene Gespräch zwischen Ich und Welt.[125]

Das Gespräch zwischen Ich und Welt auf der Sinnesebene

Die «nosologische Einheit» betreffend, wird eine Störung im Bereich der sogenannten mittleren Sinne (welche mit dem Rhythmischen System zusammenhängen) wie folgt beschrieben:

> Wir erfahren durch sie in unserer Empfindung und Wahrnehmung diese Welt. Wir lernen sie aber nur dadurch kennen, dass wir uns nicht wie das Tier in sie verstricken, sondern uns dauernd auch aus dieser Verstrickung befreien können. Würden wir nur hin- und nicht wegblicken, nur hin- und nicht weghören können, wir würden niemals aus einer Wahrnehmung eine Vorstellung entwickeln. Und das ist einer der am tiefsten greifenden Unterschiede zwischen den unteren und den mittleren Sinnen, dass wir in den ersteren uns kaum ihrer Wirkung entziehen können, während wir in den letzteren einen gewissen Grad von Freiheit in dieser Beziehung erreicht haben.[126]

Die beschriebene innere Distanzierungsfähigkeit von den Sinneseindrücken, eine Ich-Qualität, ist bei vielen Patienten mit Symptomen, welche zur «nosologischen Einheit» gehören, nicht gegeben:

> Das Ich findet sich an die Umwelt in ähnlicher Weise fixiert, wie es sonst nur dem eigenen Leib verbunden ist. Die Umwelt nimmt die Rolle des Leibes an .... Dadurch aber wird ihnen auch der Mensch ihrer Umgebung nicht mehr erfahrbar. Denn ein ‹Ich› kann das andere ‹Ich› nur dann erfahren, wenn es sich selbst als Person behauptet. Ist diese Fähigkeit verloren oder noch nicht entwickelt, dann bleibt das andere ‹Ich› ein Stück Welt und nichts anderes.[127]

Das Erleben der eigenen Physis ist gestört:

> Denn unsere Lebens-, Tast- und Bewegungssinne sind für das Empfinden der eigenen Leiblichkeit so ausgestaltet, dass wir ihnen nicht entgehen können. Sie verknüpfen uns mit der das ganze Wachleben durchsetzenden Grunderfahrung unseres Leibes. Dieser eigene Organismus wird uns zum fundamentalen Lebensgefühl, das uns zunächst die irdische Sicherheit und die Einordnung in die irdische Welt gibt ... Tritt aber eine ähnliche Art des Empfindens in den mittleren Sinnen auf, dann kommt es zu einem gewaltigen Umsturz in der Erlebnisart der Seele, denn nun binden Auge und Ohr und die anderen Sinne nicht mehr in einer rhythmischen Form des gegenseitigen Austausches das Ich an die Welt, Die Umwelt nimmt die Rolle des Leibes an; sie wird zum Eigen-Erlebnis, statt dass sie ein fremdes, dem Ich gegenübergestelltes Wesen wäre.[128]

Die Kontaktstörung geht mit einem gestörten (oder fehlenden) Identitätsbewusstsein einher, mit einer gestörten Differenzierung zwischen Subjekt und Objekt, zwischen der Person selbst und ihrer Umwelt. Hierüber Bewusstheit zu erlangen, ist das Ergebnis einer ‹rhythmischen Bewegung zwischen Subjekt und Umwelt›, um die Formulierung Königs aufzugreifen. Hierdurch können sich für König und Kollegen Störungen auf den Ebenen der Stoffwechselprozesse, des Atmens als auch der Sinneswahrnehmung zeigen. Bei all diesen rhythmischen Prozessen haben wir es mit Bewegungen zwischen polaren Gegensätzen zu tun: Konzentration und Ausdehnung, Einatmung und Ausatmung, Anspannung und Entspannung etc.

Zusammenfassend ist festzuhalten, dass es sich bei der nosologischen Einheit um ein Spektrum an Symptomen handelt, welche alle im Bereich der Kontaktstörungen liegen. Diese können im Bereich des Nerven-Sinnessystems, des Rhythmischen Systems sowie des Stoffwechsel-Gliedmaßenpols angesiedelt sein; sie können völlig gegensätzlich sein und laut den Beobachtungen von König et al. lösen sie sich zeitlich in manchen Fällen gegenseitig ab. Aus einer Summe an Einzelphänomenen bildet König Syndromdefinitionen, welchen im Folgenden nachgegangen wird.

Neu definierte Krankheitsbilder: «Post-Encephalitis» und «Prä-Psychose»

Für Karl König gab es mehrere Diagnosen, bei welchen die Phänomene der «nosologischen Einheit» anzutreffen sind: *post-encephalitische Zustände, jugendliche Schizophrenie, Dementia infantilis, Autismus, Jugend-Psychosen, prä-psychotische Erscheinungen und die Kindliche Hysterie.*[129]
In zahlreichen Vorträgen und kleineren zusammenfassenden schriftlichen Darstellungen beschrieb König zwei gegensätzliche und als Paar zusammengehörige diagnostische Syndrombegriffe: «Post-Encephalitis» und «Prä-Psychose». Alle Symptome, welche dem einen oder dem anderen der beiden Syndrome zuzuordnen sind, befinden sich auf der Symptomskala der «nosologischen Einheit». Im Folgenden soll versucht werden, mit Hilfe von Archivtexten Königs diese beiden Syndrom-Begriffe tiefergehend zu fassen. Es liegen u.a. in Jahres- bzw. Tätigkeitsberichten der Camphill-Bewegung Artikel von Karl König vor, welche die Begriffe «Post-Encephalitis» und «Prä-Psychose» umreißen und sowohl Anwendungsbeobachtungen dieser Medikamentengruppe als auch andere heilpädagogische Interventionen schildern.[130]

Post-Encephalitis im Kindesalter

von Karl König[131]

Sehr verehrte Anwesende und liebe Freunde!

Zunächst möchte ich Sie bitten, alles das, was ich Ihnen heute Vormittag zu sagen haben werde, durchaus aufzufassen als kommend aus einer Gemeinschaftsarbeit. Ich bin hier sozusagen nichts anderes als der Sprecher für eine von verschiedenen Ärzten und Heilpädagogen zusammen durch viele Jahre hindurch geleistete Arbeit, die – und das möchte ich auch gleich sagen – noch ganz und gar nicht zu einem wirklichen Resultat geführt hat. Ich glaube, man steht überhaupt durch diese Arbeit zunächst einmal am allerersten Anfang dessen, was vielleicht einmal später hinführen wird zu einem Verständnis derjenigen Zustände, die sich im frühen Kindesalter im Westen und wahrscheinlich auch in der Mitte – darüber habe ich keine Erfahrung – außerordentlich breit zu machen beginnen.

Im Grunde genommen ist es so, dass die allerersten Unterlagen sogar einer Diagnose dieser Zustände noch gar nicht vorhanden sind. Man kann sich nur durch außerordentlich weit ausgebreitete Erfahrung allmählich herantasten an die Diagnose und auch eine solche Bezeichnung wie Post-Encephalitis im Kindesalter ist an sich falsch, denn es sind außerordentlich viele Zustände im Kindesalter post-encephalitisch, die dennoch nicht post-encephalitisch sind. Verzeihen Sie, dass ich das sage, aber es gibt unter den sogenannten Hemiplegikern etwa 70–80 %, die die Folge einer durchgemachten Encephalitis sind. Dennoch fällt ein solches Kind meistens, das an einer rechts- oder linksseitigen, oder an einer doppelseitigen Plegie leidet, durchaus nicht unter den Bereich, was man heute in der Heilpädagogik und Kinderheilkunde draußen bezeichnet, denn dieses Kind hat nicht post-encephalitische, sondern hemiplegische Charakterstörungen. Es gibt z. B. bestimmte Formen von Kernikterus, also von kindlichen Zuständen von Athetose, Folgezustände, die durchaus auch gar nicht mit dem originalen Kernikterus, sondern mit einer Post-Encephalitis zusammenhängen können. Dennoch sind diese Kinder in ihrer Charakterstörung Athetotiker, denn der Athetotiker hat auch einen ganz bestimmten umschriebenen Charakter und sie sind nicht post-encephalitisch. Und wenn z. B. Eckstein[132] in einer zusammenfassenden größeren Arbeit über die post-encepahlitischen Störungen im Kindesalter davon spricht, dass es eben da Störungen von akinetisch-hypotonischer Natur, spastisch-athetotischer und choreatischer Natur gibt, da muss ich einfach sagen, das kann auftreten, das tritt auch auf; aber das ist nicht dasjenige, was wir uns allmählich aneignen sollten als post-encephalitisch zu bezeichnen, obwohl ich überzeugt bin, dass das Wort falsch ist. Das ist das eine.

Das zweite ist das Folgende, verehrte Anwesende: Mit diesen Zuständen innigst verwandt und manchmal differential-diagnostisch für den nicht sehr Erfahrenen überhaupt nicht auseinanderzuhalten, sind die Zustände der Präpsychose, oder was heute autistisches Irresein im Kindesalter, auch was Schizophrenie genannt wird. Da überschneiden sich die Grenzen außerordentlich und da handelt es sich wiederum um eine außerordentlich variable, unglaublich mannigfaltige und eigentlich mit gewöhnlichen diagnostischen Zeichen kaum zu umschreibende Gruppe von Kindern. Man kann nur lernen sie zu riechen. Verzeihen Sie, dass ich das sage, ich meine es nicht ganz wörtlich, aber halb-wörtlich! Man kann nur anfangen, sie zu riechen und was ist denn jetzt nun wirklich? Ist z. B. dieses Kind ein prä-psychotisches oder ist es ein post-encephalitisches? Wir werden noch näher auf diese Zustände eingehen, damit wir wenigstens anfangen, eine Idee davon zu bekommen.

Und das Allererstaunlichste habe ich angefangen, in den letzten zwei Jahren zu erleben, habe es aber nur angefangen zu erleben, weil endlich auch ein Viertel mir dafür aufgegangen ist und das ist das Folgende: dass nämlich an den Schwellen der Jahrsiebte – im siebten, im vierzehnten Lebensjahr – ein präpsychotischer Zustand übergehen kann in einen post-encephalitischen und vice versa. Ich habe z. B. eineiige Zwillinge, die typische post-encephalitische Veränderungen zeigten, Charakterveränderungen, allerschwerster Natur; – im siebten Jahr sind beide, das eine früher, das andere ein wenig später, hinübergeschlittert in ein präpsychotisches Stadium. Das ist schon etwas außerordentlich Eindrucksvolles, wenn man anfängt, das zu bemerken, denn da überhaupt versteht man am Symptom, dass es so außerordentlich schwierig ist, diese Zustände wirklich auseinander zu halten. Sie gehören im Grunde genommen zusammen. Wenn Sie z. B. denken, dass in Amerika in den letzten fünf oder zehn Jahren ganze Reihen von Spezialinstitutionen gegründet werden mussten zur Aufnahme der prä-psychotischen, post-encephalitischen Kinder und z. B. in Großbritannien die Zahl dieser Kinder sprunghaft wächst; aber das Verständnis wächst nicht sprunghaft. Dann werden Sie verstehen, dass es notwendig ist, sich um diese Dinge mehr und mehr zu kümmern, und zwar zu kümmern so, dass man wirklich auch versucht, ein allgemeines Verständnis zu entwickeln. Ich persönlich, aber das ist nur eine ganz persönliche Überzeugung, glaube, dass außerordentlich viele Schwierigkeiten im Kindesalter und innerhalb des Schulischen auf ganz leichte, abgelaufene Encephalitiden zurückzuführen sind. Ich werde mich nicht darauf einlassen zu sagen, was eine Encephalitis ist. Einfach deshalb, weil ich es nicht weiß.

Im Grunde genommen glaube ich nicht, dass man heute weiß, was eine Encephalitis ist; aber eine Encephalitis ist ganz bestimmt eine Kulturkrankheit, die sich eben im Kindesalter heute auszuwirken beginnt und man kann durchaus sagen, dass je früher ein Kind von einer Encephalitis befallen wird, umso tiefgreifender sind die Störungen, dass Encephalitiden sogar im Embryozustande kommen und dann sind die Störungen ganz besonders tiefgreifend. Die Sache hat ihren Ursprung sehr oft innerhalb des ersten Lebensjahres und wenn man nicht ganz genau versucht, die Krankengeschichte aufzunehmen, wird man sehr selten an das akute Stadium herankommen. Aber wenn man dann die

Mutter und den Vater und die das Kind aufgebracht haben, ganz genau fragt, dann kommt man z. B. darauf, dass geantwortet wird: «Ja, jetzt erinnere ich mich, Herr Doktor, als er sieben Monate alt war, da hat er einen Schnupfen gehabt und der hat eigentlich nur drei oder vier Tage gedauert, aber wir hatten den Eindruck, dass das Baby sehr benommen war und nachher ist es nicht mehr jenes gewesen, welches es vorher war. Unser Doktor hat es uns nicht geglaubt.» Oder Sie finden dann viel schwierigere Zustände, derart, dass die Eltern erzählen: «Acht Tage hat das Baby, irgendwelchen Monates, aufgehört zu essen, aufgehört, sich für die Umgebung zu interessieren, war benommen, hat wenig Fieber gehabt. Der Arzt sagte, nun, vielleicht ist eine leichte meningitische Reizung hier zu suchen, oder ein Meningismus und dann ist es wieder zu sich gekommen, aber nachher war es ganz in Ordnung. Aber das hören Sie, nachdem ein solches Kind etwas verspätet gehen, sehr verspätet zu sprechen gelernt hat und im verspäteten Sprechenlernen, so mit zweieinhalb Jahren, da hat es allmählich den verborgenen Wortschatz verloren, hat seine Beziehungen zur Umwelt, und darüber werde ich gleich sprechen, abgebrochen und hat angefangen, stereotyp nicht mehr zu spielen, sondern sich mit Einzelgegenständen zu beschäftigen und war damit völlig zufrieden. Nach zwei oder drei Monaten hat dasselbe Kind angefangen einzunässen, sehr bald darauf einzukoten und jetzt ist es auch unruhig geworden, sodass man es überhaupt nicht mehr zähmen kann. Ein Bewegungsdrang ist eingetreten, der sich sogar bis in die Nacht hinein fortsetzt, so dass die Mutter vielleicht zwei oder drei Stunden Ruhe hat. Aber wenn das Kind von 0.00 bis 3.00 Uhr schläft, ist sie schon glücklich. Um 3.30 Uhr wacht es auf und fängt nicht nur zu schütteln an und nicht nur mit dem Körper hin und her zu fahren, sondern es springt aus dem Bett, rast herum, haut mit den Dingen um sich. Das sind typische post-encephalitische Äußerungen, die können sich natürlich außerordentlich variieren in allen möglichen Richtungen und ein Schema für die Diagnose zu geben, ist außerordentlich schwer. Es geht immer wieder um den Punkt des dritten Jahres. Zwischen dem zweiten und dritten Jahr, da kommt es zu den entscheidendsten Veränderungen. Sehr oft z. B. erzählen die Eltern: das Kind hat sich wunderbar entwickelt, es war ein prachtvoller Säugling und dann etwas ganz Typisches – man hat überhaupt nicht gewusst, dass man in der Wohnung einen Säugling hat. Sehen Sie, das ist schon außerordentlich verdächtig. Wenn ein Säugling nicht geschrien hat, das geschieht oft bei den Mongoloiden, aber es geschieht auch bei den Post-Encephalitikern und es geschieht auch bei den Prä-Psychotikern.

Das Kind entwickelt sich; es fängt an mit einem Jahr zu laufen und es fängt an zu sprechen; aber wenn dann die Mutter sich zurückerinnert, dann sagt sie z. B.: «Mir ist schon im vierten oder fünften Monat aufgefallen, dass das Kind überhaupt keine Beziehung zu mir gehabt hat; es hat mich niemals richtig angelächelt und als es ein oder anderthalb Jahre alt geworden ist, hat es mich z. B. niemals umarmt und geküsst, wie wenn – so sagte mir eine Mutter einmal – eine kalte Mauer zwischen mir und diesem Kind gewesen wäre, die ich nie überbrücken konnte. Ich spreche jetzt nicht von Schuld auf der einen oder anderen Seite, sondern ich erzähle ...[133] ... nur, weil wir meistens nicht richtige Krankengeschichten aufnehmen. – Ich spreche von den anderen Ärzten, Anwesende sind immer ausgeschlossen – nur weil wir nicht richtige Krankengeschichten aufnehmen, kommen wir nicht darauf, dass das Folgezustände von Schocks sind, und zwar Schocks, die die Mutter während der Schwangerschaft durchgemacht hat.

Verehrte Anwesende, 30-40% dieser Kinder sind eigentlich herausresultierend aus prä- oder postnatalen Traumen, ein seelisches oder auch ein physisches Trauma der Mutter. Ich habe einen der schwersten Encephalitiker gesehen – Post-Encephalitiker – von einer Mutter, die im vierten Monat der Schwangerschaft in ein Wespennest gestiegen ist und gestochen wurde von hunderten von Wespen, und dabei war sie physisch gar nicht sehr krank, aber es war ein entsetzlicher Schock. Ich habe einen anderen Encephalitiker gesehen, der dadurch zustande gekommen ist, wissen Sie, in den englischen Seebädern da gibt es so kleine Karren, die von Eseln gezogen werden, das macht halt den Leuten Freude, die Geschmäcker sind verschieden, aber so eine Mutter ist auch in einem solchen Seebad gesessen und plötzlich hat sie sich umgedreht – sie war im fünften Monat – und da hat ihr einer dieser Esel über die Schulter geschaut! Ein furchtbarer Schock, das kann man sich vorstellen, im Lande des Sommernachtstraumes. Nun, davon ist wirklich eine ziemlich schwere post-encephalitische Störung des Kindes das Resultat gewesen. Es gibt viele andere Schocks, ich könnte Ihnen ganze Reihen von Beispielen aufzählen, wo sogar die post-encephalitischen Symptome sich durchaus gerichtet haben nach der Art des Schocks, den die Mutter erlebt hat. Dann gibt es Schocks und Traumen, die durchaus nach der Geburt eintreten, z. B. wiederum ein allerschwerster Post-Encephalitiker, der einfach dadurch zustande gekommen ist, dass er als Säugling von der Mutter durch eine der von Bombenangriffen brennenden Straßen getragen wurde. Dieses Kind hat überhaupt nicht zu sprechen gelernt, obwohl es ein Wortverständnis gehabt hat, es hat die typischen post-encephalitischen Zustände gezeigt und es konnte Erregungszustände haben – ich erzähle das – Sie werden gleich sehen aus welchem Grunde – die folgendermaßen sind, dass es plötzlich angefangen hat zu brüllen und während des Brüllens haben sich einige Worte gefunden und die waren nichts anderes als «fire, fire, fire, fire». Nun, dieser Säugling war drei Monate alt, als ihm das passiert ist. Sehen Sie, er hat das vollbewusst aufgenommen, sogar mit dem Wort «Feuer» aufgenommen, aber das hat sich so tief in ihn eingeschrieben, dass nichts anderes daneben, oder kaum etwas anderes daneben Platz hatte. Ich schildere so verschiedene Zustände einfach, um Ihnen zu zeigen, wie variabel es ist und wie man wirklich eine Nase dafür wird entwickeln müssen, um sich diesem Gesamtzustandsbild zu nähern. Ich habe einmal versucht die einzelnen Symptome zusammenzustellen, ich werde Ihnen das vorlesen und auch die Korrekturen dazu sagen:

1. Da ist zuerst der Zustand der völligen oder sehr ausgesprochenen Beziehungslosigkeit. Diese Kinder haben den richtigen Kontakt mit der Umwelt verloren. Liebe Freunde, das ist das allerhervorragendste Symptom. Und dieses Symptom wird dann von uns untersucht werden müssen. Aber diese sogenannte Kontaktlosigkeit, oder wie es in der amerikanischen oder englischen Literatur genannt wird, der sogenannte «Autismus» – ich weiß nicht, ob das hier auch so genannt wird – ist doch das aller Hervorragendste.

2. Trotz der Beziehungslosigkeit – so habe ich es genannt – entwickelt sich nicht die von Imbezilen und Debilen her bekannte Stumpfheit, im Gegenteil, der Gesichtsausdruck dieser Kinder bleibt lebhaft, ihre Augen sind beseelt und das Minenspiel ist völlig erhalten. Das ist auch etwas ganz Außerordentliches im Erlebnis, verehrte Anwesende, ein Kind zu sehen, das eigentlich völlig geistig-seelisch in seinem Antlitz vorhanden ist.[134]
Dennoch hat es überhaupt keine Beziehung, wenn Sie es anschauen, ist es nicht da und dennoch ist es vorhanden, deshalb, weil wohl es für Sie existiert, aber Sie existieren nicht für es. Es ist eine völlige A-Menschlichkeit vorhanden, die Beziehung zur Menschenperson fehlt.

3. Die Beziehungslosigkeit drückt sich in einem Kardinalsymptom aus: die Unfähigkeit zu sprechen. Diese Unfähigkeit darf aber nicht als Aphasie bezeichnet werden, da es oft zu abrupten Wortbildungen kommt. Es können auch ganze Sätze hervorgestoßen werden und manche Kinder zeigen die Möglichkeit, wenn sie unbeobachtet sind, zu sich selbst zu sprechen und dann tun sie das außerordentlich normal. Vor allem eines, das ganz und gar gegen die Aphasie spricht ist, dass eben das Wortverständnis erhalten ist. Ich habe erst vor einigen Wochen ein post-encephalitisches Kind gesehen, das zufällig in die Hände einer Taubstummen-Lehrerin gefallen ist – Sie wissen

ja, dass das oft mit taubstumm verwechselt wird und noch heute ist die Diagnose nicht sehr leicht für Ärzte, die nicht genügend Erfahrung auf diesem Gebiet haben – nun, diese Taubstummen-Lehrerin war überzeugt, dass das Kind taub ist, keine Spur, aber sie hat es als taubes Kind behandelt. Nun denken Sie einmal, dieses Kind hat angefangen zu sprechen, trotzdem es schwerste Post-Encephalitis hat, aber in einer solchen Art, wie sonst die Tauben sprechen, wenn eine Sprache ein wenig beigebracht worden ist. Ich bin überzeugt, dass diese Taubstummen-Lehrerin Gutes getan hat und etwas, was vielleicht notwendig ist bei manchen Post-Encephalitikern zu tun. Das ist das dritte Symptom, die Sprachlosigkeit, aber Sie werden wie gesagt auch Sprechende finden.

4. Das ist die völlige Intaktheit der Motorik. Also die Art wie Homburger[135] z. B. die Grundphänomene der Motorik beschreibt, als Rhythmus – Dynamik und Tempo – das ist völlig erhalten, oder wie wir hier die Motorik als musikalisches Phänomen zu beschreiben versucht haben, das ist völlig erhalten, ja, es ist sogar oft in einem solchen Maße übersteigert, dass die Kinder die gelerntesten Akrobaten mit ihren Kunststücken übertreffen. Erstaunlich, wie sie z. B. am Rand eines solchen Tisches entlanggehen können, oder entlang dem Geländer einer Treppe hinuntergehen können, nicht rutschen, da ist eine motorische Unabhängigkeit und Möglichkeit vorhanden, die außerordentlich ist. Dazu kommt, diese Kinder können mit ihren Armen und Beinen alles erreichen, was sie wollen; sie sind unendlich gescheit und wenn ich z. B. ganz genau aufpasse, dass dieses Kind, das jetzt meine Uhr aus der Tasche ziehen will, das ja nicht tut, – und es ist schon geschehen – bevor man es überhaupt beobachten kann, ist die Tatsache vollzogen. Das ist diese außerordentliche Gewandtheit, die bei diesen Kindern vorhanden ist, aber da möchte ich eines sagen: nämlich das fünfte Symptom.

> 5. Vielleicht darf ich es erst einmal vorlesen, wie ich es formuliert habe vor ein paar Jahren und dann etwas darüber sprechen: dieses Zustandsbild ist von zwei weiteren Faktoren begleitet, die wohl die gleiche Wurzel haben: die starke Beeinträchtigung des Rhythmus von Schlaf und Wachen, die Schwierigkeiten des Einschlafens und die Kürze der Schlafzeit. Dazu gehören die immer wieder auftretenden epileptiformen Krämpfe, in der allerverschiedensten Anzahl und Schwere, sowohl als petit mal oder als grand mal erscheinend. Und sehen Sie, da liegt nun etwas Weiteres vor, das nur und nur durch jahrelange Beobachtung wieder zusammengebracht werden muss mit den Bewegungsstörungen. Es ist mir mehr und mehr aufgefallen, dass es entweder dazu kommt, dass die Kinder einen ganz besonders starken Bewegungsdrang haben, dass aber in dem Augenblick, wo z. B. Anfälle auftreten, der Bewegungsdrang aufhört. Oder, wo Anfälle zuerst aufgetreten sind, der Bewegungsdrang sich überhaupt nicht mehr entwickelt, sodass man da etwas hat, was man vielleicht so bezeichnen könnte, dass einerseits der Trieb zur Bewegung und zwar zur durchaus und ganz und gar harmonischen Bewegung und auf der anderen Seite der epileptiforme Anfall zwei Ausdrucksformen sind, die sich aber nicht gleichzeitig, sondern als ein Entweder – Oder zur Erscheinung bringen. Das glaube ich, ist außerordentlich wichtig zu beachten. Soweit, um das Ganze zunächst einmal mit einer sehr dünnen Markierungslinie zu umreißen.

Wenn wir aber nun weitergehen und wenn wir die Kinder anschauen und beobachten, um was handelt es sich denn da eigentlich? Dann will ich Ihnen zwei oder drei Beispiele erzählen, um Ihnen mehr und mehr zu zeigen, wohin das eigentlich führt. – Ein Kind z. B. ist ganz normal aufgewachsen bis zum neunten Monat, dann wurde es eines Abends in den Kinderwagen schlafen gelegt – es war während des Krieges, ein Mädchen – und es war gerade am Einschlafen, als plötzlich ein großer Hund, der von den Eltern einfach am Tag von einem Nachbarn aufgenommen worden ist, in das Zimmer, wo das Kind einzuschlafen beginnt, hineinschießt, über den Kinderwagen springt, mit großem Gebell den Kinderwagen umdreht, das Baby fällt heraus, schreit furchtbar, beruhigt sich aber nach einer halben Stunde. Um 5.00 Uhr morgens, nachdem das Kind wunderbar geschlafen hat, tritt der erste Anfall ein. Ein schwerer Krampfanfall, der sich wiederholt, Krampfanfälle, die sich steigern, die zwischen dem ersten und dem zweiten Jahr etwa siebzig bis achtzig Anfälle täglich werden und die jeder Medikation widerstehen. Also weder Duminal noch Epanutin[136] noch irgendeines dieser Medikamente. Im dritten Jahr hörten diese Anfälle auf, das Kind hat inzwischen gehen gelernt und als ich es das erste Mal gesehen habe und als ich es nach Jahren das letzte Mal gesehen habe – inzwischen war es bei uns – hat sich überhaupt gar nichts verändert, trotzdem es jahrelang bei uns war und seine Existenz war vollkommen eingeengt.

Und zwar war sie eingeengt auf nichts anderes als glänzende Gegenstände und diese glänzenden Gegenstände haben sich mehr und mehr eingeengt auf nichts Anderes als auf Türknöpfe und Türschnallen und darauf war es fixiert. Es hat noch ein zweites Symptom gehabt, dass es nach jeder Mahlzeit den Drang gehabt hat, nach draußen zu laufen und um das Haus herumzulaufen wie ein Küken. Das hat es exakt dreimal gemacht und ist dann wieder ins Haus zurückgekommen.

Ein anderes Kind, ein Junge, von zwei wirklich musteramerikanischen Eltern, das erste Kind. Der Junge wächst bis zum zweiten Jahr normal auf, lernt gehen und sprechen, fängt dann an, Worte zu verlieren und stattdessen entwickelt sich ein außerordentliches Interesse für alles Getier, aber Kleingetier, das im Garten vorkommt: Schnecken, Würmer, alles das, Insekten. Im Laufe von anderthalb Jahren engt sich dieser Gesichtskreis ein und ist nunmehr hin orientiert auf Asseln und Spinnen. Auch die Asseln werden innerhalb des nächsten halben Jahres ausgeschaltet und er bleibt dann fixiert auf nichts anderes als Spinnen. Er findet überall eine Spinne und man ist ganz erstaunt, wo es in der Welt Spinnen gibt, auch im eigenen Zimmer, auf die man niemals geachtet hätte. Das ist vorhanden.

Wieder ein anderes Kind, ein Junge von außerordentlicher Schönheit, sechs Jahre alt; wenn man ihn anschaut, ist er ganz und gar in seine Augen, die strahlend sind, hineingebannt und er hat im Grunde genommen nur für eine Sache Interesse, das sind Ritzen, Ritzen in den Wänden, Ritzen in den Möbeln und Ritzen am Boden, denn in diesen Ritzen da liegen die interessantesten Dinge der Welt, nämlich abgebrochene Stecknadeln, abgebrochene Nähnadeln und da hinein ist er gebannt.

Ein anderes Kind, das ganz und gar hineingebannt ist in den Klang und das Spiel und den Gesang des Wassers. In dem Moment, wo ein Hahn aufgedreht wird, wo eine Pfütze berührt werden kann, ist es schon still und ruhig.

Wieder ein anderes Kind, das nun auch wieder in seine Augen hineingebannt ist und das im Grunde genommen gar nichts anderes beobachtet als das Spiel zwischen Licht und Dunkel in der Umgebung. Sehen Sie, das sind die verschiedenen Seiten dessen, was man schwere psychische Veränderungen im Kindesalter nennen kann. Diese Kinder sind ja auf der einen Seite gar nicht autistisch in dem Sinn, wie es in der Literatur gemeint ist. Das ist ja ganz verkehrt; die Kinder sind gar nicht zurückgezogen, sondern die Kinder sind hineingebannt in die Sinnessphäre und da sind sie fixiert und oft sind sie hineinfixiert in einen ganz engen Ausschnitt der Welt. Diese allmählich eintretende Verengung der Welt, das ist eigentlich das Wesentliche, und dass der Mensch ausgeschaltet ist; der existiert nicht. Auf der anderen Seite haben Sie jene Kinder, die überbeweglich sind und in ihrer Überbeweglichkeit auch gar nicht mehr im Bewegen ein Ziel und einen Zweck verfolgen, sondern die im Bewegen an sich, ohne dass mit der Bewegung etwas erreicht wird, sondern dass nur entweder genommen wird, oder dass der Gegenstand, der genommen wird, auch nur den geringsten Wert für das Kind hat, oder dass er nicht einmal mehr genommen wird, sondern dass im Bewegen sich gar nichts anderes mehr vollzieht als zum Beispiel ein Strick, der stundenlang herumgedreht wird, ein Deckel, der unentwegt auf- und abgeschlagen wird, oder dass sich das Bewegen ganz auf den eigenen Leib verengt und dass das eintritt und dass das Kind gar nichts anderes mehr hat als Interesse für dies oder das.

Ich zeige Ihnen alle diese Beispiele, weil in der motorischen Einengung, D.h. in der nicht mehr werterfüllten und auch nicht zweckerfüllten Bewegung sich ein Ähnliches vollzieht wie in diesem Hineingebanntsein in die Sinneswelt, die mehr und mehr sich einengt und alles andere auslöscht.

Sehen Sie, verehrte Anwesende, das sind, soweit ich es sehen kann, die beiden Pole; ich werde gleich auch wieder darüber sprechen, nämlich, dass mehr oder weniger Sinneseinengung und da unten Wert- und Ziellosigkeit der Motorik herrscht, dazwischen aber steht eines und das ist die verlorene Mitte. Aber diese verlorene Mitte ist nicht etwas Allgemeines, sondern die verlorene Mitte ist nicht das Herz; diese verlorene Mitte ist die Atmung. Sie werden nun das Folgende beobachten – das ist jetzt ganz exakt und soweit ich sehen kann, stimmt es zu 100% – dass diejenigen Kinder, die in die Bewegungseinengung gehen, Zustände haben, die etwa so sind ... (tiefe Ausatmung[137]). Immer wieder überfällt es sie, dass die Unterlippe hängt, dass nämlich der Ausatmungsprozess protrahiert wird. Der Ausatmungsprozess ist überbetont. Diese Kinder, die in der Sinnessphäre eingeengt sind, die atmen fast nicht aus und das Einatmen erfolgt außerordentlich still, sodass man den Eindruck hat, es wird nur eingeatmet. Nun, das ist auch sehr oberflächlich, dieses Einatmen; aber dieses freie Spiel zwischen Ein- und Ausatmen, das ist in beiden dieser Kinder gestört. Was nun heute mehr oder weniger, ich darf wohl sagen laienhaft, immer wieder als Präpsychose und Post-Encephalitis diagnostiziert wird, bitte lassen Sie mich sagen: Es geht das, was heute Präpsychose ist, in diese obere Richtung und es geht das, was Post-Encephalitis ist, in diese untere Richtung. Aber Störungen der Sinne sind sie beide; und es wird schwer zu unterscheiden sein, ob nicht die gestörte Motorik gar nichts anderes ist, die eingeengte, als eine Störung des Bewegungssinns. Und es wird sehr schwer zu unterscheiden sein, ob nicht die oberen Störungen allergrößte Einengungen sind im Sinnesprozess, vor allem der Seelensinne, also vor allem im Riechen, Schmecken, Sehen und im Wärmesinn. Wir machen mit diesen Kindern seit Jahren ganz bestimmte Sinnesübungen und dabei zeigt sich, dass z. B. eine Wärmeempfindung, eine Geschmacksempfindung oft überhaupt nicht vorhanden ist und nur ganz allmählich Schritt für Schritt von diesen Kindern erworben werden kann. Sie können nicht unterscheiden, was kalt und warm ist; sie gehen im Sommer in einem Pelz in den Garten und im Winter nackt ins Freie und das spielt für sie überhaupt keine Rolle, bis man sie nicht hinorientiert hat auf ein Empfindenlernen dessen, was nun wirklich Wärme- oder Kälteempfindung ist. Sie haben ganz absonderliche Ideen im Essen; z. B. zu Zeiten können sie überhaupt nur Weißes essen, zu anderen Zeiten nur Grünes, zu wieder anderen Zeiten rot, gelb, gesprenkelt und das ändert sich von einem Tag zum anderen und man muss ihm nachgeben, weil man sonst diese Kinder zum Verhungern zwingen würde.

Nun, was liegt da vor? Ich glaube, dass man von allen möglichen Seiten an das Verständnis dieser Kinder wird herangehen müssen, aber die Sinnessphäre, der Zwölfkreis der Sinne, wird immer Ausgangspunkt sein müssen und zwar so, dass nämlich alles das, was Rudolf Steiner als Empfindung, Wahrnehmung und Vorstellung beschrieben hat und was er beschrieben hat als die Empfindung, die durchaus fühlen wollend im Kindesalter im Sinnesprozess sich vollzieht, dass dies bei den Kindern gestört ist. Denn es handelt sich ja bei diesen Kindern nicht nur um eine Einengung im Sinnesfeld, es handelt sich nicht nur um eine Einengung im motorischen Feld, sondern es handelt sich darum, dass Trennung zwischen dem, was empfunden und dem, was wahrgenommen wird und der eigenen Persönlichkeit gar nicht mehr stattfinden kann. Dadurch entwickeln sich Formen von schwerster Agnosie. Das ist leider noch nicht beschrieben worden; aber diese Formen der Agnosie, die sich z. B. bei den meisten sogenannten schizophrenen Kindern entwickeln, die drücken sich so aus, dass z. B. – nehmen wir an, das sei eine Schachtel – das überhaupt nicht verstanden wird vom Kind. Wenn Sie schizophrene Kinder beobachten, dann werden Sie merken, dass sie z. B. entlang des Randes fahren und dann da herunterfahren und es dann plötzlich umdrehen und wieder anfangen zu fahren. Und das kann nicht nur Stunden, das kann durch Tage gehen, bevor ein Verständnis für die Form eines solchen Gegenstandes überhaupt entwickelt wird. Und das kommt nicht daher, weil sie das nicht sehen, sondern das kommt daher, weil Empfindung, Wahrnehmung so eng verbunden sind, dass die Vorstellung und die Entwickelung von Ideen nicht mehr stattfindet. Ich möchte Ihnen ein paar Worte vorlesen, die Rudolf Steiner im siebten Vortrag der Allgemeinen Menschenkunde sagt:

> Und so bekommen wir auch nur einen realen Begriff von der Empfindung, wenn wir wissen: sie entsteht als wollendes Fühlen oder fühlendes Wollen beim Kinde noch in der Körperperipherie dadurch, dass diese Körperperipherie beim Kinde gegenüber dem mehr menschlichen Innern schläft und dabei träumt.... An der Körperperipherie, an der Leibesoberfläche schlafen sie auch fortwährend. Und weiter: Was da in der Umgebung des Leibes, oder besser gesagt, an der Oberfläche des Leibes stattfindet, das findet in ähnlicher Weise auch statt im Kopf und am stärksten findet es statt, je weiter wir in das Innere des Menschen hineinkommen, in das Muskelhafte; das Bluthafte. Da drinnen schläft der Mensch wiederum und träumt dabei. An der Oberfläche schläft und träumt der Mensch, und auch mehr gegen sein Inneres zu schläft er und träumt wiederum dabei. Daher bleibt in unsrem Innern dasjenige, was mehr seelischwollendes Fühlen, fühlendes Wollen ist, unser Wunschleben wiederum und so weiter wiederum in einem träumenden Schlaf.[138]

Und nun beschreibt Rudolf Steiner, der ganze Organismus ist so gebildet, nur unser Nervensystem das ist eigentlich Hohlraum und weil dieses Nervensystem Hohlraum ist, können wir die Dinge, das Licht und den Klang, unmittelbar und direkt als solche zum Erlebnis bringen. Das haben diese Kinder nur zu einem bestimmten Maß, das haben sie nur in eingeschränkten Sinnesfeldern; sie sind entweder hinausgebunden mit ihren Sinnen in die Welt; oder sie sind an ganz bestimmte Partien des Daseins mit ihrer Gliedmaßentätigkeit gebunden, weil der Atem auseinandergerissen ist. Das ist zunächst phänomenologisch, was ich darüber sagte. Aus dem hat sich ergeben, dass man es hier mit Zuständen zu tun hat, die nicht nur individuell, sondern die auch allgemein behandelt werden sollten.

Es hat sich nun ergeben, und das ist nun fünf Jahre her, dass ein Kombinationsmedikament gefunden werden musste, das im Grunde genommen dem dreigliedrigen Menschen gerecht wird. Zunächst einmal dem mittleren Menschen, sodass dort das Tagesbewusstsein, in der Art wie Rudolf Steiner es beschreibt, im Torquai-Zyklus[139], dass nämlich das Herz der Träger unseres Tagesbewusstseins ist und das ist ja bei diesen Kindern gestört, dass das einmal wieder angeregt wird. Als zweites, dass in die Sinnessphäre hinein die Ichtätigkeit wieder kommen sollte, einfach um aus den gefühls-willensmäßigen Empfindungen und Wahrnehmungen Vorstellungen bilden zu können. Das hat mich darauf geführt und ich will das jetzt nicht ausführlich besprechen, sondern nur andeutungsweise, eine Kombination von Gold, Myrrhe und Olibanum zu verwenden. Ich habe Myrrhe und Olibanum – Weihrauch – auch aus anderen Blüten genommen.[140] Aber ich möchte zunächst einmal sagen, das ist Myrrhe und das ist Olibanum; in ihrem Gehalt an ätherischen Ölen haben sie Gummi. Und zwar haben schon damals im Jahre 1871 die Gebrüder Husemann ein Buch über die Pflanzenstoffe geschrieben und daraus habe ich das entnommen.[141] Die Myrrhe ist schwerer, harziger, im Gegensatz zum Olibanum. Rudolf Steiner sagt im Zweiten Ärztekurs über die ätherischen Öle das folgende:

> In der Auskochung des Kümmelsamens ist Harz, ist Wachs, also etwas, was durch seine Konsistenz besonders starke physische Wirkungen hervorruft. Dadurch wird dieses Harz, wird dieses

> Wachs außerordentlich ähnlich dem, nur verdichtet nach innen dem, was auf mich von außen auf die Sinne einen Eindruck macht. Und wiederum ist in diesem Samen drinnen ätherisches Öl und Schleimzucker. Das ist etwas, was die Reaktivität des Ich anregt. Sie haben da alles beisammen, was Sie haben im Sinnesprozess: die Wirkung von außen, die Reaktion bis in das Ich von innen.[142]

Nun, Sie sehen, dass da eigentlich die Grundlage dafür liegt, das Gold soll das Tagesbewusstsein bringen. Die ätherischen Öle, die Harze und das Gummi in der Myrrhe und im Olibanum, sollen das Ich in den Sinnesprozess hineintreiben. Und ich habe mehr und mehr gesehen, die Sinnesprozesse in die richtige Waage zu bringen. Nun, dieses Präparat wurde dann hergestellt. Die Herstellung ist eine außerordentlich komplizierte; sie geht durch rhythmische Wärmeprozesse, wie sie am Morgen und am Abend, jeweils um 6.00 Uhr gemacht werden. Es wird zunächst das Gold in einer bestimmten Potenz zusammengemischt mit der Myrrhe und dieses einem Wärmeprozess unterworfen. Es werden dann beide einem weiteren Wärmeprozess so unterworfen, dass sie durchzogen und durchdrungen werden vom Rauch des Olibanums und nachher werden sie potenziert. Um das Medikament auch an die richtigen Stellen zu bringen, haben wir jetzt drei verschiedene Formen; also wir nennen es Thalamos. Thalamos I, das aus den drei besprochenen Substanzen besteht, kann innerlich und als Injektion gegeben werden. Thalamos II besteht aus diesen drei Substanzen zusammengemischt mit einem Extrakt aus dem Mittelhirn des Kaninchens. Thalamos III besteht aus Thalamos II und ist zusammenkombiniert mit Belladonnawurzel und wird besonders verwendet bei epileptiformen Zuständen post-encephalitischer und schizophrener Kinder.

Nun, dieser Stoff wurde ausführlichsten Prüfungen unterworfen, Selbstprüfungen – einige Opfer dieser Selbstprüfungen sitzen hier unter Ihnen -. Es hat sich damals schon gezeigt, ehe wir das Medikament bei Kindern angewandt haben, dass es eine außerordentlich tiefgreifende

Wirkung hat, sodass z. B. einer der Prüflinge sogar zu schielen begonnen hat. Es ist zu schwersten Schlafstörungen gekommen, Konzentrationsstörungen, Zwangslachen, zu schweren Fieberzuständen. Eines der Opfer hat dadurch sogar durch Jahre hindurch eine immer wieder aufflammende schwerste Entzündung der rechten Gesichtshälfte behalten. Also ein Medikament, mit dem man doch wirklich wird sehr aufpassen müssen. Das hat sich dann auch gezeigt. Wir haben dieses Medikament – und das möchte ich auch hier noch erwähnen – auch den ganz exakten Prüfungen der Kristallisationsmethode unterworfen. Die Weleda in Arlesheim hat uns dazu die finanziellen Möglichkeiten oben in Camphill gegeben und wir sind dafür außerordentlich dankbar; es haben sich in den Kristallbildern der post-encephalitischen und prä-psychotischen Kinder ganz exakte diagnostische Merkmale ergeben, die unter Zusatz von Thalamos I in der Kristallisation wieder völlig verschwunden sind. Trotzdem, das Medikament ist ein durchaus brauchbares; es ist auch jetzt ein teilweise schon erprobtes und trotzdem würde ich bitten, verehrte Anwesende, seien sie außerordentlich vorsichtig in der Anwendung, wenn Sie es anwenden wollen, weil es dramatische Resultate liefert. Erstverschlimmerungen von einer Art, die ich selten bei einem Medikament gesehen habe, auf der anderen Seite z. B., dass Kinder innerhalb von zwei bis drei Wochen, die bis dahin stumm waren, zu sprechen nicht nur begonnen, sondern gelernt haben. Wenn Konzentrationsunfähigkeiten vorhanden waren, entwickelte sich äußerste Konzentrationsfähigkeit und es ist heute für uns in Camphill möglich, dass mit ganz geringen Ausnahmen alle Präpsychotiker und Post-Encephalitiker die Schule besuchen, und zwar unsere Normalschule. Nicht, dass sie da schon sehr mitkommen, im Ausdruck, aber dass sie durchaus die Fähigkeit haben, alles aufzunehmen. Und ich darf da vielleicht noch etwas hinzufügen. Das Allerwichtigste für diese Kinder neben der Medikation ist:

1. Dass sie im schulpflichtigen Alter die Schule besuchen und zwar die Schule besuchen in Klassengemeinschaften; und dass sie in Klassengemeinschaften erhalten den Lehrplan der Waldorfschule, ohne das

werden diese Kinder rettungslos im zwölften, dreizehnten, vierzehnten, ja im fünfzehnten Jahr der Pubertätsverblödung verfallen. Manche tun das trotz Schule, viele nicht.

2. Dass man nicht genug mit diesen Kindern spielen kann. Darf ich das vor allem unseren Heilpädagogischen Instituten zurufen und allen sonstigen Heilpädagogen, spielt doch mehr mit euren Kindern.

Die Heileurythmie und das Heilsingen, alles andere, das macht ja gar nicht so viel aus, verzeihen Sie, das allermeiste macht es aus, wenn diese Kinder spielen, denn diese Kinder werden in dem Augenblick, wo sie in ein soziales Spiel hineinkommen, in ein Reigenspiel, in diesem Augenblick werden sie fast normal. Je mehr man mit diesen Kindern spielt, Stunden am Tag, umso besser ist es. Ich muss das genauso meinen Heilpädagogen zurufen, jede Woche mindestens zehnmal, weil ja jeder so schwer geworden ist in der heutigen Zeit, dass das Spielen schon kaum mehr möglich und als völlig unnotwendig angesehen wird. Aber ein Kind – ich sage das nur für das post-encephalitische, prä-psychotische Kind, bitte – diese Kinder haben einen Heilungshintergrund und dieser Heilungshintergrund ist das kindliche Spiel. Tut man das, dann erreicht man Außerordentliches. Und neben dem Spiel die Schule, und neben dem Spiel und der Schule die allgemeine Behandlung mit Thalamos und neben dem Spiel und der Schule und der Thalamosbehandlung die sonstige Individualbehandlung, medizinisch, die jedes dieser Kinder braucht.

Zum Abschluss möchte ich aber noch das Folgende sagen: Rudolf Steiner hat im *Heilpädagogischen Kurs* ein Zustandsbild beschrieben, dem nicht immer genügend Aufmerksamkeit entgegengebracht wurde und das ist, was er dorten Kleptomanie nennt.[143] Kleptomanie als das beschrieben – ich sage es jetzt ganz primitiv und simpel – wo der Sinnesprozess sich der Gliedmaßen bemächtigt und die Gliedmaßen sich dann so benehmen, als wären sie Sinne geworden. Das ist Post-Encephalitis, die motorische Störung, denn es bemächtigen sich manche der oberen Sinne der Gliedmaßen und nun ist jede Wert- und Moralbeziehung erloschen. Aber das Umgekehrte kann auch eintreten, dass sich die Glieder der Sinne bemächtigen und dann kommt es zu gar nichts anderem als zu dem, was das Prä-Psychotische ist; dann klebt ein Kind mit seinen Augen am Eindruck so, wie wir mit den Armen oder Beinen kleben müssen, wenn wir etwas ergreifen oder worauf wir stehen wollen.

Liebe Freunde, dieses, was sich da über den Atem vollzieht, dass nämlich – nehmen wir das als grün – der Sinnesprozess sich entweder verbindet mit der Gliedmaßentätigkeit oder die Gliedmaßentätigkeit eindringt in den Sinnesprozess, das scheint mir eines, aber ein sehr wesentliches Grundphänomen dieser nun besprochenen Störungen zu sein. Geht man jetzt noch einen ganz kleinen Schritt weiter, so ein bisschen nahe an die Schwelle eines solchen Zustandes, um lauschend zu hören, was ist denn das nun wirklich – ich habe den Eindruck, dass man da es mit etwas zu tun hat, was ich vielleicht als Abschluss dieser Ausführungen so ausdrücken darf, dass ich sage, – diese Menschenkinder sind einer Sphäre entfallen, die man heute aus der Geisteswissenschaft heraus, als die Sphäre des Guten bezeichnen darf. Das, was als Gutes in der Welt wirkt, das hat an diesen Kindern *k*einen[144] Anteil, D. h. sie sind fremd der Begegnung mit dem Menschen. Der Mensch als Träger des Geistes ist für sie Luft. Das bewegungsgestörte Kind kann einen Menschen wegschieben und tut es wie ein Stück Holz oder ein Gestein, denn der Mensch ist für es nur Fleisch, Materie. Das prä-psychotische Kind schaut durch den Menschen so hindurch, als würde er physisch, seelisch und geistig überhaupt nicht existent sein. Dadurch kommt es zu der vollkommenen Beziehungslosigkeit zum Menschen, zu der völligen Amoralität. Sie sind nicht unmoralisch, sie sind, was Rudolf Steiner nannte, moralblind, sind völlig amoralisch; sie haben gar keine Beziehung zu dem, was wert ist. Wenn die Philosophen, die eine Wertphilosophie schreiben, sich einmal mit diesen Kindern beschäftigen würden, dann würden sie allmählich erkennen, was wirklich die Weltenkraft des Moralisch-Werthaften ist, nämlich das Gute und aus dieser Sphäre sind sie herausgefallen, diese Kinder, weil nämlich weder die Motorik, noch das Sinnenhafte, wenn die Mitte zerbrochen ist, sich selbst restituieren kann. Das ist aber eine Zeitkrankheit und ich habe die Dinge symptomatisch exzessiv beschrieben, damit Sie die Möglichkeit haben, aus diesen exzessiven Beschreibungen genau zu sehen, wie die fließenden Übergänge sind, die dann auch uns erreichen, denn jeder von uns ist ja teilweise post-encephalitisch und teilweise prä-psychotisch; nur dadurch, dass wir das kontinuierlich ausbalancieren können, kommen wir dazu, teilzuhaben an dieser Sphäre des Guten.

Der Syndrombegriff «Post-Encephalitis» bzw. «König'sches Syndrom»

von Almut Tobis

In seiner Darstellung vor Ärzten auf der Comburg in Schwäbisch Hall im April 1954 (siehe Vortrag: *Post-Encephalitis im Kindesalter*) umreißt König seine Charakterisierung des Begriffs «Post-Encephalitis» und spricht gleich zu Anfang eine grundlegende Einschränkung aus:

> Eine solche Bezeichnung wie Post-Encephalitis im Kindesalter ist an sich falsch, denn es sind außerordentlich viele Zustände im Kindesalter post-encephalitisch, die dennoch nicht post-encephalitisch sind. Verzeihen Sie, dass ich das sage.[145]

Weiter trifft er in diesem Vortrag folgende Aussage:

> Ich werde mich nicht darauf einlassen zu sagen, was eine Encephalitis ist. Einfach deshalb, weil ich es nicht weiß. Im Grunde genommen glaube ich nicht, dass man heute weiß, was eine

> Encephalitis ist, ... und man kann durchaus sagen, dass je früher ein Kind von einer Encephalitis befallen wird, umso tiefgreifender sind die Störungen, dass Encephalitiden sogar im Embryozustande kommen und dann sind die Störungen ganz besonders tiefgreifend.[146]

Es stellen sich für den Leser grundsätzliche Verständnisschwierigkeiten ein: König beschreibt ein Störungsbild, welches er als «Post-Encephalitis» bezeichnet, obgleich er behauptet, dass es sich in zahlreichen Fällen nicht um den Zustand nach einer durchgemachten Encephalitis handle. Eigentlich spricht er hier eine Tautologie aus. Versuchen wir im Folgenden den Inhalt zu entflechten.
An folgender Aussage Königs im gleichen Vortrag kann deutlich werden, dass wir zwischen dem Zustand nach einer durchgemachten Entzündung des Gehirns (Post-Encephalitis) und einem Syndrom unterscheiden sollten, welches König zu definieren sucht:

> Es gibt z. B. bestimmte Formen von Kernikterus, also von kindlichen Zuständen von Athetose, Folgezustände, die durchaus auch gar nicht mit dem eigentlichen Kernikterus, sondern mit einer Post-Encephalitis zusammenhängen können. Dennoch sind diese Kinder in ihrer Charakterstörung Athetotiker, denn der Athetotiker hat auch einen ganz bestimmten umschriebenen Charakter und sie sind nicht post-encephalitisch.[147]

König bringt hier zum Ausdruck, dass eine Athetose auf eine Gehirnentzündung zurückgeführt werden könne. Eine Ablagerung von wasserunlöslichem Bilirubin kann aber auch die Ursache für die athetotische Bewegungsstörung sein. Das anzutreffende Bewegungsmuster ist athetotisch und weitere Krankheitszeichen sind hierfür charakteristisch, unabhängig von der Pathogenese. Es ist also festzuhalten, dass König den Begriff einer Diagnose aus dem Spektrum an individuellen klinischen

Zeichen ableitet (hier das athetotische Bewegungsmuster) und den pathologischen Hintergrund (hier die Schädigung des Zentralnervensystems durch Bilirubinablagerungen) offenbar als sekundär erachtet.

Die Tautologie lässt sich auflösen, wenn wir Königs Begriff der «Post-Encephalitis» als Syndrombegriff greifen und nicht mit dem Begriff «Zustand nach durchgemachter Encephalitis» gleichsetzen. Bei einem Syndrom handelt es sich um eine Zusammenstellung klinischer oder morphologischer (pathologischer) Zeichen. König stellt ein solches Syndrom zusammen, indem er eine Reihe charakteristischer Phänomene nennt, welche er bei zahlreichen der von ihm betreuten Kinder beobachten konnte. Eine durchgemachte Encephalitis band er jedoch nicht fest in seine Definition mit ein und bezeichnete das Syndrom trotzdem als «Post-Encephalitis». Gemeint sind hierbei nicht nur Kinder, welche einmal eine Gehirnentzündung durchgemacht hatten, sondern jene, welche klinische Zeichen des von ihm zusammengestellten Syndroms zeigen. König löst die Symptome vom diagnostischen Terminus ab, stellt sie (bei jedem Patienten individuell) neu zusammen und entkoppelt sie mitunter auch von ihrer pathophysiologischen Ursache. Hierdurch kann oben genanntes Beispiel der Athetose zugänglich gemacht werden: Das athetotische Bewegungsmuster muss – wie gesagt – nicht zwangsläufig mit einem Kernikterus einhergehen (sondern die Ursache kann auch eine durchgemachte Entzündung des Gehirns sein); aber die Athetose geht laut König i. d. R. mit bestimmten seelischen Eigenschaften und typischen Verhaltensmerkmalen einher (von ihm als «Charakter» bezeichnet), welche nicht charakteristisch sind für das von König definierte Syndrom (welches er irreführenderweise als «Post-Encephalitis» bezeichnet).

Bezeichnen wir zur Vereinfachung des Verständnisses jenes Syndrom, welches König als «Post-Encephalitis» bezeichnet, als «König'sches Syndrom». Unten soll dieses Syndrom näher umrissen werden.

An Ursachen nannte König u. a. Schocks, welche die Mutter während der Schwangerschaft erlitten hatte; es kämen jedoch auch Schockeinwirkungen infrage, welche das Kind als Säugling erfahren hatte. Weiter nannte er mögliche extreme Reizüberflutungen und deren Wirkungen auf Kinder.[148] König bezog sich auf die zunehmende Prävalenz dieses Störungsbildes in den Industrienationen im 20. Jahrhundert:

> Wenn Sie z. B. denken, dass in Amerika in den letzten fünf oder zehn Jahren ganze Reihen von Spezialinstitutionen gegründet werden mussten, zur Aufnahme der prä-psychotischen, post-encephalitischen Kinder und z. B. in Groß-Britannien die Zahl dieser Kinder sprunghaft wächst, aber das Verständnis wächst nicht sprunghaft; dann werden Sie verstehen, dass es notwendig ist, sich um diese Dinge mehr und mehr zu kümmern, und zwar so zu kümmern, dass man wirklich versucht, ein allgemeines Verständnis zu entwickeln. Ich persönlich, aber das ist nur eine ganz persönliche Überzeugung, glaube, dass außerordentlich viele Schwierigkeiten im Kindesalter und des Schulalters auf ganz leichte, abgelaufene Encephalitiden zurückzuführen sind.[149]

Diese Aussage kann möglicherweise erklären, warum er an dem Begriff «Post-Encephalitis» festhielt. König hatte offenbar die Vermutung, dass bei Schockeinwirkungen sowie weiteren Traumata leichte Entzündungen im Gehirn auftreten, die klinisch zum Zeitpunkt des Traumas keine systemischen Entzündungszeichen auslösen.

Die Charakteristika der «Post-Encephalitis» umschrieb König folgendermaßen: Im Mittelpunkt steht die Beziehungslosigkeit zum Mitmenschen; die Kinder wirken in Mimik und Gestik nicht dumpf, sondern durchaus ausdrucksstark. Doch der Ausdruck steht nicht in Beziehung zum Mitmenschen. Diese Kontaktstörung kann von einem fehlenden Gebrauch der Sprache begleitet sein. D. h., es liegt i. d. R. ein Sprachverständnis vor und in zahlreichen Fällen zeigt sich auch, dass das Kind durchaus sprechen kann, allerdings spricht es nicht mit seinen Mitmenschen (in manchen beobachteten Fällen spricht es mit sich selbst oder in Situationen äußerster Bedrohung).

Weiter nannte König zu diesem Syndrom gehörend Störungen der Rhythmik in den Bereichen Nahrungsaufnahme und -ausscheidung sowie im Schlaf-Wachrhythmus.

Das Atemmuster ist beim «König'schen Syndrom» verschärft bzw. die Ausatmung protrahiert. Im Gegensatz hierzu zeigt sich bei der «Prä-Psychose» welche weiter unten charakterisiert wird, eine flache Atmung.

Hinzu kommt eine ausgeprägte Geschicklichkeit bei vorliegender Hypermotorik bzw. einer starken motorischen Unruhe. Außerdem beschrieb König die Bewegung als «eingeengt». Dies heißt nicht, dass es sich um ein reduziertes Spektrum an Bewegungsmustern handelt; eingeengt ist die Bewegung beispielsweise als Ausdrucksmedium für den zwischenmenschlichen Kontakt (z. B. ein Mitmensch, welcher im Weg steht, wird mitunter wie ein Gegenstand grob zur Seite geschoben od. Ä.). König wies weiter auf die Zweck- und Sinnlosigkeit vieler Bewegungen hin.

Kommen wir auf den oben erwähnten Zusammenhang zwischen Krampfanfällen und Motorik zurück. König formulierte es folgendermaßen:

> Es ist mir mehr und mehr aufgefallen, dass es entweder dazu kommt, dass die Kinder einen ganz besonders starken Bewegungsdrang haben, dass aber in dem Augenblick, wo z. B. Anfälle auftreten, der Bewegungsdrang aufhört. Oder, wo Anfälle zuerst aufgetreten sind, der Bewegungsdrang sich überhaupt nicht mehr entwickelt. So dass man da etwas hat, was man wohl so beschreiben könnte: Einerseits ist hier der Trieb zur Bewegung und zwar zur durchaus und ganz und gar harmonischen Bewegung gegeben und andererseits der epileptiforme Anfall. Es handelt sich um zwei Ausdrucksformen, die nicht gleichzeitig, sondern als ein Entweder – Oder zur Erscheinung kommen.[150]

Wenden wir uns dem von König beschriebenen Phänomen zu, dass eine Hypermotorik, passend zum «König'schen Syndrom» («Post-Encephalitis»), von dem Zustand der Bewegungsarmut abgelöst werden kann. Torpide (starr-verlangsamte) und erethische (gesteigert-erregte) Bewegungstypen sind für König polare Bewegungsmodi, welche mitunter zeitlich nacheinander, jedoch nie zeitgleich anzutreffen sind. Hier wird auf die Beobachtung hingewiesen, dass das «König'sche Syndrom» in zahlreichen Fällen vom Zustand der «Prä-Psychose» mit Bewegungsarmut abgelöst wird. Gehäuft wurde dieses Phänomen am Übergang zweier Jahrsiebte beobachtet:

> Das ist schon etwas außerordentlich Eindrucksvolles, wenn man anfängt das zu bemerken, denn da überhaupt versteht man am Symptom, dass es so außerordentlich schwierig ist, diese Zustände wirklich auseinander zu halten. Sie gehören im Grunde genommen zusammen.[151]

In der heutigen medizinischen Terminologie wird das «Postencephalitische Syndrom» als reversible Verhaltensveränderung nach einer infektiösen Entzündung des Gehirns bezeichnet. Historisch entstanden ist der Begriff im Zusammenhang mit dem Auftreten der Europäischen Schlafkrankheit, welche zwischen 1915 und 1927 in Europa gehäuft auftrat.[152] Hierbei muss man bedenken, dass es in den 1950er Jahren nur eingeschränkte diagnostische Möglichkeiten bei Verdacht auf das Vorliegen einer Enzephalitis gab. Die Diagnosestellung erfolgte in erster Linie klinisch (auf Grund von neurologischen Ausfallserscheinungen, psychischen Abnormitäten, Störungen des Bewusstseins bzw. der Vigilanz bei Vorliegen von systemischen Entzündungszeichen wie z. B. Fieber, Erhöhung der Blutkörperchensenkungsgeschwindigkeit etc.). Heute zur Verfügung stehende bildgebende Verfahren (wie z. B. die Computertomographie) wurden erst ab Mitte der 1970er-Jahre allmählich etabliert und weiterentwickelt.

König beschreibt mit seinem Syndrom der «Post-Encephalitis» nicht den Zustand nach einer durchgemachten Encephalitis, sondern

RUDOLF STEINER HALL

33 PARK ROAD, BAKER STREET, N.W.1

Lectures and Exhibitions

on the Work of

RUDOLF STEINER

CURATIVE EDUCATION

SATURDAY, May 6th

11 a.m. to 1 p.m. and 3 to 5 p.m.

Exhibition of Children's Work from Camphill, Aberdeenshire and St. Christopher's Bristol.

SUNDAY, MAY 7th

11 a.m. to 1 p.m. and 3 p.m. to 6 p.m.—Exhibition.

LECTURES *by KARL KOENIG, M.D. (Vienna).*

3.30 p.m. The Brain-injured Child.

5.30 p.m. The Spiritual Impulse behind Curative Education.

Admission Free. **Silver Collection.**

Tea will be available between the Sunday Lectures.

Martin & Son (The Harewood Press) 18 Lisson Grove, N.W.1

Ankündigung des Vortrages *The Brain-injured Child* (*Das hirngeschädigte Kind*) in London.

scheint eine medizinhistorisch sehr bedeutsame Beobachtung gemacht zu haben: er beschreibt ein mit einer Kontaktstörung einhergehendes Hyperaktivitätssyndrom mit deutlich eingeschränkter Eigenwahrnehmung und mangelhafter Empathiefähigkeit, ein Syndrom, dessen Hauptsymptome in einem Aufmerksamkeitsdefizit und einer Hyperaktivitätsstörung, gepaart mit autistischen Zügen, bestehen. Der diagnostische Terminus Aufmerksamkeitsdefizit-/Hyperaktivitätsstörung existiert in der medizinischen Diagnostik erst seit 1980; Virginia Douglas stellte 1970 in ihrer Beschreibung des Störungsbildes anstelle der Hyperaktivität das Aufmerksamkeitsdefizit in den Mittelpunkt.[153] Der zuvor gebräuchliche diagnostische Terminus «Hyperkinetische Reaktion des Kindesalters» wurde – hierdurch impulsiert – 1980 geändert in «Aufmerksamkeits-Defizit-Störung (ADS, mit oder ohne Hyperaktivität).[154]

Heute wird die Diagnose ADS (ADHS) als Entwicklungsstörung definiert, bei welcher es sich um eine neuronale Störung der Selbstregulation handelt, kombiniert mit verringerter Aufmerksamkeit, gesteigerter Impulsivität bzw. gestörter Impulskontrolle/Selbstregulation. Eine begleitende körperliche Unruhe kann hinzukommen, ist jedoch nicht konstitutiv für die Diagnosestellung. Es werden heute genetische Ursachen angenommen; die Ursachensuche erfolgt bereits seit Jahrzehnten und ist sicherlich als multifaktoriell anzusehen. Umweltfaktoren und Therapieformen werden als wesentlich verlaufsbestimmend angesehen.

In dem internationalen Diagnose-Klassifikationssystemen DSM der American Psychiatric Association schlossen sich autistische Störungsbilder und ein Aufmerksamkeitsdefizit-Hyperaktivitätssyndrom gegenseitig aus, trotz einer sehr hohen Koinzidenz. Erst in der 5. Auflage des DSM wurde dies aufgehoben.[155]

Therapieleitlinien der heutigen Universitätsmedizin beinhalten neben einer Pharmakotherapie ergänzende psychotherapeutische Maßnahmen (meist im Sinne einer Verhaltenstherapie) sowie weitere soziale Hilfestellungen. Leitliniengerechte Medikamentengruppen sind gegenwärtig Methylphenidat, Amphetamine sowie bei erfolglosem Behandlungsversuch der Einsatz von Alpha-2-Rezeptor-Agonisten, selektiven Noradrenalin-Wiederaufnahmehemmern und in wenigen besonderen Fällen Antidepressiva.

Das hirngeschädigte Kind

von Karl König[156]

Herr Harwood, meine Damen und Herren,

Zunächst möchte ich gerne allen meine Dankbarkeit aussprechen, die dieses Wochenende vorbereitet und es möglich gemacht haben, nun vor solch einer Zuhörerschaft über Heilpädagogik zu sprechen. Das Wochenende ist, wie es Herr Harwood umriss, den Aktivitäten Rudolf Steiners und seiner Inspiration in diesem besonderen Bereich gewidmet.

Vor mittlerweile beinahe zehn Jahren wurde Camphill eröffnet und so empfinde ich es als stimmig, die Arbeit zu diesem Zeitpunkt ein wenig vorzustellen und über sie zu berichten. Den Titel dieses ersten Vortrages *Das hirngeschädigte Kind* habe ich gewählt, weil wir bei der Arbeit in den letzten Jahren immer häufiger mit hirngeschädigten Kindern zu tun hatten. Sie werden verstehen, dass ich innerhalb einer Stunde nur einen Überblick geben kann, und dass ich nur aus meiner eigenen Erfahrung aus der Arbeit mit hirngeschädigten Kindern in den letzten zehn Jahren sprechen kann.

Die erste Frage ist, was ein hirngeschädigtes Kind ist. Sie werden wissen, dass während der letzten dreißig Jahre, zuerst in Amerika durch die Pionier-Arbeit von Dr. Phelps und dann während der letzten sechs bis sieben Jahre hier in diesem Lande durch den Pionier-Geist von Frau

Collis, etwas von dieser Arbeit der Öffentlichkeit zugänglich wurde. Durch die Arbeit von Dr. Phelps wurde immer offensichtlicher, dass zu wenig für diese Kinder getan wurde und dass durch spezielle Methoden viel erreicht werden kann für die Ausbildung und Erziehung der hirngeschädigten Kinder.

Je mehr wir lernen zu diagnostizieren und die verschiedenen Arten der Gehirnschädigung kennenlernen, umso mehr fällt uns auf, dass neben den Kindern, die an Gehirnlähmung leiden – also Kinder, die behindert sind, weil sie ihre Gliedmaßen nicht koordiniert bewegen können, weil die Glieder steif sind oder weil Spastiken vorliegen aufgrund von Athetose –, noch andere Arten von Kindern sind, die als hirngeschädigt bezeichnet werden. Zunehmend treffen wir auf Kinder, deren Einschränkung auf eine Schädigung des Gehirns zurückzuführen ist, aber die Symptome und Anzeichen unterscheiden sich von denen, die ich versucht habe zu umreißen. Ich muss dieses Kind «encephalitisches Kind» nennen und während der letzten Jahre ist es möglich gewesen, diese Art von Kindern zu studieren. Es verhält sich so, dass diese Kinder im Hinblick auf die Bewegungen vollkommen sind; wenn ein Unerfahrener ein solches Kind träfe, würde er nicht denken, dass irgendetwas falsch, unzulänglich oder nicht angelegt wäre. Dennoch ist die Störung sogar tiefer und dauerhafter als bei dem bereits beschriebenen Typus.

Was lebt in dem sogenannten «encephalitischen» Kind? Es ist vor allem schwierig, die äußere Erscheinung dieser Kinder zu verstehen. Sie haben eine schöne Gestalt und wohlgestaltete Gesichter, schöne Bewegungen, einen harmonischen Gang; sie springen, rennen, rutschen, kriechen und können mehr mit ihren Gliedmaßen vollbringen als ein normales Kind. Ihre Muskeln haben dieselbe Kraft, aber diese Kinder leben in ihrer eigenen Welt. Es ist nicht schwer, in Kontakt mit der Seele eines Kindes zu kommen, welches an Gehirnlähmung leidet. Solch ein Kind ist abhängig von der liebenden und umsorgenden Haltung derer, die es umgeben. Das «encephalitische Kind» lebt jedoch in seiner eigenen Welt. Psychologisch könnten wir es so beschreiben, dass dieses Kind völlig zurückgezogen und introvertiert ist, und nur sorgfältige Beobachtung und Untersuchung bringen zutage, dass diese Kinder durch die Unfähigkeit, ihre Sinnesorgane zu benutzen, von ihrer Umwelt abgeschnitten sind. Obwohl Augen und Ohren, Finger und Nasen vollkommen entwickelt sind, benutzen sie ihre Sinnesorgane nicht; die Sinnesorgane sind als Werkzeuge in ihre Hände gelegt, aber sie wissen nicht, wie sie diese Werkzeuge benutzen können. Nur durch überaus sorgfältiges Training und durch Beharrlichkeit ist es allmählich möglich geworden, ihre Sinnesorgane zu erziehen, sie unterscheiden zu lehren zwischen Wärme und Kälte, zwischen salzig und anderen Geschmäckern, zwischen Gerüchen, ihren Gehör- und Sehsinn zu trainieren; soviel zur Einführung.

Solche Arten von hirngeschädigten Kindern sind aus dem Ozean von hirngeschädigten Kindern aufgetaucht: Das eine Kind kann seine Glieder nicht benutzen und das andere seine Sinnesorgane. In dem einen sind Knochen, Muskeln, Sehnen in Ordnung, aber der Gebrauch der Sinnesorgane ist nicht möglich; bei dem anderen ist der Gebrauch der Gliedmaßen nicht möglich.

Daraus ergibt sich die erste große Frage: Warum gibt es diese zwei Arten, die Haupt-Arten hirngeschädigter Kinder und warum scheinen während der letzten 20, 30, 40 Jahre immer mehr hirngeschädigte Kinder aufzutreten und aufzuwachsen?

Im letzten Drittel des 19. Jahrhundert und ins 20. Jahrhundert hinein wurde das hirngeschädigte Kind leicht und einfach eingeordnet – meistens wurde gesagt, dass die Hirnschädigung auf einer Hämorrhagie (starke Blutung) beruhe, zurückgehe auf das, was bei der Geburt geschah. Während der letzten Jahre musste die Theorie der Geburtsschädigung als einzige Ursache der Gehirnlähmung verworfen werden. Ich schließe eine Geburtsschädigung als Ursache nicht aus, aber es gibt hirngelähmte und hirngeschädigte Kinder, die eine normale Geburt hatten und andere, die eine schwierige Geburt hatten. Wir mussten allmählich lernen, dass, obwohl es in den meisten dieser Fälle eine Hämorrhagie bei der Geburt gab, eine solche Einblutung in das Gehirn auch bei, vor oder nach einer normalen Geburt auftreten kann. Warum tritt bei so vielen Säuglingen eine Hämorrhagie auf, die zu einer Gehirnlähmung des Kindes führt und warum treten immer mehr Entzündungen bestimmter Teile des Gehirns auf, wie für das «encephalitische Kind» beschrieben?

Wir sollten eine Reise in die Geschichte der letzten hundert Jahre unternehmen. Woher kommen diese Schädigungen, warum sind sie in den letzten Jahrzehnten aufgetreten? Der Umgang mit diesen Kindern und denen, die mit ihnen zu tun haben, erweckt den Eindruck, dass Gehirnlähmungen und Encephalitis im Zunehmen sind. Können wir zu einem Verständnis der Gehirnlähmung und der Encephalitis kommen?

Die Lebensbedingungen der Menschen haben sich während der letzten hundert Jahre stark verändert und ich sehe keine Notwendigkeit, hier über soziale Umstände, die industrielle Revolution, Maschinen oder das Zusammenbrechen des Familienlebens zu sprechen; Sie kennen die Ursachen des Desasters in der Kindheit und der Adoleszenz zu gut.

Wenn wir in die Welt schauen und hineinlauschen, wenn wir in einer Stadt leben und versuchen, zur Ruhe zu kommen, um über ein bestimmtes Problem nachzudenken, dann können wir erleben, wie viele neue Reize seit der Erfindung der Maschinen und Lokomotiven in die Welt gekommen sind. Nun mögen Sie denken, dies sei ein zweitrangiges Problem, dass die Welt lauter ist als vor hundert Jahren. Während der letzten hundert Jahre kam mit fortschreitender Entwicklung eine Maschinerie in die Welt und diese «Störenfriede» in der natürlichen Umgebung des Menschen haben die Stille beendet. Nicht, dass wir sie wieder loswerden müssten. Ich möchte dies nur beschreiben und Sie eine Meinung bilden lassen.

Zu Beginn des 19. Jahrhunderts treffen Sie in der Geschichte die Napoleonischen Kriege an, die man sicher als den Ersten Weltkrieg bezeichnen kann. Nach dem Ende dieser Napoleonischen Kriege wurde plötzlich die Eisenbahn eingeführt und allmählich wurde durch die Jahrzehnte des 19. Jahrhunderts hindurch die Oberfläche der Erde immer mehr mit Eisenbahnlinien durchzogen, immer mehr Dampfloks, kleine und große, gelangten zu den Dörfern und Städten. Überall drang die Eisenbahn ein und so wurde die Stille unterbrochen. Nach dem Ersten Weltkrieg gab es nicht nur Eisenbahnen, sondern auch Autos und dann ging die Entwicklung mit rasender Geschwindigkeit voran, Städte und Landschaften füllten sich mit Hektik und Lärm und gleichzeitig war alles erfüllt mit Radiowellen. So entstand sowohl von innen als auch von außen eine zweite Unterbrechung des Friedens der Stille; nach dem Zweiten Weltkrieg kam durch die Flugzeuge die dritte große Störung und gleichzeitig kam das Fernsehen auf. Nun sind wir ununterbrochen mit Tausenden von Reizen konfrontiert, begossen, gestoßen, gepfiffen in die Welt hinein: Motore, Busse, Lokomotiven, Flugzeuge.

Wir müssen dies – jedoch nicht in einer negativen Art und Weise – sehen und wahrnehmen und erkennen, dass die Zerstörung der Stille dadurch bewirkt wurde. Der menschliche Geist und die Seele sind dabei, sich an diese veränderten Bedingungen unserer Zeit anzupassen.

Als die erste Eisenbahn aufkam, wurde ein medizinisches Komitee eingesetzt und gebeten, die Einflüsse der Eisenbahn auf das Leben der Menschen zu untersuchen. Dieses Komitee saß über ein Jahr zusammen und diskutierte, was das nach sich ziehen würde und gab einen Bericht heraus, der besagte, dass der Lärm der Eisenbahn eine Gefahr für die menschliche Existenz sei und dass entlang der Strecken hölzerne Wände gebaut werden sollten! Rudolf Steiner bezog sich auf diese Aussage und dieses medizinische Komitee hatte recht mit seiner Einschätzung. Wir brauchen uns nicht daran zu gewöhnen, die Reize, die von der Erfindung der Lokomotiven herrühren, zu ertragen.

Psychologisch und anatomisch kann etwas beobachtet werden, das sehr wichtig ist: Der Mensch ist imstande, seine Augen zu schließen, jedoch nicht seine Ohren. Wir haben nicht die anatomische Möglichkeit, unsere Ohren zu verschließen wie einige Tiere dies tun können. Dies ist nicht ein Bonmot. Es muss als etwas Grundlegendes angesehen werden, wenn wir über Sehen und Hören nachdenken. Sie sind etwas völlig Verschiedenes.

Hier einige wenige Andeutungen: Was für eine Haltung nehmen wir ein, wenn wir zuhören? Wir werden entspannt, wenn wir Musik hören, wir versuchen Sinneseindrücke auszublenden, wir schließen unsere Augen, wir sitzen gemütlich, so dass die Musik in uns hineinströmen kann. Nun, diese Entspannung ist nichts anderes als die Erfahrung des Hörens. Hören ist nicht nur ein Vorgang, der mit den Ohren ausgeführt wird, der ganze Mensch ist offen für den Klang. Gute Tanzmusik bewirkt, dass der Körper anfangen will, in Bewegung zu kommen. Nur diejenigen, welche empfindsam für Musik und Klänge sind, werden wissen, dass es nicht allein unsere Ohren sind, die hören: Klänge strömen in unseren Körper genauso wie in unsere Ohren. Das ständige Starten von Autos, das Radio und all die anderen Geräusche sind eine ständige Schädigung des menschlichen Bewusstseins. Sie sind eine fortwährende Verletzung der menschlichen Seele. Der Klang wird von unserem ganzen Körper erlebt und von da bewegt sich der Klang aufwärts und erst zuletzt wird er durch unsere Ohren aufgenommen. Mit dem Sehen ist es anders. Wir sehen mit unseren Augen die Farben, Licht und Dunkelheit; alles, was wir durch unsere Augen sehen, strömt hinunter in unsere Existenz. Das Hören geschieht von unten nach oben; das Sehen von oben nach unten.

Fragen wir uns ganz ernsthaft, was die Funktion des Gehirns ist; was ist dieses besondere Organ, das wir in unserem Schädel tragen, diese komplizierte Struktur, die im Nervenwasser schwimmt, diese Vielfalt an Fasern und Zellen, diese höchst erstaunliche Struktur der menschlichen Architektur? Was ist dieses Gehirn? Während der letzten hundert Jahre haben wir viel über die Einzelheiten dieser komplizierten Struktur gelernt, dennoch ist ihre eigentliche Funktion noch immer ein Wunder für die wahren Wissenschaftler. Während der letzten zwanzig Jahre ist nur ganz allmählich etwas Licht auf dieses Rätsel der Funktion des Gehirns gefallen. Die Populärwissenschaft hat versucht, das Gehirn allzu schnell zu erklären – dass es durch einen Reiz, einen Stimulus und eine Reaktion funktioniert. Das ist dumm und ich kann das deshalb so sagen, weil ich nun zehn

Jahre lang dieses Geheimnis des menschlichen Gehirns studiert habe. Ich stehe noch immer vor einer verschlossenen Tür, aber eines ist durch wissenschaftliche Forschung und die Arbeit mit dem hirn-geschädigten Kind klar geworden, was sich als erste Annäherung an das hirngeschädigte Kind erwiesen hat: Dies ist, wie sich das Gehirn innerhalb der Evolution entwickelt hat, durch die Stadien des Tierreiches, und man kann es mit diesem exzellenten Ausdruck «Progressive Cerebration» charakterisieren. Wir finden die allmähliche Entwicklung des Gehirns, wie es im Verhältnis zum Körper größer und größer wird. Aber wir finden auch, dass der Körper immer mehr von der korrekten Funktion des Gehirns abhängig wird. Nun, unsere heutigen Theorien, die in wissenschaftlichen Büchern dargestellt sind, sind falsch. Es ist nicht so, dass ein Reiz von irgendwo kommt, das Gehirn stimuliert und dadurch ein Muskel zuckt. Die Funktion des Gehirns ist es nicht, einen Reiz auszusenden, es ist nicht so, dass unsere Sinnesorgane aktiviert werden, indem sie in die Welt schauen. Stellen Sie sich vor, die Muskeln würden niemals zur Ruhe kommen, wenn sie nicht mit den Nervenfasern verbunden wären. Tatsächlich ist die Motorik nur dazu da, die muskuläre Bewegung zur Ruhe zu bringen. Das Gehirn bringt Ruhe in die lebhafte Bewegung der Muskeln.

Es ist nicht so, dass wir Klang und Farbe, Empfindung und Geschmack durch die Sinnesorgane empfangen. Im Gegenteil, das Gehirn hält die Sinneseindrücke ab und nur weil das Gehirn die Sinnesorgane aktiviert, nur dadurch sind wir imstande, auf der einen Seite durch das Gehirn Bewegung und Leben in den Körper zu bringen und gleichzeitig den Einfluss der Außenwelt abzuwehren.

Nach unten hin zur Motorik und nach außen in das Reich der Sinne erschafft das Gehirn eine Art Raum, einen Hafen der Ruhe. Es brauchte hunderttausende Jahre der Evolution, um dies zu erreichen. In ihn kann die Individualität, die Persönlichkeit, der Geist des Menschen eintreten. Die Aufgabe des Gehirns ist es, den Raum der Stille zu erschaffen, in welchen wir als geistige Wesen bei der Geburt eintreten können. Nun erschafft und entwickelt dieses Geistwesen innerhalb dieses Raumes der Stille drei Fähigkeiten: aufrecht über die Erde zu gehen, zweitens zu sprechen und drittens zu denken. Kein Tier ist in der Lage, diese drei dauerhaften menschlichen Fertigkeiten zu entwickeln, weil es nicht diesen Raum der Stille hervorgebracht hat, in welchen der Geistkeim des Menschen eintreten kann: das Wort zu sprechen, das Wort zu bewegen und das Wort zu denken.[157]

Dies ist beim hirngeschädigten Kind gestört oder gar zerstört. Das Gehirn ist nicht imstande, diesen Ort der Stille zu schaffen. Dies ist mir während der letzten Jahre klar geworden.

Beim «encephalitischen» Kind sind es die Lärmreize, die den entzündlichen Zustand hervorrufen können. Dies kann auf einen Schock zurückzuführen sein; viele dieser Kinder haben die Explosion einer Bombe erlebt und als Folgeerscheinung trat eine Encephalitis auf. Der Lärm strömt in das Sein des Menschen, ergießt sich in Handlungen, bewirkt einen Überfluss an Sinneseindrücken. Sein Sein wird durch Farbe, Licht und Klänge, durch Tausende von einströmenden Sinneseindrücken überwältigt und das Gehirn ist nicht in der Lage, sie auszusortieren, zu unterscheiden. Es gibt keine Möglichkeit, sich zu konzentrieren oder die Verbindung zwischen dem Ich und der Außenwelt zu ordnen. Es gibt diese vielen äußeren Eindrücke, die die werdende Mutter oder den Säugling überwältigen. Wenn Licht mit zu viel Intensität einströmt, dann entsteht eine Hirnlähmung oder ein Mangel an Koordination entwickelt sich zu solch einem Grad, dass eine vollständige Spastik entsteht. Aber wie kann nun versucht werden, diesen Zustand zu heilen? Es wurden viele Versuche unternommen, dem Kind zu helfen, welches an einer Gehirnlähmung leidet und selbstverständlich ist eine gewisse Hilfe geleistet worden. Wenn man nun immer mehr mit solchen Säuglingen arbeitet, dann kann man staunen, wie diese Säuglinge sich entwickeln, wenn sie drei, vier oder fünf Jahre alt sind. Denn wir haben noch nicht erkannt, welche Bedeutung der Hafen der Stille hat, und dass sich erst nach drei Lebensjahren das koordinierte Sprechen und Bewegen entwickeln.

Wie entwickeln sich Säuglinge, die bereits in dieser Richtung behandelt wurden? In Camphill haben wir begonnen, diese Kinder zu heilen, indem wir ein Haus der Stille eingerichtet haben: Wir versuchen, diese Kinder in einen fensterlosen Raum zu setzen, Richtung Süden ist eine große Leinwand und darauf werden durch Menschen, die sich in eurhythmischen Gesten bewegen, die schönsten, farbigen Schatten geworfen. Die Kinder können diese Farben und Formen sehen. Hinter ihnen ist ein kleines Orchester, bestehend aus Leier, Harfe und zwei Singstimmen. Das hirngeschädigte Kind sitzt zwischen diesem Zusammenspiel aus farbigen Schatten und Musik. Diese Interaktion zwischen wahrer Farbe und wahrer Musik, in Frieden, Harmonie und Stille, wird den Kindern täglich zwanzig bis dreißig Minuten gegeben mit vielversprechendem Ergebnis. Wir haben versucht, die geschädigte Funktion des Gehirns zu ersetzen; von außen zu ersetzen, was das Gehirn an Sinneseindrücken und zu starken Bewegungen nicht imstande ist abzuwehren. Die kommenden Jahre werden zeigen, was das, was so vielversprechend ist, was ein Raum der Stille und Frieden bewirken kann.

Was ich gesagt habe, ist sehr unvollständig und nicht mehr als ein Überblick, aber einiges vom dem, was ich Ihnen weitergeben wollte, ist vielleicht durch diese Gedanken angestoßen worden und wurde erfahrbar gemacht.

Die Behandlung des post-encephalitischen Kindes

von Karl König[158]

Seit einigen Jahren nun hat sich unser tiefes und ernstes Interesse gerade auf diese Gruppe von Kindern gerichtet. Als wir damit begonnen haben, hatten wir bereits gelernt, den post-encephalitischen Zustand in einer engen Beziehung zu jenem der Prä-Psychose zu sehen. Erst vor kurzem kamen wir allerdings in die Lage, deren Unterschiede wie auch deren Ähnlichkeiten genauer zu beobachten, was uns ermöglichte, die beiden ihrem jeweiligen Bereich eindeutiger zuzuweisen. Wir kamen zu der Schlussfolgerung, dass Post-Encephalitis und Prä-Psychose polare Gegensätze sind, obgleich sie eng miteinander verbunden sind.

Wiederholt haben wir Kinder beobachtet, welche anfangs Verhaltensmerkmale zeigten, welche auf einen post-encephalitischen Zustand hinwiesen. Allmählich, oder auch plötzlich, veränderten sich diese beim Erreichen des siebten Lebensjahres hin zum prä-psychotischen Typus.

Von einem Gesichtspunkt aus gesehen hat das post-encephalitische Kind weit mehr Charakteristika des Autismus als das psychotische Kind. Doch sein autistisches Verhalten unterscheidet sich gleichwohl von jenem des psychotischen Kindes und auch hier haben wir allmählich gelernt, die verschiedenen Symptome zu unterscheiden. Wir haben begonnen, die grundlegenden Symptome zu beleuchten, obgleich jedes neue Kind wieder neue diagnostische Probleme aufzeigt.

Was bezeichnen wir als ein post-encephalitisches Kind? Es gehört zu einer Gruppe behinderter Kinder, deren Anzahl weit größer ist als man vor 20-30 Jahren dachte. Diese Gruppe kann alle möglichen Arten von Symptomen aufzeigen, von leichten Störungen bis hin zu den schwersten Behinderungen. Je früher ein Kind erkrankt, desto stärker ausgeprägt wird seine Behinderung sein. Dies ist, wie immer, eine allgemeine Regel mit zahlreichen Ausnahmen.

Wenn ein Baby oder ein Kleinkind von einer Encephalitis ergriffen wird, wird meistens die ganze Persönlichkeitsstruktur gestört. Verschiedene physische Symptome wie z. B. eine Gliedmaßenlähmung, epileptische Anfälle, Stumpfheit und verschiedene Verhaltensauffälligkeiten können auftreten. Tritt die Erkrankung zu einem späteren Zeitpunkt auf, so wird die Zerstörung der psycho-somatischen Ganzheit weniger ausgeprägt sein. Unweigerlich jedoch wird eine Störung des Persönlichkeitsgefüges auftreten, z. B. emotionale Ausbrüche mit einer geringen Fähigkeit, diese zu kontrollieren, Auffälligkeiten im Sozialen und herausforderndes Verhalten mit großen Schwierigkeiten, sich einzugliedern, schweren Störungen in der Entwicklung des kindlichen Benehmens, sowie häufig eine völlige Blindheit in der Unterscheidung von richtig und falsch. Unter delinquenten Jugendlichen besteht ein gewisser Prozentsatz, deren Tendenzen von einer post-encephalitischen Ursache herrühren.

An diesem Punkt sollte erwähnt werden, dass sich typische post-encephalitische Störungen auch ohne eine ursächliche encephalitische Erkrankung zeigen können. Ein schwerer Schock in der frühen Kindheit oder sogar ein Schock der Mutter während der Schwangerschaft, können einen Zustand mit deutlichen post-encephalitischen Symptomen hervorrufen.

Wie unterschiedlich die Zeichen und Symptome auch immer sein mögen, es gibt einige grundlegende Charakteristika, welche die Zugehörigkeit eines Kindes zur post-encephalitischen Gruppe indizieren. Diese Anzeichen erscheinen wie ein Grundthema, um welches herum sich die verschiedenen Ausprägungen herausformen. Diese Grundsymptome sind so typisch, dass, wenn diese einmal erkannt wurden, diese immer wieder entdeckt werden können.

Das augenfälligste Symptom ist eine innere Ruhelosigkeit des Kindes, gepaart mit einer ausgeprägten Spannung. Entweder herrscht die Unruhe oder die Spannung vor. Das Kind kann ohne ersichtliches Ziel durchs Zimmer stürmen und wahllos nach dem einen oder dem anderen Gegenstand greifen. Wenn sein Treiben unterbunden wird, so wird es sich alles Mögliche ausdenken, um sein Begehren zu erreichen. Es mag von einem Wasserhahn wie magisch angezogen sein, einem Lichtschalter oder einem Türgriff und wird nicht nachgeben, bis es diesen angefasst hat. Ist dies erreicht, wird es nach einem anderen Ziel suchen. Ein Großteil des Tages wird damit verbracht, ununterbrochen neue Objekte zu suchen. Es kommt auch häufig auf ein besonders favorisiertes Objekt zurück. Wenn dies auch ziellos erscheint, beinhaltet dieses Verhalten doch ein beachtliches Maß an Eifer und Ausdauer. Die Spannung zwischen dem Objekt und dem Kind bestimmt sein ganzes Sein. Diese Kinder sind gänzlich darauf konzentriert und fixiert, ihre Ziele zu verfolgen.

Das ziellose Spiel eines mikrocephalen Kindes und die untätige Leere eines geistig defizienten (d.h. minderbegabten) Kindes ist etwas völlig Verschiedenes gegenüber der zielgesteuerten Spannung des post-encephalitischen Zustands. Dies können wir als das grundlegendste Symptom betrachten, das durch alle anderen Schichten von Verhaltensmustern hindurchscheinen wird, welche das Kind im Laufe seines Lebens erworben haben mag.

Wenn wir ein solches Kind genau beobachten, werden wir feststellen, dass es in einer Weise auf seine Objekte fixiert ist, die sich von der des psychotischen Kindes unterscheidet. Letzteres ist, so wie ich es im vorigen Kapitel[159] beschrieben habe, im Bereich seiner Sinneswahrnehmung eingekerkert. Beim post-encephalitischen Kind ist es die Organisation seiner Gliedmaßen, welche unwiderstehlich von den Objekten der Sinneswelt angezogen wird. Das Kind ist in der Lage, eine Sache zu greifen, ohne hinzuschauen – ein begehrter Stift oder etwas Süßes wird gefunden, wo auch immer es versteckt ist. Was vielfach als Kleptomanie beschrieben wird, ist häufig ein Symptom der Post-Encephalitis. Die innere Unruhe und Spannung des Kindes ist das Ergebnis der unwiderstehlichen Anziehung, die das Objekt auf die Gliedmaßenorganisation ausübt.

Die Art des Objekts kann sehr stark variieren von unbedeutenden Gegenständen bis hin zu ganz besonderen. Das eine Kind mag nur nach Büchern greifen; ein anderes ist angezogen von Spinnen, während ein drittes nach Zigarettenpackungen jagen wird und so weiter. All dies kann auf zwanghafte Begehrlichkeiten hinauslaufen, die alles andere im Umfeld des Kindes vollständig unbedeutend werden lassen.

Es ist daher unschwer vorstellbar, dass die Behandlung des post-encephalitischen Kindes keine einfache Sache ist. Oft wird es zu einer großen Prüfung für die verantwortliche Person,[160] insbesondere dann, wenn ein weiteres Symptom stark ausgeprägt ist; diesen Kindern mangelt es an innerem Rhythmus und an einer geordneten Periodizität ihres Organismus. Schlafen und Wachen sind häufig vertauscht, so dass das Kind während des Tages schläft, aber keine Möglichkeit hat, sich während der Nacht zu beruhigen. Diese kleinen Patienten können an einem Tag das Essen verweigern und an den nächsten Tagen plötzlich alles ihnen Greifbare essen. Auch können sie zu bestimmten Zeiten ruhig und fast unzugänglich sein, zu anderen Zeiten sehr laut und sogar aggressiv. Dieser unvermittelte und plötzliche Wechsel des Verhaltens, gepaart mit fehlendem Rhythmus und Disharmonie, ist ein weiteres bedeutsames Symptombild.

Diesen Kindern zu helfen, ist eine schwierige Aufgabe. Als erste Maßnahme muss es der Lehrer in jedem Fall unterlassen, dem Kind in irgendeiner Weise zu widersprechen. Je stärker sich das Kind frustriert fühlt, umso ruheloser wird es. Ihm zu erlauben, seine Absichten so viel wie möglich auszuleben, ist deshalb die erste Regel. Wir halten uns nur bereit, um Zwischenfälle abzuwenden oder um größere Zerstörung zu vermeiden. Wenn dies über einige Wochen durchgetragen wird – die schwersten Fälle bedürfen häufig einer gesonderten und individuellen Betreuung –, so wird sich das Kind beruhigen und wird zugänglicher werden. Sein Vertrauen verankert sich und die Spannung wird schwächer, weil sie nicht gebremst wird. Schritt für Schritt muss das Kind in das Leben der Gruppe und der Hausgemeinschaft hineingeführt werden.

Es wird allmählich die Fähigkeit erlangen, sich in den täglichen Ablauf einzufügen. Diese Eingewöhnungszeit kann Monate aber auch manchmal Jahre in Anspruch nehmen.

Selbst wenn das Kind eine gute Sozialisierung erreicht hat und wenn seine täglichen Rhythmen gefestigt sind, wird trotzdem der post-encephalitische Zustand dieses Kind weiterhin zu einer einsamen Figur unter den anderen Kindern machen. Es wird an der Oberfläche angepasst sein, aber grundsätzlich wird es wie ein Einsiedler bleiben. Hier sehen wir wieder die enge Verbindung dieses Zustandes mit jenem der Prä-Psychose. Das psychotische Kind bleibt auch ein Fremder unter den anderen, jedoch ist seine Einsamkeit von der des post-encephalitischen Kindes zu unterscheiden.

Einige dieser Kinder besuchen regelmäßig die St.-John's School,[161] haben jedoch große Lernschwierigkeiten. Teilweise, wenn zu ihrem Zustand epileptische Anfälle hinzukommen, sind deren Gedächtniskraft und ihre Konzentrationsfähigkeit begrenzt. Wann immer es möglich ist und ihr Verhalten nicht zu sehr störend ist, nehmen diese Kinder wenigstens am Hauptunterricht teil.

Wie auch beim prä-psychotischen Kind, so können wir eine funktionelle Störung des Atmungsprozesses bemerken. Ich habe beschrieben, wie beim psychotischen Kind die Einatmung zu flach ist;[162] hier ist die Einatmung das Gegenteil davon – sie ist zu tief. Bei Angstzuständen, wenn das psychotische Kind meist den Atem unterbricht, atmet das post-encephalitische Kind teilweise mit starker (und lautstarker) Anstrengung sehr tief ein.

Auch hier haben wir heilsame Übungen in der folgenden Weise eingeführt.

Die Kinder sitzen in einem Raum, der mit blauem Licht schwach beleuchtet ist. Zum Schlag einer großen Trommel müssen sie zunächst rhythmisch einatmen, dann wird die Ausatmung zunächst durch Summen begleitet, dann durch Singen. Wenn dies erreicht ist, werden rote und grüne Lichtfunken, durch ein Stroboskop produziert, den Kindern gezeigt. Schließlich werden diese Lichtfunken allmählich in ein konstant bestehendes Licht umgewandelt, welches auf ein Madonnenbild gerichtet ist. Nach einer Weile wird wieder eine Phase des Singens, Summens und der zum Schlag der Trommel geführten Atmung eingeführt, womit eine Rückwärtsbewegung des einführenden Prozesses entsteht. Dann endet diese Gruppenbehandlung mit einem Moment der Stille. Es wird täglich durchgeführt und dauert ca. dreißig Minuten. Danach sind die Kinder entspannt und der Zustand der Körperspannung ist merklich weniger.

Das Heilmittel, Thalamos, über welches ich vor drei Jahren berichtet habe,[163] hat mehr und mehr seine große Bedeutung gezeigt. Obwohl einige der am stärksten betroffenen Kinder bislang nur kleine Fortschritte gezeigt haben, haben andere besonders gute gemacht und ihre schwere Erkrankung beinahe überwunden.

Wir können hoffen, dass allmählich der post-encephalitische Zustand, welcher einer der schwerwiegendsten in der Heilpädagogik ist, zu einem solchen Ausmaß gelindert werden kann, dass die meisten dieser Kinder nicht unheilbaren Störungen anheimfallen müssen, sondern genügend Selbstkontrolle erreichen, um sozialfähige Wesen zu werden, welche in einem sie beschützenden Rahmen mit einem guten Maß an Selbstrespekt werden leben können.

Die Probleme des psychotischen Kindes

von Karl König[164]

Während der letzten drei Jahre wurde eine engmaschige Untersuchung und Beobachtung psychotischer Kinder fortgesetzt. Bereits im letzten Bericht habe ich über die Natur dieser Kinder gesprochen als auch über einige der Mittel, mit welchen wir versuchten, ihnen zu helfen oder sie vielleicht sogar zu heilen.

Die Zahl der schizophrenen als auch prä-psychotischen Kinder, welche in Camphill betreut werden, hat zugenommen und dadurch sind auch unsere Möglichkeiten der Beobachtung größer geworden. Nun haben wir diesen Typ eines Kindes in jeder unserer Hauptgruppen, mit der Ausnahme von Heathcot. Sie leben mit den anderen Kindern ihrer Altersgruppe zusammen in Camphill, Newton Dee und in Cairnlee.

Wir haben gelernt, sie kennenzulernen als auch ihr eigentümliches Verhalten: ihre Gewohnheiten, ihre Nöte, ihre Beziehung zu anderen Kindern, zu Lehrern und Pflegekräften. Mehr und mehr kommen wir dazu, in diesen Kindern einige der interessantesten Beispiele moderner Störungen im Kindesalter zu sehen.

Viele von ihnen werden immer noch mit dem Begriff «autistisch» beschrieben, was bedeutet, dass sie sich aus dem Kontakt mit anderen Menschen zurückgezogen haben und in ihrer eigenen Welt leben. Zu Beginn ist solch ein Eindruck verständlich, wenn man von einem oberflächlichen Standpunkt aus beobachtet. Das intime tägliche Zusammenleben mit diesen Kindern bringt gleichwohl gänzlich neue Aspekte ihres Zustandes hervor. Sie versuchen gewiss, den Kontakt mit anderen menschlichen Wesen zu vermeiden; sie schauen einen nicht in die Augen; sie bekunden, nicht dem zuzuhören, was man ihnen mitteilt; sie streben danach, mit anderen Kindern zu spielen und sie befinden sich in einer permanenten verzweifelten Suche nach menschlicher Beziehung. Diese Versuche, einen intimen Kontakt mit anderen Menschen herzustellen, sind nicht nur sonderbar und unberechenbar, sondern deren Wege und Mittel führen zu dauernder Erfolglosigkeit und Enttäuschung. Dies ist der Fall, weil diese Kinder keinen ungehinderten Wunsch nach Kontakt haben, wie auch dieser Wunsch meist vom Gegenteil begleitet ist. Das psychotische Kind sehnt sich und weist zurück zur gleichen Zeit; es liebt und es hasst meist im gleichen Moment; und es ist permanent in Stücke gerissen durch diese widersprüchlichen Gefühle. Diese emotionale Fassade ist eines der bedeutendsten Symptome der kindlichen Schizophrenie.

Das zweite augenscheinliche Merkmal, welches wir allmählich beobachtet und zu verstehen gelernt haben, ist ihre ungeordnete Sinnes-Wahrnehmung. Sie sehen und hören, berühren und erfahren Wärme und Kälte in einer anderen Weise als normale Menschen. Ihre Sinneserfahrungen sind scharfsinniger als jene eines normalen Kindes. Das psychotische Kind ist meist völlig vertieft in die Wahrnehmungen des einen oder anderen Sinnesorgans. Es und die Welt werden zu sehr ein und dasselbe. Es ist so, als ob das Kind komplett gefesselt wäre an diese spezielle Sphäre der Sinneswahrnehmung, und deshalb ist es unfähig, sich aus dieser zu befreien. Als Folge treten Fixierungen auf; ein Stuhl, welcher mit dem Kind überall hingetragen wird, glänzende Objekte, nach welchen es an allen möglichen und unmöglichen Stellen sucht, der Lärm des Staubsaugers, welcher eine unvermeidbare Anziehung hat und ein Objekt des Begehrens ist.

Zu diesem Symptom gehört eine der schwierigsten Angelegenheiten in der Betreuung dieser Kinder, nämlich ihr Essverhalten. Die meisten von ihnen sind meist gleichgültig gegenüber dem Essen; andere betteln nur um eine Sorte von Essen und verweigern alles andere. Dann wechseln sie plötzlich eines Tages ohne ersichtlichen Grund von einer Art des Essens auf etwas anderes oder sogar zu einer plumpen Verweigerung, überhaupt zu essen. Permanente Aufmerksamkeit muss solchen Symptomen gegeben werden. Diese Kinder müssen manchmal wie Babies gefüttert werden, dann reagieren sie und nach einer Weile essen sie wieder ohne Hilfe.

All dies sind Symptome, welche mit Regelmäßigkeit bei fast jedem der psychotischen Kinder auftreten. Als wir uns gefragt haben, was diese Symptome bedeuten und wie wir sie zu interpretieren haben, waren wir ratlos. Nur eine Sache war offensichtlich, dass diese Kinder gar nicht den Kontakt mit ihrer Umwelt ablehnten, aber dass diese Art des Kontakts eine gänzlich unterschiedliche ist gegenüber dem üblichen. Allmählich entdeckten wir, dass sie die größten Schwierigkeiten haben, sich selber zu erkennen. Wir haben Kinder, welche sich selbst «du» und jede andere Person «ich» nennen. Diese fundamentale Sicherheit, welche jedes menschliche Wesen hat und welche ihm das Wissen gibt, was «er» ist und was die «äußere» Welt ist, diese fundamentale Erfahrung, auf welcher unsere sozialen Beziehungen und Ordnungen aufbauen, fehlt dem psychotischen Kind oder ist bei ihm zerbrochen. Es ist genauso falsch, dieses als gespaltene Person zu bezeichnen als auch, es als ein autistisches Wesen zu beschreiben. Es ist weder das eine noch das andere; aber es fehlt ihm die Möglichkeit, sich selbst von anderen Dingen und Wesen zu unterscheiden. Die Grenze seiner Sinneswahrnehmung ist zertrümmert; und deshalb hat es keine Möglichkeit, zu wissen, wann und was es kontaktiert. Und nun verstehen wir seine Schüchternheit, Dinge zu benennen; es weiß nicht, wie und was es benennen soll, weil es fortwährend sich selbst mit einer Sache identifiziert und dann nimmt es diese wieder als eine merkwürdige und fremde Sache wahr.

All dies verursacht diese seltsame Verhaltensweise des psychotischen Kindes. Die Künsteleien dieser Kinder sind manchmal außer Kontrolle. Ihre Gewohnheiten des Ankleidens und Waschens, von Schlafen und Aufwachen am Morgen, sind voll von Riten und fixen Gewohnheiten. Diese sind jedoch die festen Punkte in ihrer täglichen Gewohnheit und sollten nicht aufgebrochen werden, bevor nicht ein gewisses Maß an innerer Entspannung erreicht wurde.

Kein anderes Kind benötigt so viel konstante Betreuung, Liebe und Verständnis wie die Schizophrenen. Sie müssen von permanenter Herzenswärme umgeben sein, welche nach und nach den Eisberg ihrer Existenz zu schmelzen vermag. Denn diese permanente Unfähigkeit, einem anderen menschlichen Wesen direkt zu begegnen, hat sie kalt gemacht und manchmal hart.

Was sie auch brauchen, ist eine strenge tägliche Routine, welche häufig das einzige Mittel ist, durch welches sie einen gewissen Grad von innerem Frieden erlangen können.

Jedes einzelne dieser Kinder besucht seine passende Klasse in der St. John's School.[165] Jedes von ihnen liebt offensichtlich seine Schularbeit und viele von ihnen zeigen gute Anlagen im Lernen und in der Konzentration. Einigen hat die bloße Begleitung der Klasse geholfen, einen großen Schritt vorwärts zu machen. Sie haben Schreiben und Lesen gelernt, zu zeichnen und zu malen und manche sind sehr eifrige Schüler.

Einige haben sogar einen entscheidenden Fortschritt gemacht und zeigen einen definitiven Wandel in ihrer früheren Depersonalisation. Dies ist einem anderen auffallenden Symptom geschuldet, welches tief verbunden ist mit den Charakteristika, welche ich dargestellt habe.

Bei jedem dieser schizophrenen Kinder zeigt sich eine tiefsitzende funktionelle Störung des Atmungsprozesses. Sie atmen in einer viel flacheren Art und Weise als dies andere Kinder tun. Und erst wenn sich dieser Zustand verbessert, ist Hoffnung für eine weitere Entwicklung gegeben. Die Heilpädagogik in Form von Übungen, welche wir bei schizophrenen Kindern anwenden, basiert auf dieser Tatsache. Es ist eine Art von Gruppentherapie, welche jeden Morgen stattfindet, nachdem die Kinder von Ihrem Unterricht zurückgekehrt sind und sie dauert ca. dreißig Minuten.

Eine Gruppe von fünf oder sechs Kindern befindet sich in einem ruhigen Raum, in welchem nur rote Lichter brennen, das Tageslicht wurde vollständig ausgeschlossen. Die Übung beginnt mit einer speziellen, von einer Leier und einer Triangel gespielten Musik, zu welcher die Kinder gehen und rennen in unterschiedlichen Rhythmen und Formen. Jedes Kind wird von einem Lehrer oder einer Pflegemutter geführt. Nach dieser Bewegung haben die Kinder eine spezielle Heileurythmie-Übung, welche sie dazu aufruft, mit einer anderen Person in Kontakt zu treten. Zwei machen diese Übung gemeinsam und rufen «Ich und Du, Ich und Du, Du und ich sind Wir.» Für Kinder, welche unfähig oder unwillig sind zu sprechen, spricht der Helfer, welcher es führt, für das Kind. Hierauf folgt Musik, welche abwärts vom siebten zum vierten Intervall führt. Am Ende ist ein Moment der Stille, bevor die Kinder den Übungsraum verlassen.

Die Gruppenbehandlung wurde allmählich entwickelt und beabsichtigt besonders, die flache Atmung zu stärken und zu vertiefen. Dies könnte auch mit kraftvollen Bewegungen erreicht werden, aber es würde in keiner Weise dem Kind helfen, seine Persönlichkeit in einer innigeren Weise mit seinem Körper zu verbinden.

Soweit sind die Ergebnisse dieser Behandlung ermutigend. Die Kinder sprechen gut darauf an und die Lehrer der St. John 's School berichten, dass sie im Unterricht eine größere Fähigkeit zeigen, sich zu konzentrieren und dass sie weniger geneigt sind, ihren fixen Ideen nachzugehen.

Dieses Kapitel zusammenfassend, denke ich, dass unsere Versuche und Beobachtungen nahelegen, dass das psychotische Kind den Bedarf hat nach einem völlig normalen Alltagsleben. Es benötigt eine klare tägliche Routine, regelmäßige Anwesenheit in der Schule, jedoch auch eine beträchtliche Menge an Zeit für individuelle und Gruppenspiele. Dieser letzte Punkt, würde ich nun wiederholen, ist von größter Bedeutung, wie ich bereits in meinem letzten Bericht ausgeführt habe.

Wir hoffen, dass wir nach einer gewissen Zeit dahin kommen, dass wir die innere und äußere Technik gefunden haben, diesen Kindern bedeutend zu helfen. Es ist meine Absicht, eine detaillierte Untersuchung über das schizophrene Kind zu einem späteren Zeitpunkt zu veröffentlich.

Zum Störungsbild der «Prä-Psychose»

von Almut Tobis

Die «Psychose» steht als Begriff seit der Mitte des 19. Jahrhunderts bis heute für eine schwere psychische Störung mit einer gestörten Wahrnehmung und Verarbeitung der erlebten Wirklichkeit, u. a. mit Wahnvorstellungen, Halluzinationen und einem gestörten Ich-Bewusstsein im Sinne eines Realitätsverlusts.

In dem Aufsatz von Karl König «Die Probleme des psychotischen Kindes» wird dieses Störungsbild in Abgrenzung zu jenem der «Post-Encephalitis» («König'sches Syndrom») skizziert. Im Gegensatz zu letzterem leidet das prä-psychotische Kind an einer Kontaktstörung, wobei ein flaches Atemmuster charakteristisch ist. König betont, dass es sich bei der Kontaktsuche im zwischenmenschlichen Bereich um eine verzweifelte, ambivalente Suche nach Beziehung handle. Die Wege der Kontaktaufnahme seien von vornherein zum Misserfolg verurteilt. Ein Kind mit dieser Symptomatik habe keinen «ungehinderten Wunsch nach Kontakt»; es sehne sich nach einem solchen und weise ihn zugleich zurück:

> Sie versuchen gewiss, den Kontakt mit anderen menschlichen Wesen zu vermeiden; sie schauen einen nicht in die Augen; sie bekunden, nicht dem zuzuhören, was man ihnen mitteilt; sie streben danach, mit anderen Kindern zu spielen und sie befinden sich in einer permanenten verzweifelten Suche nach menschlicher Beziehung. Diese Versuche, einen intimen Kontakt mit anderen Menschen herzustellen, sind nicht nur sonderbar und unberechenbar, sondern deren Wege und Mittel führen zu dauernder Erfolglosigkeit und Enttäuschung. Dies ist der Fall, weil diese Kinder keinen ungehinderten Wunsch nach Kontakt haben, wie auch dieser Wunsch meist vom Gegenteil begleitet ist. Das psychotische Kind sehnt sich und weist zurück zur gleichen Zeit; es liebt und es hasst meist im gleichen Moment; und es ist permanent in Stücke gerissen durch diese widersprüchlichen Gefühle. Diese emotionale Fassade ist eines der bedeutendsten Symptome der kindlichen Schizophrenie.[166]

Weiter wird die innere Fesselung an die Sinneswelt des Kindes bei der sogenannten «Prä-Psychose» genannt. Diese Kinder sind so in ihre (eingeengte) Sinneswahrnehmung vertieft, dass sie gleichsam mit ihrer

Umwelt verschmelzen und unfähig sind, sich aus dieser wieder zu befreien. Hieran wird für König die mangelnde Selbsterkenntnis bzw. das fehlende Distanzierungsvermögen von der Mitwelt deutlich:

> Es ist genauso falsch, dieses als gespaltene Person zu bezeichnen als auch, es als ein autistisches Wesen zu beschreiben. Es ist weder das eine noch das andere; aber es fehlt ihm die Möglichkeit, sich selbst von anderen Dingen und Wesen zu unterscheiden. Die Grenze seiner Sinneswahrnehmung ist zertrümmert; und deshalb hat es keine Möglichkeit, zu wissen, wann und was es kontaktiert.[167]

Zu dieser Symptomatik gehört auch die Fixierung auf feste, verlässliche (quasi rituelle) Gewohnheiten. König wies auf die Notwendigkeit hin, diese Eigenschaften mit äußerstem Respekt zu behandeln. Die Abhängigkeit von klaren Abläufen und Gewohnheiten müsse absolut (und mit Herzenswärme) respektiert werden, da dies den Kindern Sicherheit gebe und allmählich zu einer inneren Beruhigung beitragen könne.

In seiner Darstellung vor Ärzten auf der Comburg im April 1954 (siehe Vortrag: «Post-Encephalitis im Kindesalter») als auch in dem Aufsatz «Über schwere Kontaktstörungen im Kindesalter und deren Behandlung mit der Substanz Thalamos» bezieht sich König auf den 7. Vortrag der *Allgemeinen Menschenkunde* Rudolf Steiners, welcher seiner Meinung nach die Grundlage zum Verständnis der Ursachen dieser beiden Störungsbilder darstelle. Rudolf Steiner sprach in diesem Vortragszyklus von «Sinnesempfindung», welche zunächst noch nicht zu einer «Sinneswahrnehmung» führe. Initial liege ein «fühlendes Wollen, wollendes Fühlen» vor.[168] Erst im weiteren Prozess komme es zu einem «denkenden Erkennen» durch die Wirksamkeit des menschlichen Ichs, welches den Sinnesprozess von der Empfindung zur Wahrnehmung und schließlich zur Vorstellungsbildung führt. Worum handelt es sich hierbei? Steiner beschreibt einen Prozess der Sinnesverarbeitung, welcher in einem Verständnis des Wahrgenommenen mündet bzw. es kommt zu einer Begriffsbildung. Wenn ein Kind beispielsweise die Kanten einer Kiste betastet und sich diese von allen Seiten immer wieder betrachtet, dann ist mit Begriffsbildung gemeint, dass das Kind im Normalfall zu der Erkenntnis des Gegenstandes kommt. König beschreibt die von ihm beobachtete Störung folgendermaßen:

> Es handelt sich ja bei diesen Kindern nicht nur um eine Einengung im Sinnesfeld, es handelt sich nicht nur um eine Einengung im motorischen Feld, sondern es handelt sich darum, dass eine Trennung zwischen dem, was empfunden und dem, was wahrgenommen wird und der eigenen Persönlichkeit gar nicht mehr stattfinden kann. Dadurch entwickeln sich Formen von schwerster Agnosie.[169]

König sieht in dem Gebanntsein an eine bestimmte Sinneswahrnehmung (z. B. das lange und fortwährende Betrachten und Betasten eines Gegenstandes) die Unfähigkeit, vom Sinneseindruck (der «Sinnesempfindung» in der Begrifflichkeit Steiners) zur Sinneswahrnehmung und damit zu einer Vorstellung, d. h. zu einer Erkenntnis, zu kommen.

Für König war es im Rahmen der Erstellung eines Therapiekonzepts ganz entscheidend, die Krankheitsphänomene genau wahrzunehmen und zu sammeln. Vor dem geschilderten Hintergrund wird plausibel, dass König und seine Mitarbeiter für ein Kind mit einem flachen Atemmuster eine andere heilpädagogische als auch eine andere medizinische Behandlung vorsahen als für ein Kind mit einem forcierten Atemmuster bei zugrundeliegender «Post-Encephalitis» («König'sches Syndrom»). Hier wird deutlich, was konkret gemeint ist, wenn man die Therapie aus der Diagnostik heraus entwickeln möchte, was König sehr wichtig war.

Greifen wir vor diesem Hintergrund die Frage auf, wie sich die beiden Syndrome «König'sches Syndrom» und «Prä-Psychose» innerhalb der «nosologischen Einheit» positionieren. König beschrieb sie als polare Gegensätze. Ihre Gemeinsamkeit sah er in einem Verlust der Mitte:

> Die verlorene Mitte ist nicht das Herz, diese verlorene Mitte ist die Atmung.[170]

Es liegt eine Störung der mittleren Sinne vor und bei beiden ein gestörter Atemrhythmus, wobei sich die beiden Syndrome polar gegenüberstehen. Das Kind mit der «Prä-Psychose» zeigt eine Einengung im Sinnesbereich bei flacher Atmung und einer deutlich eingeschränkten Bewegungsaffinität. Die Kinder mit dem «König'schen Syndrom» («Post-Encephalitis») hingegen weisen eine deutliche Affektion im Bereich des Bewegungsapparates auf mit starker innerer Unruhe und einer forcierten Atmung. Bei beiden ist die Entwicklung der höheren Sinne beeinträchtigt. Weiter gab König an, dass Übergänge von einem in das andere Zustandsbild zu beobachten seien. Zu der Frage, ob hieraus Verlaufsprognosen abzuleiten sind, hat sich König nicht geäußert.

Unterschiedliche heilpädagogische Interventionen bei den beiden Syndromen

von Almut Tobis

In dem Aufsatz «Die Probleme des psychotischen Kindes» wird ein gruppentherapeutisches Verfahren vorgestellt, bei welchem die Kinder sich zu Musik und unter Einwirkung von farbigem Licht bewegen sollen und hierbei unter Begleitung zum Sprechen geführt werden sollen. Während dieser dreißigminütigen Behandlung komme es zu einer deutlichen Atmungsvertiefung. Im Vergleich zu sportlichen Betätigungen wird es als unzureichend angesehen, lediglich die Atmungsvertiefung anzuregen:

> Dies könnte mit kraftvollen Bewegungen erreicht werden, aber es würde in keiner Weise dem Kind helfen, seine Persönlichkeit in einer innigeren Weise mit seinem Körper zu verbinden.[171]

Vielmehr werden das Sehen sowie das Hören angesprochen, welche dazu beitragen, dass sich über die (durch die Bewegung) angeregte Körperwärme und die Atmung das Seelisch-Geistige des Kindes tiefer mit der physischen Leiblichkeit verbindet.

In dem Aufsatz «Die Behandlung des post-encephalitischen Kindes» beschreibt König für die Kinder, welche am «König'schen Syndrom» leiden, ein anderes gruppentherapeutisches Verfahren, mit einem anderen Setting, denn mit beiden Verfahren werden unterschiedliche therapeutische Absichten verfolgt. Der Atemrhythmus beim prä-psychotischen Kind soll vertieft werden, bei jenem Kind mit dem «König'schen Syndrom» soll er beruhigt werden. Hinzu kommt eine unterschiedliche Einbindung des Seh- und Hörsinns.

Vorab-Prüfung und Anwendung der «Substanz Thalamos»

von Almut Tobis

Im Folgenden soll das Bemühen von König und Kollegen dargestellt werden, die «Substanz Thalamos» vor der Anwendung an Patienten gründlich zu prüfen.

Die aufwendigen und kostenintensiven Arzneimittelzulassungsverfahren von heute waren damals noch nicht etabliert. Die traditionelle Apothekenzubereitung von Arzneimitteln wurde im Allgemeinen während des 20. Jahrhunderts durch die zunehmende industrielle Fertigung in den Hintergrund gedrängt.[172] Verschärfte Zulassungsbedingungen bzw. eine Genehmigungspflicht für das Inverkehrbringen von Arzneimitteln entwickelten sich erst ab der Mitte der 1960er Jahre nach dem Contergan-Skandal. Für homöopathisch potenzierte Arzneimittel und Phytotherapeutika bestanden auch zu dieser Zeit noch einfachere Bedingungen für die Abgabe an Patienten.

In den 1950er-Jahren waren die Voraussetzungen, eine homöopathische Arzneimittelneuentwicklung in das Apothekensortiment zu integrieren, recht einfach. Der anthroposophische Arzneimittelbetrieb WALA besaß anfänglich die Zulassung, die «Substanz Thalamos» zu produzieren und zu vermarkten; im Jahre 1954 erteilte Karl König (als Entwickler dieses Arzneimittels) dann die Lizenz dafür der Weleda AG. Diese vermarktete die «Substanz Thalamos» unter den Handelsnamen «Thalamos I, II bzw. Thalamos III».

Bevor die «Substanz Thalamos» an heilpädagogisch betreuten Kindern angewendet wurde, erfolgte eine Prüfung mit Hilfe eines bildschaffenden Verfahrens mit der Kupferchlorid-Methode, welche als erster Schritt durchgeführt wurde. Es handelt sich um ein Verfahren zur qualitativen Beurteilung von Substanzen wie Lebensmitteln, Arzneimitteln oder Blut. Ein wässriger Extrakt, Patientenblut bzw. ein homöopathisches Arzneimittel wird mit Kupfer(II)-chlorid-Dihydrat versetzt. Die Flüssigkeit wird dann in einer Petrischale zur Kristallisation gebracht; durch den Trocknungsvorgang treten Veränderungen der Kristallformen auf, welche – verglichen mit der reinen Kupferchloridlösung – von Probe zu Probe unterschiedliche Strukturen aufzeigen, die dann interpretiert werden.[173]

Beobachtungen an gesunden Probanden

Eine Arzneimittelprüfung in Anlehnung an die Klassische Homöopathie wurde unter der Leitung von Königs ärztlichem Mitarbeiter Hans Heinrich Engel mit fünf Probanden (alle ärztlich geschult) durchgeführt:

> Um dieses Medikament näher kennenzulernen, wurde es ..., nach einer Reihe von Selbstversuchen, einer genauen Arzneimittelprüfung unterzogen ... Es folgt hier zunächst ein zusammenfassender Bericht der damals gewonnenen Ergebnisse.[174]

Dabei wurden den jeweiligen Prüfern unterschiedliche Schemata verabreicht (Einzelheiten hierzu siehe «Über schwere Kontaktstörungen im Kindesalter und deren Behandlung mit der Substanz Thalamos»). Im Anhang befindet sich ein Verzeichnis der aufgetretenen Symptome, welches König als «Homöopathisches Arzneimittelbild» von «Thalamos» bezeichnete. Die Prüfung wurde über zwanzig Tage und ausschließlich mit «Thalamos I» durchgeführt. Hierbei wurden fünf Testpersonen mehrmals täglich Arzneigaben (in unterschiedlichen Schemata) verabreicht, Potenzen in der D6, der D15 als auch in der D30. Die Personen erhielten jeweils teilweise Placebos, jedoch ohne zu wissen, an welchem Tag. Bei dreien der Prüfer wurde die Einnahme vor Ablauf von zwanzig Tagen auf Grund von Beschwerden abgebrochen. Es zeichnete sich eine Schnittmenge an Symptomen ab, was von den Autoren als Erstreaktion bzw. als Ausdruck eines Arzneimittelbildes auf die verabreichten Potenzen gewertet wurde. Zusammenfassend werden diese folgendermaßen beschreiben: Es traten auf der körperlichen Ebene entzündliche Affektionen insbesondere im Kopf- und Halsbereich auf (Halsschmerzen, Schluckbeschwerden, brennende Augen, Kopfdruck und -schmerzen sowie Fieber oder zumindest Nachtschweiß). Das Allgemeinbefinden betreffend zeigten sich Müdigkeit, Konzentrationsschwierigkeiten, Benommenheit, Schwindel und Koordinationsprobleme. Seelisch-geistig zeigten sich depressive Zustände, Ängste sowie das Gefühl, gewissermaßen aus sich herausgehoben zu sein mit Albernheit und dem Erleben, von Erinnerungen überflutet zu werden.

Beobachtungen an Patienten, deren Auswertung und Therapieempfehlungen

König und seine ärztlichen Kollegen dokumentierten eine Reihe von Krankengeschichten, welche in Zusammenfassung in «Über schwere Kontaktstörungen im Kindesalter» veröffentlicht wurden. Hierbei zeigen sich teilweise Überschneidungen in der Wirkrichtung zwischen Patienten und den Anwendungsbeobachtungen an den gesunden Arzneimittelprüfern. Bei den vorgestellten Krankengeschichten wurden sowohl Thalamos I und II als auch Thalamos III angewendet, während die Arzneimittelprüfung ja nur mit Thalamos I durchgeführt worden war.

Die aus den gemachten Verlaufsbeobachtungen abgeleiteten Schlussfolgerungen der Autoren König und Kollegen sind nicht eindeutig bestimmten Gruppen zuzuordnen. Wie aus der Auswertung der «Homöopathischen Arzneiprüfung» hervorgeht, wurden von König und Mitarbeitern offenbar aus einer Summe an Beobachtungen (unabhängig, aus welcher Anwendungsgruppe diese stammen) verallgemeinernd Erfahrungswerte und Modalitäten abgeleitet.

Bei den meisten Fällen war durch die Gabe von Thalamos I zunächst zum einen eine Verstärkung der inneren Unruhe sowie des aggressiven Verhaltens zu beobachten. Zum anderen zeigte sich auch zuweilen ein starkes Bedürfnis nach Schutz und Geborgenheit. Bei einem Teil der Patienten trat im Verlauf Fieber auf, meist im Rahmen einer Entzündung im Bereich der Luftwege oder auch ausgelöst durch eine Kinderkrankheit. Die beobachteten Entwicklungsschritte der Kinder bzw. eine positive Verhaltensänderung waren zum Teil unmittelbar, häufiger jedoch erst im Verlauf, u. a. nach überstandenem Fieber, zu beobachten.[175]

König und Kollegen erwähnen, dass eine Beeinflussung des Wärmehaushalts (bzw. die Fieberentwicklung) als eine allgemeine Reaktionsform von «Thalamos» zu werten sei und diese bei blonden Kindern eher zu beobachten sei als bei dunkelhaarigen. Es wird als Modalität genannt, dass die «schwefelreiche», blonde Konstitution besser und nachhaltiger auf «Thalamos» reagiere als die dunkelhaarige.[176]

Vor dem Hintergrund des heilpädagogisch-diagnostischen Ansatzes in der Untersuchung der kindlichen Gesamtkonstitution vermisst man in den dargestellten Krankengeschichten jedoch eine noch detailliertere Schilderung der jeweiligen körperlichen Konstitution der Kinder. Zudem werden die gesunden Arzneimittelprüfer in der Veröffentlichung von 1956 «Über schwere Kontaktstörungen im Kindesalter» gar nicht hinsichtlich ihrer Konstitution beschrieben.

Weiter wird genannt, dass die Arzneimittelwirkungen im Frühjahr und im Herbst besser zu beobachten seien. Außerdem wird darauf hingewiesen, dass man die Ergebnisse steigern könne, wenn man dies im Therapieplan berücksichtigt.

Die Tatsache, dass manche Kinder mit gesteigerter Unruhe, andere mit einem verstärkten Bedürfnis nach Ruhe und Schutz auf «Thalamos» reagierten (oder auch dasselbe Kind in unterschiedlichen Behandlungsphasen sowie unter der Behandlung mit verschiedenen Potenzhöhen unterschiedlich reagierte), bringen König und Kollegen mit der «Zweiphasigkeit» des Goldes in Verbindung. Es wurde oben im Zusammenhang mit der Phänomenologie des Goldes beschrieben, dass es homöopathisch eine seelische und bewusstseinsmäßige Mittellage unterstützt und polare Charakteristika in sich birgt (woraus sich auch der Einsatz bei Bipolaren Störungen ableitet).[177] König et al. formulieren es wie folgt:

> Es handelt sich also dabei um das zweiphasige Verhalten, das wir bei der Symptomatologie des Aurums kennen lernten. Durch diese Erstreaktionen veränderte sich das Verhalten der Kinder im weiteren Verlauf der Behandlung und ihre Kontaktfähigkeit mit der Umgebung wurde größer. Darin hatten wir nur ganz wenige refraktäre Fälle.[178]

In der erwähnten Publikation von 1956 «Über schwere Kontaktstörungen im Kindesalter» wird behauptet, das Gold mit seinen «Begleitern» (so die Wortwahl Königs) Olibanum und Myrrhe entspreche der Sonne, welche im Frühling durch die Tierkreisbilder des Widders und des Stieres geht. In den Kopfaffektionen im Rahmen der Arzneimittelreaktion wird eine *Lösung des Ichs und des Astralleibes aus der Kopf- und Halsregion* gesehen:

> Diese ‹Frühlingskräfte›, welche sich so deutlich darstellen, sind wohl zweifellos der Wirksamkeit des Aurums zuzuschreiben. In der hier vorliegenden Verarbeitung trägt es starke Sonnenkräfte in die Gebiete der mikrokosmischen Stier- und Widderregion hinauf und erzeugt dadurch die beschriebene Symptomatologie.[179]

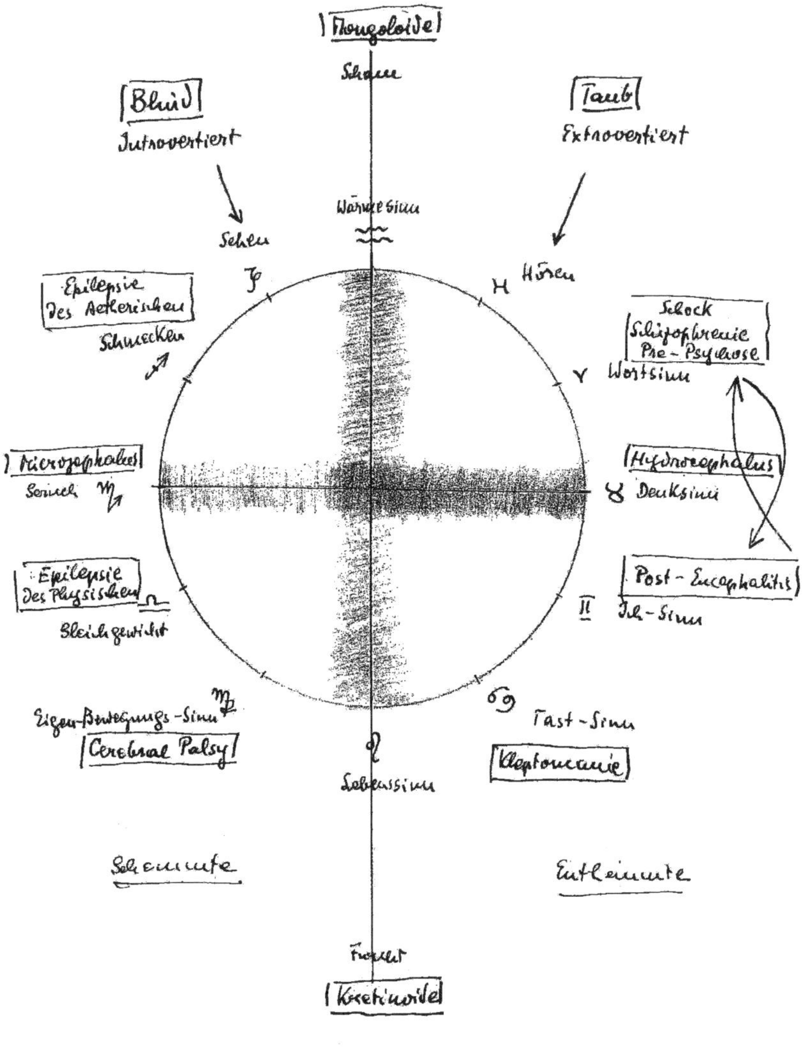

Skizze von Karl König zur heilpädagogischen Uhr

Zum Verständnis sei hier darauf hingewiesen, dass Rudolf Steiner einzelnen Körperteilen Tierkreisbilder zuordnete; hierbei entspricht der menschliche Kopf dem Widder, die Halsorgane dem Stier. Aus den 1950er Jahren gibt es von König Aufzeichnungen zur sogenannten «Heilpädagogischen Uhr». Es handelt sich hierbei um ein Schema, in welchem heilpädagogische Krankheitsbilder den Kräften des Tierkreises zugeordnet werden.[180]

Auch die Wirksamkeit der Harze wird in der Kopf- und Halsregion gesehen:

> Die Myrrhe, die ihren Angriffspunkt sonst im unteren Menschen hat, wird durch ihre Vergesellschaftung mit Aurum und Olibanum nach oben geschoben und zieht in die Region des Halses und Kehlkopfes ein.[181]

Die Myrrhe ist im Schwerpunkt dem Stoffwechsel-Gliedmaßenpol des Menschen zuzuordnen, doch ist dieser ja nicht, vertikal betrachtet, unten anzusiedeln; er ist vielmehr überall da präsent, wo Stoffwechselprozesse stattfinden bzw. bewusste muskuläre Steuerungen anzutreffen sind. Gerade der Kehlkopf ist ein Organ, welches auch für eine bewusste Steuerung zugänglich ist. Über die Atmung beeinflussen wir z. B. die Lautstärke beim Sprechen, die Stimmlage etc. Insofern leuchtet es an dieser Stelle nicht ein, dass die Myrrhe in ihrer Wirksamkeit «nach oben geschoben» werde, wie es in dem Zitat heißt. Sie wirkt dort sowieso und im Zusammenhang mit Gold und Weihrauch entsteht hier insbesondere in der Halsregion ein Synergieeffekt. Dies scheint mir insbesondere wichtig zu sein, wenn man bedenkt, wie ausgeprägt Königs Erfolge waren, stumme Kinder durch die Behandlung mit der «Substanz Thalamos» zum Sprechen zu bringen. Zum Olibanum wird Folgendes gesagt:

> Das Olibanum aber ist dem Gebiet des Hauptes verwandt und hat dort seine Wirksamkeit.[182]

Es stellt sich für den Leser die Frage, inwiefern der Weihrauch seine Wirksamkeit im Kopfbereich habe. Er wurde oben in erster Linie mit der Atmung bzw. dem Rhythmischen System in Verbindung gebracht. Er wurde phänomenologisch so beschrieben, dass der Weihrauch eine Polarität in sich birgt (nämlich jene aus unterschiedlichen Terpenen in Form der flüchtigen ätherischen Öle als auch der stärker haftenden Harze). Seine atmungsvertiefende Wirksamkeit ist nicht nur von der physiologischen Phänomenologie her nachvollziehbar; die Polarität der Inhaltsstoffe stützt diesen Gedanken m. E. zusätzlich. Insofern wirkt der Weihrauch sicherlich auch synergistisch im Verband mit der Myrrhe, aber m. E. nicht direkt im Kopf- und Halsbereich, sondern eher indirekt von der Atmung ausgehend auf den Kopfbereich.

Kommen wir im Folgenden auf Königs konzeptionelle Anleihe der Klassischen Homöopathie zu sprechen. Vor dem Hintergrund eines Arzneimittelprüfungsverfahrens in der Klassischen Homöopathie ist hier festzuhalten, dass man im Grunde genommen nicht von einer Arzneimittelprüfung im engeren Sinne sprechen kann, wenn man diese nur mit fünf Prüfern durchführt. Die Tatsache, dass drei dieser Personen diese vorzeitig abgebrochen haben, schmälert außerdem noch das Ergebnis einer Auswertung. Insbesondere die Tatsache, dass alle Prüfer unterschiedliche Schemata von Arzneipotenzen bzw. Placebos erhielten, erschwert die Erstellung eines Arzneimittelbildes, obgleich es sich um sehr wertvolle Erfahrungswerte handelt.

Auf Grund der Behandlungsbeobachtungen an Kindern hat König festgehalten, dass die Therapie im Frühjahr und Herbst sowie bei der sogenannten «schwefelreichen Konstitution» wirkungsvoller sei.[183] Zur Erhärtung dieser Aussage wäre es sinnvoll gewesen, die Arzneimittelprüfung zu diesen Jahreszeiten zu wiederholen; die Durchführung war im Dezember 1951 erfolgt.

Der ideengeschichtliche Hintergrund zur Entwicklung der «Substanz Thalamos»

Texte von Karl König,
eingeleitet von Almut Tobis

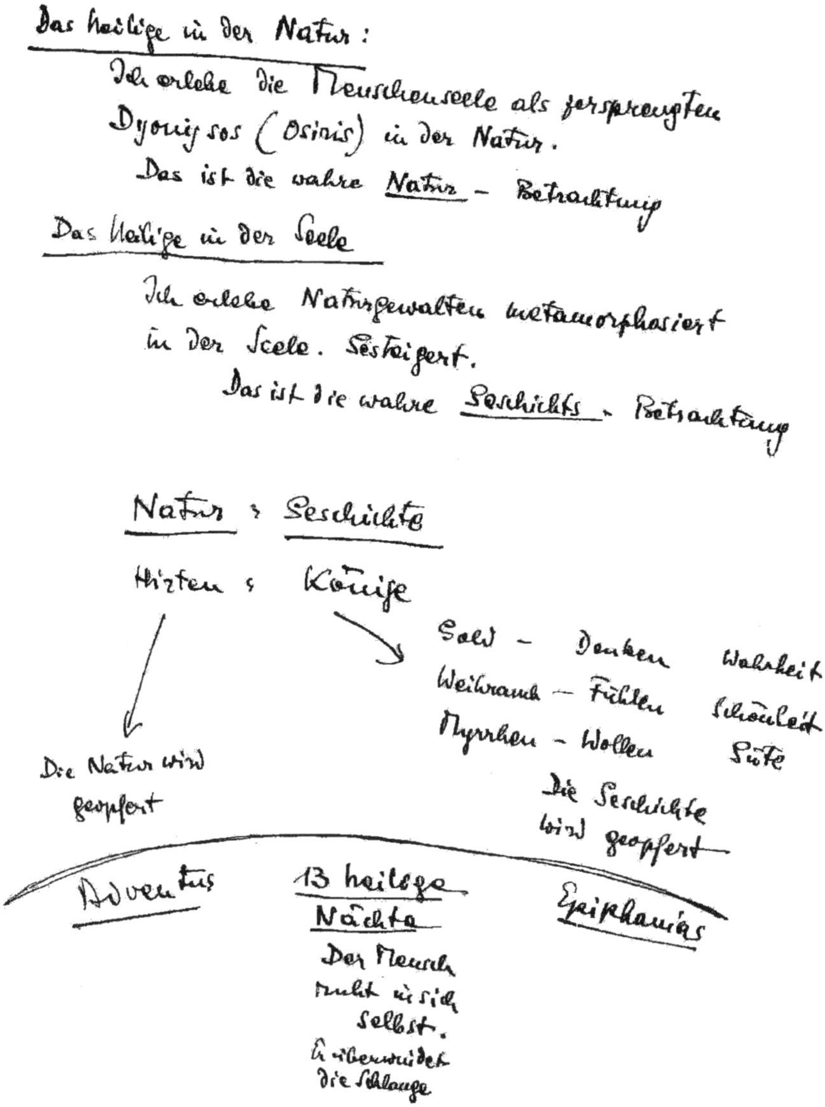
Das heilige in der Natur:

Ich erlebe die Menschenseele als zersprengten Dyonisos (Osiris) in der Natur.

Das ist die wahre Natur-Betrachtung

Das Heilige in der Seele

Ich erlebe Naturgewalten metamorphasiert in der Seele. Gesteigert.

Das ist die wahre Geschichts-Betrachtung

Natur : Geschichte

Hirten : Könige

Gold – Denken Wahrheit

Weihrauch – Fühlen Schönheit

Myrrhen – Wollen Güte

Die Natur wird geopfert

Die Geschichte wird geopfert

Adventus

13 heilge Nächte

Epiphanias

Der Mensch ruht in sich selbst. Er überwindet die Schlange

Aus Karl Königs Notizen (1. Januar 1935) zur Vorbereitung eines Vortrages

In zahlreichen Ansprachen Karl Königs zum Dreikönigstag wird seine Beziehung zu den Weisen aus dem Morgenland deutlich und dem damit verbundenen Epiphaniasfest (dem sogenannten «Erscheinungsfest», welches auf die Jordantaufe Jesu Bezug nimmt). Es zeigt sich immer wieder Königs tiefe geisteswissenschaftliche Beschäftigung mit Steiners Äußerungen zur Weltentstehung, zur Entwicklung der Erde und des Menschen. Die Inkarnation Christi, für Rudolf Steiner das zentrale Ereignis der Erdenentwicklung, wurde von König in zahlreichen Texten in den Fokus gerückt. In der genannten Darstellung aus dem Jahre 1956 «Über schwere Kontaktstörungen im Kindesalter zur Entwicklung der Substanz Thalamos» wird der ideengeschichtliche Hintergrund für diese Arzneimittelentwicklung aus der Anthroposophie heraus erwähnt.

Die königlichen Gaben an das Jesuskind. Königs spirituelle Inspiration für die «Substanz Thalamos»

von Almut Tobis

Die Anbetung des Jesuskindes durch die Weisen aus dem Morgenland wird im Matthäusevangelium berichtet; hingegen wird sie nicht von dem Evangelisten Lukas erwähnt. Dieser berichtet nur von der Anbetung durch die Hirten. Auffällig ist, dass die genaue Anzahl der Weisen in der Bibelstelle nicht genannt wird; möglicherweise erfolgte traditionsgeschichtlich von den drei Gaben ein Rückschluss auf die Personenanzahl.

König und Kollegen nennen in ihrem Aufsatz «Über schwere Kontaktstörungen im Kindesalter und deren Behandlung mit der Substanz Thalamos» einen Vortrag Rudolf Steiners zu dieser Thematik aus dem Jahre 1904.[184] Sie formulieren es wie folgt:

> Mythologisch ist Gold immer wieder mit Myrrhe und Weihrauch zusammen gesehen worden, am sichtbarsten dort, wo die drei Weisen ihre Gaben dem neugeborenen Jesuskinde darbringen. Aus den Tiefen der vorderasiatischen Mysterien tragen drei

> Könige im Reich des Geistes die ihnen heiligen Substanzen in die Geburtsgrotte des erwarteten Erlösers.[185]

Blicken wir im Folgenden genauer auf jenen Vortrag Steiners, auf welchen sich König bezieht; Steiner sah in den drei Magiern die Repräsentanten von drei Zeitaltern der Erdentwicklung.[186] Es handelt sich in der Anthroposophie insgesamt um sieben Abschnitte der Erdentwicklung, wobei das Ereignis der Geburt Jesu in die fünfte Epoche innerhalb dieser fällt (dem sogenannten Nachatlantischen Zeitalter, welches Steiner wiederum in sieben Kulturepochen der Menschheitsgeschichte gegliedert hat)[187].

In der volkstümlichen Tradition, in Legenden sowie in der Bildenden Kunst wurden die Drei Weisen ihrer Hautfarbe und ihren Geschenken nach unterschieden: ein hellhäutiger (Melchior), ein dunkelhäutiger (Kaspar) und ein König mit gelblicher Hautfarbe (also ein Asiate, Balthasar). In dem dunklen König, welcher die Myrrhe bringt, erblickte Rudolf Steiner einen Repräsentanten der Lemuris (des dritten Erdzeitalters):

> Die Myrrhen sind nun das Symbol der Abtötung des niederen Lebens und der Auferstehung des höheren Lebens

– so Rudolf Steiner in den von König und Kollegen genannten Ausführungen zum Dreikönigsfest.[188] In jenem König, welcher ein asiatisches Aussehen zeigt, sah Steiner den Repräsentanten des vierten Erdzeitalters, der Atlantis; er bringt den Weihrauch. Die Atlantier hatten – so Steiner – eine noch mehr unmittelbare Verbindung mit der Gottheit, die sich ausdrückte in einer Art von suggestivem Einfluss:

> Dieses In-Verbindung-Stehen mit der Gottheit wird durch die Opferung unterhalten. Das Gefühl muss sich erheben, damit Gott wiederum das Gefühl befruchtet: das findet seinen symbolischen Ausdruck in dem Weihrauch, der das allgemeine Symbol ist für die Opferung, die etwas zu tun hat mit der Intuition.[189]

Im hellhäutigen König fand Steiner den Menschen des gegenwärtigen fünften (nachatlantischen) Erdzeitalters vertreten:

> Er bringt das Gold, das Symbol der Weisheit, der Intelligenz.[190]

Gehen wir im Folgenden noch einige Schritte über die Schilderungen Königs und seiner Kollegen hinaus und blicken auf das Fest der Epiphanie im frühen Christentum und auf seine weitere Entwicklung bis ins 15. Jahrhundert. Steiner spricht in seinem Vortrag von 1904 die esoterische und die exoterische Bedeutung dieses Festes an. Er betont, dass die Bedeutung dessen erst seit dem 15. Jahrhundert eine zunehmend exoterische geworden sei:

> Dieses Fest der Epiphanie wird immer mehr Bedeutung gewinnen, wenn man wiederum die wahre, tatsächliche Symbolik dieses Festes verstehen wird. Wir haben es da mit etwas Wichtigem zu tun. Das können Sie schon daraus ersehen, dass eine sehr ausgebildete Symbolik diesem Feste der drei Magier aus dem Morgenlande zugrunde liegt.[191]

Der Dreikönigstag, der 6. Januar, ist zum einen das Fest der Anbetung der Könige und zugleich das sogenannte Erscheinungsfest (Epiphanie) als Fest der Jordantaufe Jesu.[192]

Das frühe Christentum feierte vor seiner Säkularisierung im 4. Jahrhundert durch Kaiser Konstantin ursprünglich nicht die physische Geburt Jesu Christi am 25. Dezember; im Mittelpunkt stand das Fest der Jordantaufe, welches auf den Tag des Dreikönigsfestes fiel. Die Römische Staatskirche löste später das Geburtsfest Jesu vom Tauffest weitgehend ab und schuf mit dem 25. Dezember das Fest, an dem die physische Geburt des Jesus von Nazareth von da ab vorrangig gefeiert werden sollte.

Karl König war religiös, philosophisch, anthroposophisch und geistesgeschichtlich sehr vielseitig interessiert und brachte in Gedankenbewegungen (mit zum Teil bildhaft-assoziativem Charakter) verschiedenste kulturgeschichtliche Themen in einen Zusammenhang. Im Folgenden wird seine Beschäftigung mit Goethes Märchen, den darin vorkommenden vier Königen sowie der Substanz des Goldes betrachtet. Es zeigen sich Bilder und Assoziationen, welche für das Verständnis der Arzneimittelschöpfung «Thalamos» hilfreich sein können.

Die Bedeutung von Goethes Märchen *Von der grünen Schlange und der schönen Lilie* für Karl König und seine Interpretationsansätze wären eine eigene Studie wert. Hier soll auf einige wenige Punkte eingegangen werden, insofern sie inhaltlich zu dieser Arbeit beitragen.

Am Ende der Handlung von Goethes Märchen steht die Opferkraft der Schlange ganz im Zentrum, sie wolle sich opfern, bevor sie selbst geopfert werde, sagt sie und schafft die Voraussetzung dafür, dass die Kraft der Liebe auch den vierten König zu neuem Leben erwecken kann.

Karl König hielt zur Eröffnung der Camphill Hall[193] am 30.09.1962 einen Vortrag, welchen er Goethes Märchen widmete. Über die Tatsache, dass die grüne Schlange das Gold in den Felsklüften gefressen hatte, sagte König Folgendes:

> Sobald sie es frisst, beginnt ihr Körper und ihr Sein von innen heraus zu strahlen. Nun – und erst jetzt – kommt sie zu sich selbst. Zum ersten Mal beginnt sie – von einem Zustand, in welchem sie mit ihrem Tastsinn durch die Felsklüfte kriecht –, beginnt sie zu sehen, wahrzunehmen; dann kommt sie herauf ans Tageslicht und das Gras, die Kräuter und alles um sie herum, beginnt zu glänzen in dem Licht, welches das Gold nun in ihr zum Leuchten bringt. Dies ist eine gänzlich neue Seelenkraft.[194]

König brachte diese mit dem Zeitalter der Bewusstseinsseele in Verbindung. Dieses wurde durch Rudolf Steiner mit der sogenannten «Germanisch-Angelsächsischen Kulturepoche» gleichgesetzt, des fünften

Kulturabschnitts innerhalb des fünften Erdzeitalters. Die Geburt Christi fand in der vierten Epoche, der Griechisch-Römischen, statt. Ab dem Jahr 1413 setzte Steiner dann den Beginn der gegenwärtigen, der «Germanisch-Angelsächsischen Epoche» an, in der sich für die geistige Entwicklung der Menschheit spezifische Aufgaben, unter anderem die Entwicklung der Bewusstseinsseele, stellen.

König ging in dem genannten Vortrag noch einen Schritt weiter und brachte die Opferkraft der grünen Schlange mit dem Rosenkreuzertum (wovon Rudolf Steiner spricht) in Verbindung:[195]

> Liebe Freunde, wenn ich noch einmal die verborgene Geschichte heraufrufen darf, dann müsste ich in diesem Moment sagen, dass die Kraft der grünen Schlange – die rosencreutzerische Kraft innerhalb der menschlichen Seele – etwas erblickt, was man nur mit dem Ausdruck «das Reich des heiligen Gral» bezeichnen kann.[196]

König schlägt hier einen weiten Bogen. Mit dem *Reich des heiligen Grals* war hier die Opferkraft gemeint, welche Christus in seinem Kreuzestod zeigte, repräsentiert durch den Gralskelch. Diese Kraft sah König in der Schlange des Märchens.

Für das Rosenkreuzertum stand die innerliche Anbindung an das Mysterium der Eucharistie im Mittelpunkt. In diesem Zusammenhang ist auch der Hinweis Königs zu verstehen, die Opferkraft der Schlange sei mit dem Reich des heiligen Grals in einen Zusammenhang zu bringen. Das heißt, er verglich die Opferkraft der Schlange mit der Opferkraft Christi in seinem Kreuzestod.[197]

Aus Archivtexten und Berichten von Zeitgenossen Königs wird dessen innere Beschäftigung mit der Legendengestalt von Artaban, dem vierten König, deutlich.[198] Karl König schien eine Gleichsetzung dieser Figur des vierten Weisen mit dem Gemischten König aus Goethes Märchen vorzunehmen; er charakterisierte Letzteren in seiner «Ansprache zu Dreikönig» vom 6.1.1956 als eine Gestalt, welche auf die Qualitäten der Heiligen Drei Könige aufbaue und dass jeder Mensch in einer gewissen Weise ein «vierter König» sei:

> Wir werden dieses Ideal nicht realisieren, aber wir leben daraus. Hier auf Erden sind wir der gemischte König. Er hält zurück, hindert; er denkt aber, er sei der Herrscher. Er hat vergessen, dass die drei Könige – jeder für sich ganz individuell – getrennt werden müssen. In uns dürfen Denken – Fühlen – Wollen nicht vermischt werden, auch wenn dies im gewöhnlichen alltäglichen Leben so oft geschieht.[199]

Weiter erwähnt König in dieser Ansprache die Notwendigkeit, der Menschheit zu dienen, welche ebenfalls in der Kraft des vierten Königs repräsentiert sei.

In fragmentarischen aphoristischen Notizen zu einem Vortrag zum «Dreikönigsfest in Thornbury» am 08.01.1959 brachte Karl König die drei Könige des Märchens mit den drei Ordensgelübden Gehorsam, Keuschheit und Armut in Verbindung und gesellte assoziativ die Begriffe Gewissen, Staunen und Mitleid hinzu.[200] In einer Dreikönigsansprache vom 04.01.1951 ging er noch einen Schritt weiter und wählte die drei Tugenden *Ehrfurcht, Mitgefühl und Gewissen* als Hauptthema und bildete indirekt einen Bezug zu den drei Ordensgelübden (und den damit verbundenen Assoziationen Gewissen, Staunen und Mitleid) sowie zu den Gaben der Heiligen Drei Könige:

> Gold ist das Staunen in der Philosophie. Weihrauch ist das Symbol des Mitgefühls. Myrrhe ist der äußere Ausdruck des Gewissens.[201]

Die Inhalte bewegte er also bereits sieben Jahre vor dem Vortrag in Thornbury und zu jener Zeit, in welche die Entwicklung der «Substanz Thalamos» fällt.

Ehrfurcht, Mitgefühl und Gewissen schienen für Karl König quasi Transformationen der monastischen Gelübde zu sein, um in einer Gesellschaft, welche weder hinter Klostermauern noch zölibatär lebt, zu einer moralischen Weiterentwicklung der Menschheit beizutragen.

Vor diesem Hintergrund kann die Arzneimittelentwicklung aus Gold, Weihrauch und Myrrhe durch Karl König in den Kontext einer mystischen Suche gestellt werden.

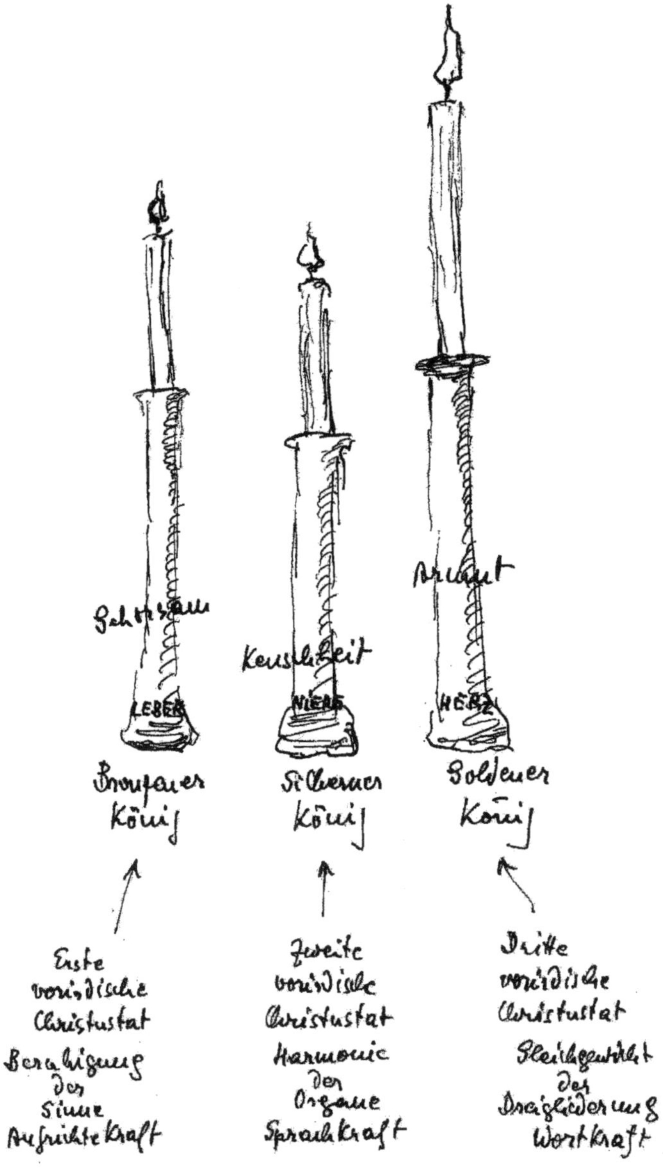

Zeichnung von Karl König in Vorbereitung auf einen Vortrag am 30.12.1958 über die «Meteorologischen Organe». Der nächste Vortrag, den König hielt, war am 08.01.1959 in Thornbury, wo eine ganz ähnliche Zeichnung entstand. Die Notizen zu diesem Vortrag folgen in Faksimile.

Zum Vortrag am 8. Januar 1959
in <u>Thornbury</u>

I. Die uns beschäftigenden Gedanken, die sich um bestimmte Persönlichkeiten bemühten, die ja wie Repräsentanten von Geistes-Tugenden vor uns hingestellt wurden.

<u>Armut</u>
<u>Keuschheit</u>
<u>Gehorsam</u>

Dabei handelt es sich nicht um drei sittlich zu erstrebende Eigenschaften, sondern um drei Prinzipien, die zutiefst in der Menschennatur verankert sind.

II. Im Goethe'schen Märchen finden wir das wieder. Da sind es die drei Könige, der

<u>Goldene</u>
<u>Silberne</u>
<u>Eherne</u>

die in den Tiefen der Erde weilen. Und wir können uns fragen: Warum sind die Könige hineinversetzt in eine Felsenhöhle? Warum wird das <u>Königliche Kind in einer Grotte</u> geboren? Dorthin kommen ja auch die drei Könige & bringen <u>Gold</u>
<u>Weihrauch</u>
& <u>Myrrhe</u>

Manuskript von Karl König zur Vorbereitung des Vortrages in Thornbury am 8.1.1959

III. Die Grotte unter der Erde.

Es gibt vier Stadien der Mysterien.

Die alten, unter der Erde.
Die halbalten, über der Erde.
Die halb neuen, über der Erde.
Die neuen, im Menschen.

Und die Grotte, der Felsentempel unter der Erde, er weist immer auf jenen Zustand hin, von dem Goethe im Märchen spricht.

Wer sind nun die drei Könige?

IV. Zu ihnen kommt die Schlange! Und sie hat ein Gespräch mit dem goldenen König. Dieses Gespräch weist hin auf den Anfang des Johannes-Evangeliums, wo auch vom „Gespräch", vom Wort gesprochen wird, daß es im Urbeginne war.

Nun tritt auch „der Alte" herein, das Gespräch setzt sich fort.

„Ich weiß das vierte Geheimnis" sagte die Schlange, flüstert es dem Alten ins Ohr. „Ich will mich hinopfern"

Das aber heißt nichts anderes, als daß die Schlange jene Kraft darstellt, die einst auch Iphigenie in sich trug, als sie am Altar der Göttin Diana geopfert wurde.

Hier begegnen wir den Vorboten des Christus-Wirkens.

3.)

V. Wer aber ist der „Alte mit der Lampe"?
Sie erhellt alles, was schon „an sich" leuchtet.
„in deren stille Flamme man gern hineinsah, u
die auf eine wunderbare Weise, ohne auch nur einen
Schatten zu werfen". Es ist das Streben der Seele
nach der höheren Erkenntnis; jene Möglichkeit,
die in <u>jedem</u> Menschen vorhanden ist, denn jeder
ist ein „<u>vom Fährmann Geborener</u>". Er trägt
uns aus dem Land des Geistes in das Erden-
reich herunter.

Der Fährmann u seine Hütte, sie sind
<u>das Bild des Schwanes</u>, des höheren Wesens,
das uns begleitet, führt 's wieder in seine
Schwingen nimmt in der Stunde des Todes.

VI. Jenseits des Flusses aber ist das Land
der schönen Lilie. Sie hat drei Gespielinnen.
die eine trägt den <u>Feldstuhl</u>
die zweite die <u>Harfe</u>
die dritte den <u>Sonnenschirm</u>
(} die drei Bestimmungsstücke des geistigen Menschen)

Feldstuhl .... Zwiebel (unter der Erde)
Harfe ...... Kohlhaupt (Blatt)
Sonnenschirm .... Artischocke (Blüte)

Das Land der <u>Lilie</u>

Das Land der <u>grünen Schlange</u>

Das Christus-Prinzip ist auf die
Erde gestiegen.

VII. Wie können wir verstehen, was in der schönen Lilie sich wirklich verbirgt?

In diesem Bild erschauen wir etwas, das sich erst erkennen lässt, wenn wir die Frage stellen: Was ist das Märchen?

Es ist eine Apokalypse + nur eine Art von apokalyptischem Denken hilft uns, die Gestalten des Märchens zu erfassen.

Die Lilie stellt im Märchen das, was in der Apokalypse das Lamm bedeutet.

VIII. So ist im Märchen, obwohl das christliche Element nicht erwähnt wird, der Christus-Impuls, wie er in der Welt wirkt, enthalten.

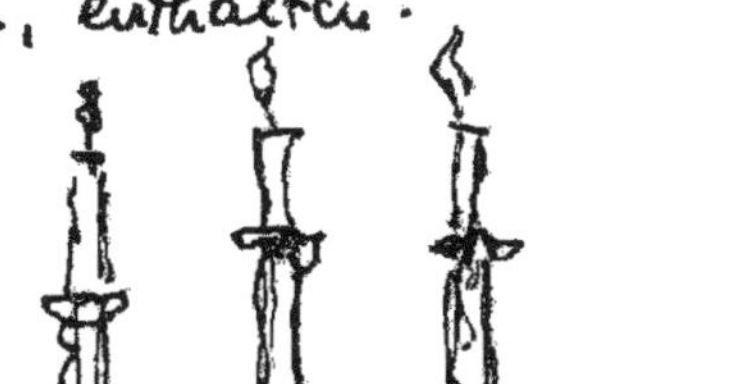

Armut Keuschheit Gehorsam

Die drei vorirdischen Christustaten wirken fort.

Armut ..... Staunen
Keuschheit ... Mitleid
Gehorsam ... Gewissen.

+

«Die drei Begleiter» von Karl König

Alle, die über die Erde wandern,
Die Meere durchfahren,
Und die Gebirge überqueren,
Die unter Bäumen wandeln,
Am Strand der Seen,
Und den Küsten des Ozeans entlang schreiten;
Alle, die den Vögeln gleich,
Nach dem Süden sich sehnen
Und zurück in den Norden streben,
Die West & Ost mit liebenden Herzen
Und wirkenden Taten durchdringen;
Die durch Städte jagen
Und in den Prärien reiten,
Die im einsamen Boot das Meer durchkreuzen
Und in den Regionen des Eises
Die Todesbitterkeit der Kälte kosten;
Sie alle, die Wandernden,
Die den Erdenumkreis & den Himmel
Zu ihrer Heimat machten,
Sie sind nicht allein.
Drei sind es, die als freundliche Begleiter,
Sie umgeben & behüten.

Balthasar heißt der erste.
Er umhüllt den Wanderer
Mit dem blauen Mantel seiner Einsamkeit.
Er spendet ihm den Frieden des Alleinseins,
Und die Geborgenheit des Herzens.
Er bereitet die Ruhe
Im wechselnden Spiel der Erscheinung.

Der zweite heißt Melchior.
Er gibt ihm die rote Stola der Sicherheit,
Damit er an jeder Wegeskreuzung
Den rechten Pfad sich erwähle.
Damit er Entscheidungen fälle
Im Einklang mit dem eigenen Schicksal.
Und immer wieder
Die Klarheit der Gewißheit wisse.

Des Dritten Name ist Kaspar.
Er gibt das grüne Untergewand des Mutes
Und des immerwährenden Neubeginns;
Daß das Herz nicht ermatte,
Der Fuß nicht versage
Und die Hand nicht schlaff werden möchte.
Damit das Wandern unentwegt sich vollziehe
Und Erde & Himmel die Heimat bleiben.

So sind die Drei
Die Begleiter aller, die wandern;
Aller, die sich aufmachten
Den Pfad zu beschreiten.
Es ziehen die Wellen.
Es weiten die Wege sich.
Es glänzen die Sterne.
Ihr Könige, seid bedankt,
Daß ihr mich wieder wandern läßt.

2. März 1957.

Die drei Begleiter

von Karl König

Alle, die über die Erde wandern,
Die Meere durchfahren
Und die Gebirge überqueren,
Die unter Bäumen wandeln,
Am Strand der Seen
Und den Küsten des Ozeans entlang schreiten,
Alle, die den Vögeln gleich,
Nach dem Süden sich sehnen
Und zurück in den Norden streben,
Die West und Ost mit liebendem Herzen
Und wirkenden Taten durchdringen,
Die durch Städte jagen
Und in den Prärien reiten,
Die im einsamen Boot das Meer durchkreuzen
Und in den Regionen des Eises
Die Todesbitterkeit der Kälte kosten,
Sie alle, die Wandernden,
Die den Erdenumkreis und den Himmel
Zu ihrer Heimat machten,
Sie sind nicht allein.
Drei sind es, die als freundliche Begleiter
Sie umgeben und behüten.

Balthasar heißt der erste.
Er umhüllt den Wanderer
Mit dem blauen Mantel seiner Einsamkeit.
Er spendet ihm den Frieden des Alleinseins

Und die Geborgenheit des Herzens.
Er bereitet die Ruhe
Im wechselnden Spiel der Erscheinung.

Der zweite heißt Melchior.
Er gibt ihm die rote Stola der Sicherheit,
Damit er an jeder Wegeskreuzung
Den rechten Pfad sich erwähle.
Damit er Entscheidungen fälle
Im Einklang mit dem eigenen Schicksal.
Und immer wieder
Die Klarheit der Gewißheit wisse.

Des dritten Name ist Kaspar.
Er gibt das grüne Untergewand des Mutes
Und des immerwährenden Neubeginns;
Daß das Haupt nicht ermatte,
Der Fuß nicht versage
Und die Hand nicht schlaff werden möchte,
Damit das Wandern unentwegt sich vollziehe
Und Erde und Himmel die Heimat blieben.
So sind die Drei
Die Begleiter aller, die wandern;
Aller, die sich aufmachten,
Den Pfad zu beschreiten.
Es ziehen die Wolken,
Es weiten die Wege sich,
Es glänzen die Sterne.
Ihr Könige, seid bedankt,
Daß ihr mich wieder wandern lasst.

2. März 1957

Goethe und die Heiligen Drei Könige

von Karl König[202]

Der 6. Januar ist für diejenigen, die die Bedeutung dieses Tages verstehen, eines der wichtigsten Feste des Jahres. Seine esoterische Bedeutung sollte nicht unterschätzt werden. Einige Jahrhunderte lang war dieses Fest nur wenigen bekannt. Erst seit ein paar Jahrhunderten feiern die Christen Weihnachten am 25. Dezember. Davor wurde es am 6. Januar als Fest der Christus-Geburt – der Taufe im Jordan – gefeiert. In früheren Zeiten war die Geburt von Gottes Sohn in Fleisch und Blut das bedeutendste Ereignis.

Im Alten Ägypten wurde dieser Tag als der Tag des Osiris gefeiert, der Tag der Wiederfindung des Osiris durch Isis, der Schwester, Mutter und Ehefrau des Osiris. Dieses Fest wurde sowohl außerhalb als auch innerhalb der Mysterientempel gefeiert. Es war das Fest der Auferstehung des Geistes-Menschen aus dem Grab. Die menschlichen Leiber wurden als das Grab des Osiris bezeichnet, im Inneren des menschlichen Körpers war ein Teil des zerstückelten Osiris begraben. Die Auferstehung des Osiris im Menschen wurde gefeiert.

Nach und nach wurde dieser Tag mit den Drei Königen verknüpft, welche ihre Geschenke Gold, Weihrauch und Myrrhe zu dem Kind in der

Krippe bringen. Diese drei Gestalten sind erst allmählich in das Bewusstsein der europäischen Menschheit getreten; es war kein schneller Weg in die Herzen der Christen.

Im 13. Jahrhundert überführte ein Marschall von Friedrich I. die Überreste der Drei Könige von Mailand nach Köln. Nach dem Krieg war das ein wunderbares Bild: Inmitten von Zerstörung und Schutt steht dort die schöne Kathedrale, kaum beschädigt, und in ihr sind die Reliquien der Drei Könige. Diese Tat, die Gebeine aus dem Süden nach Köln zu bringen, wurde eine Inspiration für viele Künstler des Mittelalters. Gemälde, Holzschnitzereien, Steinreliefs wurden angefertigt, die die Drei Könige darstellen; Kaspar, Balthasar und Melchior.

Im 14. Jahrhundert schrieb ein bekannter Mönch in Hildesheim alle Legenden der Drei Könige nieder. Im 19. Jahrhundert wurde ein altes Gedicht, welches in Vergessenheit geraten war, von Goethe ausgegraben. Wie es dazu kam, darüber möchte ich Euch gerne erzählen.

Man kann immer wieder sehen, dass jedes menschliche Leben ein Kunstwerk ist. Wer sich mit dem Leben Goethes beschäftigt, kann geradezu staunen, wie wunderbar es von höheren Wesenheiten aufgebaut wurde; jeder Moment ist ein Teil einer Harmonie, und nicht ein einziges Ereignis könnte ersetzt werden, ohne die Harmonie des Ganzen zu stören.

Zu Michaeli 1819 kam Goethe von Weimar nach Jena. Während dieser Zeit bat er den Bibliothekar der Universität, ihm unveröffentlichte Manuskripte zu übergeben. Unter diesen entdeckte er jenes des Johannes von Hildesheim. Es war in lateinischer Sprache geschrieben. Zunächst war Goethe ergriffen von der Schönheit der Schrift. Dann begann er damit, sich mit dem Text vertraut zu machen und entdeckte, dass es sich um die Geschichte der Drei Könige handelte. Diese war Goethe nicht unbekannt, denn das Motiv der Drei Könige tauchte in seinem Leben wiederholte Male auf. Während er las, dachte er daran, was 1794/95 geschehen war, als er von der geistigen Welt die Möglichkeit bekommen hatte, das Märchen niederzuschreiben, in welchem der Felsentempel dargestellt wird, wo die drei Könige und noch ein vierter erscheinen. Seine Könige sind so dargestellt, dass sie die esoterischen Insignien von Kaspar, Melchior und Balthasar tragen. Nun las Goethe die Geschichte, wie sie 600 Jahre zuvor niedergeschrieben worden war.

Mitte Oktober 1819 schrieb Goethe an Sulpiz über seine Funde, und dass er sich wünsche, dass diese Dichtung übersetzt und veröffentlicht würde, so dass viele sie lesen könnten. Warum gerade an Sulpiz? Wer war er? Er war damals noch ein junger Mann, und war Goethe fünf Jahre zuvor auf seltsamem Wege begegnet. Er war in Goethes Haus hereingestürmt und Goethe war ihm gegenüber anfänglich sehr kühl. Johann Sulpiz wollte eigentlich Goethes Hilfe ersuchen: Er hatte einen Bruder, der Melchior hieß. Diese beiden Brüder sammelten zusammen mit einem Freund jedes Bild und jede Zeichnung und jedes Relief von Künstlern aus dem Mittelalter, das sie finden konnten. Alles, was vor Dürer entstanden ist, wäre mehr oder weniger unbekannt geblieben, wenn Sulpiz, sein Bruder und sein Freund es nicht gesammelt hätten. Sulpiz wollte Goethe davon überzeugen, dass diese Kunst schön sei und Goethe gab sich damit einverstanden, Sulpiz' Haus in Heidelberg zu besuchen. Allmählich öffnete sich Goethes Herz und er wurde zum Bewunderer dieser Kunst. Unter den Bildern in der Sammlung waren viele, welche die Drei Könige darstellten. Sulpiz und die beiden anderen wurden damals als «die Drei Könige» bezeichnet und auch ihre Sammlung war unter diesem Namen bekannt. So wurde Goethe zu einem besonderen Bewusstsein für die Drei Könige geführt.

Der Grund aber, weswegen Goethe jeden Sommer in den Südwesten Deutschlands, zum Beispiel nach Heidelberg, reiste, war der folgende: 1814 – er war damals 65 – lernte er eine junge Frau kennen und verliebte sich in sie. Ihr Name war Marie Anne Katharina Jung, später Marianne von Willemer; sie war eine außergewöhnliche Person, 1784 in Österreich geboren, kam sie später nach Frankfurt, wo sie einen großen Eindruck auf der Bühne machte. Clemens von Brentano verliebte sich in dieses Mädchen. Er war durch sie inspiriert, *Die*

Romanzen von Rosenkranz zu schreiben. Es ist doch äußerst wunderbar und beeindruckend, diese Fäden des Karmas zu sehen: Clemens von Brentano wurde 25 Jahre später Freund und Gönner von Katharina von Emmerich, welche die wunderbarste und genaueste Vision der Drei Könige hatte. Brentano veröffentlichte ihre Schauungen in dem Buch *Leben der heiligen Jungfrau Maria.*

Im Jahre 1817 heiratete Marianne Jung den Herrn von Willemer, genau zu jener Zeit, zu der Marianne und Goethe einander gefunden hatten. Goethe hatte tiefe Begegnungen mit vielen Frauen und sein Herz war leicht zu entflammen, er hatte aber drei große Beziehungen, und jede von ihnen eröffnete einen neuen Abschnitt seines Lebens.

Die erste war jene, als er 19 Jahre alt war und eine alte Jungfer traf, eine schöne Seele, Fräulein von Kleppenberg. Durch sie eröffnete sich eine ganze Welt für ihn – die Mystik – und aus der Tiefe seines Seins wuchs ein okkultes Wissen empor, welches dort verborgen geblieben war. Fräulein von Kleppenberg war Mitglied der Böhmisch-Mährischen Brüdergemeine. Goethe war einige Jahre ganz gefesselt von allem, was in seinem Inneren emporstieg – zumindest, was sein inneres Leben betraf, nicht so sehr das äußere.

Die zweite große Beziehung war jene mit Frau von Stein in Weimar. Das Griechische, das in Goethe lebte, wurde geboren und der Wunsch wuchs, nach Griechenland zu reisen. Die dritte Begegnung war jene mit Marianne Jung.

In der Begegnung mit Frau von Kleppenberg wurde ein Goethe geboren; in der Begegnung mit Frau von Stein ein anderer Goethe. Hinter jedem menschlichen Wesen steht die letzte Inkarnation. Doch solche Persönlichkeiten, welche große Taten in der Welt zu vollbringen haben, können sich nicht nur auf die letzte Inkarnation verlassen, sondern mehrere müssen die gegenwärtige Inkarnation ernähren. Die Tore zu den früheren Leben wurden durch diese drei Frauen geöffnet:

Ein früheres Leben in den Ägyptischen Mysterien durch Fräulein von Kleppenberg. Ein Leben in Griechenland durch Frau von Stein. Und in den Jahren 1814-1819, in welchen die große Liebe zu Marianne von

Willemer eine Rolle spielte, schrieb Goethe den West-östlichen Diwan, eine Sammlung der allerschönsten Gedichte der Persischen Zeit.

Zu Beginn des 19. Jahrhunderts brach die Schwelle zwischen West und Ost, und die Weisheit des Ostens – vor allem Persiens – strömte ein. Goethe machte sie sich zu eigen und aus der Verbindung zu Marianne von Willemer schrieb er den *West-östlichen Diwan*. Die Quelle des Östlichen hatte sich geöffnet und Goethe konnte sie empfangen. Nicht nur er konnte die Gedichte verfassen, sondern Marianne von Willemer – brennend in seinem Feuer– wurde auch selbst zur Dichterin.

1819 wurde das Buch Goethes gedruckt und das erste Exemplar an Marianne von Willemer geschickt, danach aber, war er wie leer. Das große Werk war vollendet. So ist das mit dem Schicksal. Am 22. August wurde das Buch an Marianne geschickt; am 28. August wurde Goethe 70 Jahre alt, und nur einen Monat später fand er das Manuskript über die Drei Könige.

Nach außen hin war das Leben Goethes schon zu Ende, aber das Schicksal hatte nun einen Faden in seine Hände gespielt, welcher ganz tief verbunden war mit seinem Geistwesen, das sich in den Zeiten gezeigt hatte, als er das *Märchen* schrieb. Der Osten strömte in den Westen hinein und traf auf Goethe, den größten Repräsentanten seiner Zeit und dessen, was durch die neuere Zeit entstehen sollte.

Als Goethe die lateinischen Manuskripte über die Drei Könige fand, schrieb er gleich an Sulpiz. Sulpiz war es, der herausfand, wer der ursprüngliche Autor war, und regte Goethe an, eine Übersetzung und neue Herausgabe zu initiieren. Das tat er und der Text wurde durch Gustav Schwab übersetzt, der ihn mit Goethe zusammen veröffentlichte.

Das Schicksal wirkte in Goethes Leben so, dass ihm 1794/95 die Möglichkeit gegeben worden war, das Märchen zu schreiben, in welchem die Drei Könige den Mittelpunkt bilden, zu dem die ganze Menschheit strömen wird, wenn die Brücke gebaut ist.

Dann verschwindet dieses Thema zweimal zwölf Jahre lang, bis dann, nicht durch Inspiration, sondern durch das Schicksal, die Drei Könige ihm in Form einer Legende wieder erscheinen.

Zu einem dritten Zeitpunkt erscheinen die Drei Könige, wenn auch nicht mehr als Drei Könige benannt, dann in *Wilhelm Meisters Wanderjahre*. In der *Pädagogischen Provinz* schreibt Goethe von der *dreifachen Ehrfurcht:* die Hingabe zu dem Niederen, zu der Umgebung und zu dem Höheren – in diesen drei Formen der Ehrfurcht erscheint die geistige Form der Drei Könige als höchstes Ideal, das die Menschheit erfüllen soll. – Dann versinken die Drei Könige in den Tiefen des Stroms der Geschichte bis die Anthroposophie im Lichte eines neuen Christentums geboren wurde.

Zu der Zeit als Goethe diese dreifache Offenbarung der Drei Könige als Inspiration, durch das Schicksal und als inneren Willensimpuls aufnahm, findet eine große Veränderung in der europäischen Seele statt; der Reinkarnationsgedanke beginnt in der Menschenseele aufzusteigen. Die Idee der Reinkarnation wird zur Krone des menschlichen Denkens, und somit wird der Mensch vom Geschöpf zum Schöpfer. In Goethe sehen wir eine derjenigen Persönlichkeiten, welche diese königliche Krone des Denkens wirklich auf ihre Häupter setzen.

Die Drei Könige sind die Inspiratoren des Reinkarnationsgedankens und für das neue Verständnis des Mysteriums von Golgatha. Die Drei Könige tauchen in der Anthroposophie wieder auf und wurden 1923 die Inspiratoren der *Grundsteinmeditation*:

Geist-Erinnern
Geist-Besinnen
Geist-Erschauen

Dies ist die Erfüllung der Drei Könige in unserer Zeit. In uns selbst können sie wiedergeboren werden als Geist-Erinnern, Geist-Besinnen und Geist-Erschauen. Wenn die Drei Könige so wiedererweckt werden, so stehen sie vor dem letzten Teil, der von dem Welten-Geistes-Licht kündet. Dies wurde in wunderbarer Weise innerhalb des Lebens, in dem ganzen Wesen von Goethe, schon vorbereitet.

Ich hoffe, es konnte deutlich werden, wie Goethe zum Inspirator für jene Zeit wurde, in welcher die Geisteswissenschaft ihren Durchbruch erleben sollte.

Ehrfurcht, Mitgefühl und Gewissen

von Karl König[203]

Über die Drei Weisen zu sprechen oder – der eher kontinentalen Tradition folgend – über die Drei Könige, ist eine wichtige Aufgabe gerade unserer Zeit.

Vor zwei Jahren habe ich über die Drei Könige im Zusammenhang mit Goethe gesprochen,[204] das Goethe-Jahr eröffnend, heute ist es zum Beginn der zweiten Jahrhunderthälfte. Das Fest des 6. Januar ist ein relativ neues. Vor dem 14./15. Jahrhundert war es dem gemeinen Volk nicht bekannt. Das Volk wusste von den Hirten. Aber dass vom Osten Drei Weise kamen, um ihre Gaben vor der Krippe niederzulegen, war unbekannt. Hier und dort erschienen Bilder; manche Äußerungen wurden verbreitet; das zweite Kapitel des Matthäus-Evangeliums wurde übersetzt; im 16. Jahrhundert wurden im Zusammenhang mit dem Aufruhr in der Katholischen Kirche Dreikönigsspiele aufgeführt, die zunehmend eine allgemeine Beachtung erfuhren. Für jene, welche Einblick hatten in den historischen Hintergrund, wurde der 6. Januar zu einem Fest, einer heiligen Zeit im Jahreskreislauf.

Im Osten, in Kleinasien, Babylonien, Palästina und Ägypten war der 6. Januar mit der Taufe verbunden. Jene, welche eingeweiht wurden,

wurden unter Wasser getaucht; wenn sie wieder hochkamen, fühlten sie sich wie neugeboren. Im Alten Ägypten wurde der 6. Januar als das Fest des Osiris gefeiert. An diesem Tag wurde er wiedergefunden. Osiris war von seinem Bruder Typhon zerstückelt worden – Isis, seine Frau, Schwester und Mutter suchte nach ihm und fand ihn am 6. Januar.

Dasjenige, was in vorchristlichen Zeiten zu den tiefsten Empfindungen der Menschheit gehörte, wurde durch die Drei Weisen ausgeblendet. Sie brachten das Fest der Taufe und der Epiphanie. Nun wurde es eine Erinnerung für die Menschheit an die Christgeburt, an die Inkarnation des Christuswesens in den Jesus von Nazareth.

Ich möchte über dieses Ereignis von einem ganz besonderen Gesichtspunkt aus sprechen. Wer sind die Drei Weisen? Warum bringen sie Gold, Weihrauch und Myrrhe? Warum steht dies im Vordergrund als Zeichen für dasjenige, was sich dreißig Jahre später bei der Jordantaufe ereignete?

Unser Verständnis der Drei Weisen hat sich im Laufe der Zeit verändert. Für gelehrte Menschen – für die Theologen – spielen sie wohl keine Rolle mehr. Die berühmte Züricher Zeitung brachte zu Weihnachten einen Essay heraus: Die Gottgläubigkeit des Menschen, worin gesagt wird, die Drei Weisen seien keine Könige gewesen. Wir sollten glauben, dass sie drei wandernde Nomaden gewesen seien, wie sie zu jener Zeit durch Palästina zogen. Sie hätten das Kind so zufällig aufgefunden wie die armen, dummen Hirten. Man kann das nur als ein Wunder auffassen, dass gerade diese armen, geistig unterentwickelten Menschen das Kind finden und anbeten.

Im Kölner Dom werden die Reliquien der Drei Könige aufbewahrt. Man stellte sie sich als weise Männer vor, welche aus ihrer Weisheit und aus ihrem geistigen Reichtum heraus das Kind fanden, um es anzubeten. Der Vorstellungswandel kam vor allem ungefähr im 17. Jahrhundert durch die Rosenkreuzer. Von da an wurden sie mehr im Geheimen mit dem inneren Bereich der menschlichen Seele in Verbindung gebracht, bis dahin, dass sie in Goethes Märchen als Goldener, Silberner und Bronzener König wieder erschienen. Nun hatten sie sich von menschlichen Gestalten zu Qualitäten der menschlichen Seele gewandelt, in Wesensanteile des Menschen selbst. Wenn am Ende von Goethes Märchen die Könige ihre Geschenke dem Jüngling überreichen, so verleihen sie einem menschlichen Wesen Qualitäten, welche Seelenqualitäten heutiger Menschenseelen sein sollten.

Das Schwert in der Linken, die rechte frei – ist die gewandelte Myrrhe
Hüte meine Schafe – ist der gewandelte Weihrauch
Wisse um das Höchste – ist das gewandelte Gold

Die Drei Könige brachten ihre Gaben zum Salomonischen Jesuskind; dann verschwanden sie wieder und reisten zurück nach Osten. Das Kind reiste mit seinen Eltern nach Ägypten, kam zurück, opferte seinen physischen Körper, seinen ätherischen Leib und seinen Astralleib dem nathanischen Jesusknaben. Die Drei Könige verschwanden zwar damals im Osten, erschienen aber wieder im Westen.

Wie hatte Goethe die Möglichkeit bekommen, das Märchen zu empfangen und von den Königen zu wissen? Rudolf Steiner zeigte uns auf, dass es durch gewisse geistige Ereignisse möglich war: Als die letzten Tempelritter verbrannt wurden, stieg ihre spirituelle Substanz auf in die geistige Welt; so konnte sie immer weiter werden und konnte ihr Licht auf Menschen der Erde werfen. Einer dieser Menschen war Goethe. Er war in der Lage, die Idee des Märchens aufzunehmen und im Besonderen jene Idee der Drei Könige.

Was ist es in der Betrachtung der Drei Könige, was immer noch Begeisterung in menschlichen Seelen erzeugen kann? Es ist, als ob die Drei Könige in uns das Bedürfnis wachrufen würden, nach dem Geist zu streben, so als ob sie die individuelle Seele wachrufen würden, den Ruf zu empfangen und sich um das Geistige zu bemühen.

Wie damals die Könige von Osten, Süden und Westen zur Krippe wanderten, so können wir fragen: Sind sie einem Ruf gefolgt oder war es etwas Anderes? Vor zwei Jahren erschien ein Buch von Karl Jaspers aus Basel *Vom Ursprung und Ziel der Geschichte*[205] Zunächst wendet er sich der Geschichtsphilosophie zu und spricht über Spengler, Hegel und die Englischen Philosophen.

Die tatsächliche historische Entwicklung der gesamten zivilisierten Welt im 5., 6. und 7. vorchristlichen Jahrhundert zeigt auf, dass an vielen Orten mehr oder weniger gleichzeitig große Persönlichkeiten erschienen, welche etwas völlig Neues in den weiten Ozean menschlicher Existenz setzten:
In China: Laotse
In Babylon: Zoroaster
In Indien: Die Upanishaden
In Palästina: Die großen Propheten
In Griechenland: Die ersten Samenkörner der Philosophie wurden gelegt.

Jaspers weiß, dass keine Kommunikation zwischen diesen Ländern stattfand. Wir wissen also nicht, wie diese ähnlichen Ereignisse mit kurzen zeitlichen Abständen voneinander zustande kamen. Während jener zwei Jahrhunderte erwachten die Menschen zu der Frage, welche wir so formulieren können: Wofür leben wir? Was ist die Bedeutung des Zusammenlebens? Das innere Gewissen erwachte; Mitleid, Nächstenliebe erwachten in den Herzen der Menschen.

Hinzu kommt, dass es vor dem 5., 6. vorchristlichen Jahrhundert allgemein kein Geschichtsbewusstsein gab. Da gab es aber eine direkte Kommunikation des Menschen mit der übersinnlichen Welt – ein kontinuierlicher Umgang zwischen dem Reich des Geistigen und dem Menschenreich. Diese natürliche Hellsichtigkeit verschwand und der Mensch stand nackt da wie Adam und Eva im Paradies vor der Welt der Maya. Zur selben Zeit erschienen die drei angedeuteten Qualitäten in menschlichen Seelen, welche nie zuvor in der Menschheit auf Erden erschienen waren.

Thales, Anaximander, Pythagoras begannen erstmals mit diesem Erlebnis der Nacktheit der Menschenseele in der Maya-Welt, die sie umgab, bewusst umzugehen. Das Staunen erwachte. Die erste dieser drei Qualitäten können wir also «Staunen» nennen. Platon und Aristoteles wussten noch, dass Philosophie mit dem Staunen beginnt.

Die zweite Qualität ist «Mitgefühl»: Mitgefühl für das andere menschliche Wesen. Wie nie zuvor wurde nach dem Kind, dem alten Menschen, dem Kranken, dem Lahmen oder dem Blinden geschaut. Bis dahin waren diese verstoßen worden, als wären sie unrein. Den Alten und Kranken zu helfen, für ein Kind zu sorgen: der Antrieb dazu entstand gleich einer Gabe in der menschlichen Seele.

Die dritte Qualität ist das «Gewissen». Um das 5. Jahrhundert vor Christus kam damit ein ungeheurer Wandel auf. Anstelle der Erinnyen, welche den Menschen permanent wie von außen verfolgten und ihn seiner Missetaten erinnerten, trat die eigene innere Stimme als Erlebnis auf – die Glocke des Gewissens begann zu klingen.

Was sind diese drei Qualitäten? Wir beginnen, über etwas zu staunen, was wir mit unserem gewöhnlichen Verstand nicht begreifen können. Gehen wir in unsere eigene Seele, können wir tatsächlich beginnen, darüber zu staunen: Warum hat der Mensch zwei Augen, eine Nase, fünf Finger? Wir können beginnen, über die Sonne zu staunen, über Mond und Sterne, über die Wolken. Warum haben Blumen Knospen? Wir staunen über ein menschliches Schicksal. Wenn wir darüber nachdenken, woher das Staunen im Menschen kommt, dann lernen wir allmählich zu verstehen, dass wir dieses Leben im Reich der Maya mit dem Leben im Reich des Geistes vergleichen. Wir ahnen schwach: Ja, einmal konnte ich unmittelbar verstehen, was dieses Reich des Geistes ist. Dieses Geisterinnern, dieses geistige Gedächtnis ist mit dem Staunen verbunden.

Und was ist die Qualität des Mitgefühls? Wenn wir erfüllt sind mit der Überzeugung: Ich muss helfen, wir überwältigt sind von dem Gefühl des Mitleids, das in uns hochquillt, dann überwinden wir dasjenige in uns selbst, was unser gewöhnliches menschliches Wesen ist. Wir durchdringen und erfüllen das, was sonst das eigene Wesen in uns ist, mit dem, was das Heiligste in dem anderen Wesen ist. Wenn wir versuchen herauszufinden, woher dies kommt, so müssen wir zurückgehen in die Zeit, bevor wir in dem Reich der Maya gelebt haben, als wir noch Herz an Herz und Atemzug an Atemzug mit der Gottheit in Einklang waren. Wenn unser ganzes Sein mit dem Herzschlag des Geistigen mitgeht, wenn wir mit dem Atem Gottes atmen, wenn dieser Strom von Wärme und Liebe zu dem anderen in uns hervorquillt, dann liegen wir mit unserer ganzen Existenz am Herzen der Gottheit.

Und was ist Gewissen? Es ist unser vorgeburtliches Wissen: Dass wir Kinder Gottes sind, dass unsere Geburt selbst im Göttlichen stattfand, durch Kräftewirkungen der Cherubim, Seraphim und Throne. Wenn wir dafür wach werden, so nennen wir dies: Die Stimme des Gewissens!

Die große Flut fand 3101 vor Christus statt. Nach der Sintflut erwachten nur einige Wenige in der Welt der Maya, im Reich des nachatlantischen Bewusstseins, im Reich der Materie. Zweieinhalb Jahrtausende wurden benötigt, bis die Menschen zu jenen drei Qualitäten als Ganzes erwachen konnte: zu Gewissen, Mitgefühl, Staunen!

Das ist es, was sich in jenem Moment ereignete, welchen Jaspers die «historische Achse» nannte, im 5., 6. und 7. vorchristlichen Jahrhundert.

Mitleid erschien in Buddha.
Gewissen erwachte in Zoroaster und bei den Propheten, bei Jeremia.
Staunen kam mit Pythagoras auf.

Ohne die dann einsetzende Entwicklung dieser drei Qualitäten wäre der Mensch einige Jahrhunderte später nicht in der Lage gewesen, das Ereignis der Jordantaufe zu verstehen.

Gold ist das Staunen in der Philosophie.
Weihrauch ist das Symbol des Mitgefühls.
Myrrhe ist der äußere Ausdruck des Gewissens.

Die Drei Weisen waren Schüler des Zoroaster; sie kamen, um ihre Geschenke zu bringen, dann kehrten die Drei Könige zurück. Was geschah aber mit den Gaben? Seit jener Zeit wurden Millionen Menschen damit beschenkt, diese drei Qualitäten entwickeln zu können. Heute müssen sie aber immer noch weiter und weiter entwickelt werden. Mit diesen drei Qualitäten muss die Menschheit als Ganzes einen neuen Leib, den Leib Christi vorbereiten. Diese Welt ist dazu verurteilt, zerstört zu werden, wenn kein anderer Leib für das Wesen Christi geschaffen wird. Wie könnte diese Leiblichkeit aussehen, wenn nicht das Gold der Weisheit, der Weihrauch für das Mitgefühl, die Myrrhe für das Gewissen, diesen neuen Leib für den Christus bereiten würden? Das himmlische Reich muss für den Logos noch gebildet werden, denn sonst kann der Menschensohn nirgendwo mit seinen Füssen gehen, nirgends sein Haupt niederlegen.

> Durch fortwährendes Üben von Mitgefühl, bilden wir den ätherischen Leib Christi.
> Mit dem Gewissen bauen wir den physischen Leib Christi auf.
> Mit dem Staunen erbauen wir Christi Astralleib.

Stein für Stein bauen wir das Neue Jerusalem auf, in welches der Christus eintreten wird.

Dies sind die drei Gaben, welche die drei weisen Männer vor dem Salomonischen Jesusknaben niederlegten. Durch sein Opfer (das Zurücklassen der Physis des nathanischen Wesens) war es möglich, dass für drei Jahre das Christuswesen in jenem Körper leben konnte, welcher durch das Zarathustra-Wesen bereitet worden war.[206] Nun hat die gesamte Menschheit jetzt begonnen, was Jesus für sich selbst getan hat, den Leib für das Christuswesen aufzubauen.

Wir dürfen wissen, dass die Individualität, welche man als Meister Jesus bezeichnet, durch die Jahrhunderte hindurch immer wieder seinen Einfluss auf die Menschen ausstrahlen lässt. Er bereitet Tausende über Tausende menschlicher Wesen für das neue himmlische Reich vor, das man das «neue Jerusalem» nennt. Diese Vorbereitung geht durch die drei Qualitäten: das Gewissen, das Mitgefühl und das Staunen, das zur neuen Weisheit führt.

Im Vordergrund stehen die drei Weisen, die ihre Gaben dem Salomonischen Kind darbringen. Im Hintergrund steht die Epiphanie, die Taufe Christi. Meister Jesus ist derselbe, welcher von Urzeiten an das Kommen des Logos vorbereitete. Nun bereitet er das Neue Jerusalem vor. Dies kann aber wiederum nur vorbereitet werden, wenn jeder einzelne Mensch sich darum bemüht.

Nehmen wir die «Grundsteinmeditation».[207] Sie ist nichts anderes als der Ruf, Folgendes zu üben:

Geist-Erinnern – um das Staunen zu wecken
Geist-Erschauen - auf dem Boden des Gewissens
Geist-Besinnen – durch Selbstüberwindung und Entwicklung von Liebe und Wärme zum anderen hin: Mitgefühl.

Diese drei Qualitäten haben wir zu entwickeln, um mehr und mehr in die Lage zu kommen, das Himmlische Reich vorzubereiten.

Ansprache zu Dreikönig

von Karl König[208]

Um was handelt es sich bei unserer Feier, wenn die drei Könige die goldenen Zeichen herunternehmen, die roten Rosen und die brennenden Kerzen herunternehmen und den Christbaum wegtragen?[209] Was kommt damit zu einem Ende? Wenn sie gegangen sind, umgibt uns etwas völlig Neues, obwohl es so scheint, als ob das gewöhnliche, alltägliche Leben wieder zurückgekehrt sei.

Für diejenigen, welche davon etwas wissen, bedeuten diese 13 Heiligen Nächte etwas Besonderes; in dieser Zeit ist man eingebettet in die Sphäre der alten Mysterien. In früheren Zeiten, wenn der Mensch sich nach Wahrheit und Weisheit gesehnt hat, hat man sich den Tempeln und den damaligen Mysterienstätten genähert. Und dort wurde man nach Wochen, Monaten – oder auch länger – der Vorbereitung eingeweiht. Der gleiche Vorgang wiederholt sich für uns heute immer noch in der Zeit der Heiligen Nächte; nur erleben wir jetzt natürlich nur einen schwachen Abglanz des Lichts der tatsächlichen geistigen Ereignisse. Aber wenn der Baum verschwunden ist, verlässt uns auch die Sphäre des Tempels wieder.

Und was ist die Aufgabe der Drei Könige? Sie haben das Ende der Mysterienzeit anzukündigen, wie es in früheren Zeiten war, als Sokrates,

Aristoteles und andere erschienen. Sie schlossen die Türen zu den Mysterien, wie sie in der Indischen, Persischen und Ägyptisch-Babylonisch-Chaldäischen Epoche gelebt haben. Sie bringen uns gleichsam eine Art von letztem Extrakt davon mit, von dem, was sie vor 2000 Jahren dem Kind dargebracht haben.

Aber heute sollten wir verstehen, dass es da einen vierten König gibt. Und wir sollten das ganze Jahr hindurch diesen vierten König nicht vergessen, denn wir können erfahren, dass wir selbst mit dem vierten König zu tun haben. Wir sind gewissermaßen der vierte König mit unserem Versagen, unseren Fehlern und Unzulänglichkeiten. Es war Goethe, der uns in einer Inspiration den vierten König darstellte – der gemischte König in seinem *Märchen von der grünen Schlange und der schönen Lilie*. In dem gemischten König wird unsere Seele, unsere innere Beschaffenheit klar gezeigt. Die drei Könige sind das unerreichbare Ideal am Horizont unserer Existenz. Daher haben es die Griechen den «Daimon» genannt. Wir werden dieses Ideal nicht realisieren, aber wir leben daraus. Hier auf Erden sind wir der gemischte König. Er hält zurück, hindert; er denkt aber, er sei der Herrscher. Er hat vergessen, dass die drei Könige – jeder für sich ganz individuell – getrennt werden müssen. In uns dürfen

Denken – Fühlen – Wollen

nicht vermischt werden, auch wenn dies im gewöhnlichen alltäglichen Leben so oft geschieht. Diese drei Kräfte aber müssen unabhängig voneinander durch unser Wesen hindurch wirken und nicht als eine gemischte Kraft herrschen. Erst wenn wir dies wirklich erreichen, wenn wir unser Denken erhellen, unser Fühlen klar werden lassen und unseren Willen beherrschen, dann ist das erste Tor zum Geistigen geöffnet. Hier auf Erden erscheinen wir so, als ob wir Könige wären, aber es ist alles vergeblich, wenn wir im eigenen Innern nicht die Möglichkeit schaffen, die drei einzelnen Könige zu befreien, sodass diese zurückwirken können in die geistige Welt. Sie müssen aufsteigen. Sie müssen emporsteigen so wie Vögel in den Himmel.

Es ist nicht zufällig, dass Goethe den vierten König zusammen mit den drei anderen im Unterirdischen beschreibt. Goethe sprach ein allerbedeutsamstes Wort aus: Alles, was uns Herrschaft über uns selbst gibt, ohne uns zu befreien, führt uns in die Irre.

Solange wir als gemischter König bleiben, anstatt mit dem Licht des Geistes zu leben, so dass es unser Denken führt, unser Fühlen in Klarheit zu gestalten und unseren Willen in der Hand zu haben, werden wir nicht dazu beitragen können, die Moralität auf Erden wieder aufzubauen. Solche gemischten Könige allerdings, welche sich selbst nicht erkennen, sind besser als solche, welche sich selbst beherrschen und aber andere vom rechten Weg abbringen.

Goethe ist einer von jenen Persönlichkeiten, welche nach dem Ende der alten Mysterien erscheinen und deshalb baute Rudolf Steiner den Beginn seines Werkes sozusagen auf den Schultern Goethes. Der 6. Januar ist nicht nur der Dreikönigstag und Epiphanias; er wird in zukünftigen Zeiten als der Tag Goethes gefeiert werden können. Die Wesenheit Goethes hat eine neue Ära für die inneren Entwicklungsmöglichkeiten der Menschheit eröffnet. Als Goethe 1795 das Märchen schrieb, nahm er seine Inspiration direkt aus dem übersinnlichen Konzil des Zeitgeistes Michael.

Nun müssen wir den Schritt aus den Mysterien heraus tun, so wie wir durch die drei Könige aus der Mysterien-Tempel-Sphäre der Heiligen Nächte herausgeführt werden. In den nächsten Monaten müssen wir lernen, dass es nicht die Hauptaufgabe ist, Wissen zu erwerben, sondern zu lernen, der Menschheit zu dienen. Und wenn uns höheres Wissen gegeben wird, so geschieht dies durch Gnade, aber nicht aus Notwendigkeit. Notwendig ist es, aus Demut zu dienen. Wir müssen danach streben, unser Verständnis des Dienens zu erweitern.

Wir müssen lernen,
Ehrfurcht zu üben
Mitleid zu entwickeln
Und standfest in unserem Gewissen zu sein.

Andernfalls wird die Moralität mehr und mehr verschwinden. Wir müssen fest mit unseren Füßen auf unserem Gewissen stehen und mit unseren Händen in das Licht unseres Tagesbewusstseins hineingreifen. Dann können wir unseren Weg finden.

Von König bis heute

von Almut Tobis

Die Anfänge der gemeinsamen Arzneimittelentwicklung zwischen König und Hauschka bis zu heutigen Entwicklungen

Wie eingangs bereits kurz erwähnt, erfolgte die eigentliche Entwicklung der «Substanz Thalamos» teils in Königs Heilmittellabor in Camphill, teilweise durch Rudolf Hauschka, dem Begründer des Arzneimittelbetriebs WALA. 1954 übergab Karl König die Herstellung an die Weleda AG, welche dann ab 1956 die Lizenz dafür unter dem geschützten Handelsnamen «Encephalodor» (anstelle von «Thalamos») erwarb.

Durch die Übergabe der Herstellung der «Substanz Thalamos» an die Weleda entstand ein Konflikt zwischen Karl König und Rudolf Hauschka. Briefe – soweit sie Teil des Archivbestands sind – können dazu beitragen, diese Entwicklung zu erhellen (siehe Anhang). Im Mai 1954 teilte König Hauschka mit, dass er die Alleinrechte zur Herstellung und den Vertrieb von «Thalamos» der Weleda übergeben habe.[210]

Blicken wir auf einen Brief vom 11. Mai 1954, welcher von Oskar Schmiedel, Weleda, an Karl König gerichtet wurde. Es heißt darin, Margarete Hauschka habe in einer mündlichen Mitteilung geäußert, dass bereits Ende der 1940er Jahre in Höllriegelskreuth Gespräche zwischen ihrem Mann Rudolf Hauschka und Karl König stattgefunden hätten, um aus Gold, Weihrauch und Myrrhe ein Arzneimittel zu entwickeln.[211] Margarete Hauschka war zwischen 1947 und 1950 Leitende Ärztin des homöopathisch-biologisch arbeitenden Krankenhauses in Höllriegelskreuth bei München gewesen; in diese Zeit fallen also die Anfänge einer Neugründung der WALA nach dem Zweiten Weltkrieg.

In dem Konflikt betonte Rudolf Hauschka gegenüber König, dass es sich zwar um eine gemeinschaftliche Entwicklung dieses Arzneimittels gehandelt habe, formulierte jedoch den Vorwurf, König sei gar nicht befugt gewesen, ihm die Rechte zur Herstellung der «Substanz Thalamos» zu entziehen und an die Weleda zu übergeben, insbesondere da es sich bei der Anwendung «rhythmischer Wärmeprozesse» um «spezifische WALA-Prozesse» handeln würde, welche durch ihn (Hauschka) entwickelt worden seien:

> Du hattest also gar nicht die Möglichkeit, das Verfahren weiterzugeben ohne meine Zustimmung, umso mehr als darin spezifische WALA-Prozesse, wie rhythmische Wärme- und Lichtbehandlung, eingefügt sind.[212]

Karl König entgegnete hierauf, dass die wesentliche Ausarbeitung des Arzneimittels ja in Camphill im dortigen Labor stattgefunden habe:

> Keinesfalls hast Du das Präparat ausgearbeitet, sondern Du warst so lieb, die vorbereitende Möglichkeit einer Mischung der drei Substanzen zu versuchen. Die Ausarbeitung des Präparates ist dann hier in Camphill erfolgt und hat sich nicht mehr auf diese ersten Versuche gestützt, sondern ist in durchaus anderer Art erfolgt. Deshalb hatte ich durchaus die Möglichkeit, das Verfahren weiterzugeben, weil es ein neues Verfahren ist und die rhythmische Wärmebehandlung insofern einbezieht, als Du sie schon vor Jahren durch Veröffentlichung zur allgemeinen Kenntnis gebracht hast. Ich weise da auf die diesbezügliche Arbeit hin, die von Dir publiziert wurde.[213]

Die in diesem Band detailliert geschilderte Herstellung der «Substanz Thalamos» erfolgte zwar mit Hilfe rhythmischer Wärmeprozesse, jedoch lässt sich kein Hinweis finden, dass Lichtbehandlungen zur Konservierung vorgenommen wurden. Das von Hauschka entwickelte Belichtungsverfahren wurde zur Stabilisierung (Konservierung) wässriger Pflanzenextrakte entwickelt und wird auch heute noch von der WALA angewendet. Es handelt sich dabei um ein Verfahren, bei welchem wässrige Pflanzenextrakte haltbar gemacht werden, indem sie tagsüber einer Temperatur von 37°C ausgesetzt werden, morgens und abends für je zwei Stunden abgekühlt und in schwaches Dämmerungslicht gestellt werden.[214]

Allerdings ist die rhythmische Wärmeanwendung, welche für die «Thalamos»-Ursubstanz eingesetzt wurde (und auch heute für das Nachfolgepräparat der Weleda «Myrrha comp.» eingesetzt wird), nicht identisch mit dem von Hauschka entwickelten Verfahren einer rhythmischen Wärme- und Lichtbehandlung.

Rudolf Hauschka hat sicherlich wesentlich zur Entwicklung der Rezeptur und zu dem besonderen Herstellungsverfahren für «Thalamos» beigetragen, – z. B. auch die Tatsache, dass Morgen- und Abendkräfte eingebunden werden. An der Herstellungsrezeptur der «Substanz Thalamos» haben die vorbereitenden Entwicklungen Hauschkas (allgemein zu rhythmischen Verfahrensprozessen) sicherlich einen bedeutsamen Anteil, zumal diese Entwicklungen auch pharmaziegeschichtlich neu waren und m. E. als bahnbrechend anzusehen sind. König hat jedoch Recht, wenn er sich darauf stützt, dass Hauschka die entwickelten Verfahren zum einen der Allgemeinheit bereits Jahre zuvor zugänglich gemacht hatte und sich (König) selbst als den eigentlichen gedanklichen Urheber der Zusammenführung von Gold, Weihrauch und Myrrhe bezeichnet.[215] In der zusammenfassenden Darstellung aus dem Jahre 1956 «Über schwere Kontaktstörungen im Kindesalter und deren Behandlung mit der Substanz Thalamos» erwähnt König in einer Anmerkung seine Dankbarkeit gegenüber Rudolf Hauschka für die vorbereitende Zusammenführung von Gold, Weihrauch und Myrrhe zur Herstellung der «Thalamos»-Ursubstanz.[216]

Die Weleda hatte sich finanziell an der Einrichtung des Heilmittellabors in Camphill beteiligt. Wie aus dem Brief vom 11.05.1954 deutlich wird, interessierte sich Oskar Schmiedel von der Weleda durchaus für den Konflikt zwischen Hauschka und König. In seinem Antwortschreiben betonte König, dass er gegenüber Hauschka von Anfang an deutlich gemacht habe, dass er sich *moralisch der Weleda gegenüber verpflichtet fühle, da die Einrichtung des Laboratoriums in Camphill nur durch deren Hilfe zustande gekommen* sei.[217] In Brieffragmenten zwischen König und der Weleda aus dem Jahre 1949 ist von einer angedachten Unterbringung einer Niederlassung des Weleda-Betriebes die Rede, eines «Research Laboratory» in Camphill.[218] Aus diesen fragmentarischen Briefen wird deutlich, dass Gespräche zwischen Edgar Dürler-Hammel (von 1931 bis 1958 Präsident des Verwaltungsrats der Weleda Arlesheim) und König stattfanden, in welchen es um die dortige Unterbringung einer Weleda-Betriebsstätte ging.[219] Um 1949 war ein Besuch Dürlers in Camphill angedacht – so wird aus den Briefen deutlich –, ob dieser stattgefunden hat und warum eine Betriebsstätte der Weleda nicht in Camphill eingerichtet wurde, stattdessen jedoch ein Heilmittellabor, soll hier nicht weiter verfolgt werden.

Vor diesem Hintergrund ist es sehr gut nachvollziehbar, dass sich Karl König auch gegenüber der Weleda zu mehr als nur Dankbarkeit verpflichtet fühlte und deshalb die Herstellung von «Thalamos» 1954 der Weleda übergab.

Weiter sind die hinter dem Konflikt zwischen Hauschka und König stehenden Missverständnisse aus dem derzeit zur Verfügung stehenden Archivbestand nicht zu erhellen. Löst man die Entwicklung jedoch ab von dem, was sich zwischenmenschlich als Konflikt entzündete, so steht doch heute ein bemerkenswertes und durchaus erfreuliches Ergebnis im Mittelpunkt: eine Arzneimittelentwicklung als Gemeinschaftsarbeit zwischen zwei Menschen (an welcher ja somit auch die beiden Unternehmen WALA und Weleda beteiligt waren). Mit der Entwicklung der «Substanz Thalamos» wurde gemeinschaftlich gewissermaßen eine geistige Substanz geschaffen, die in der gebildeten Substanzgemeinschaft aus Gold, Weihrauch und Myrrhe zu sehen ist. Diese Entwicklung ist gewiss als wesentlich zu erachten. Heute führen beide pharmazeutischen Betriebe – WALA und Weleda – mehrere Arzneimittel aus Gold, Weihrauch und Myrrhe, auch wenn keines mehr der ursprünglichen «Substanz Thalamos» exakt entspricht. Im folgenden Kapitel geht es um die Unterschiede der einzelnen Vertreter dieser Arzneimittelgruppe.

Weiterentwicklung der «Substanz Thalamos» zu heutigen Rezepturen und weiteren Anwendungsgebieten

Im Folgenden soll die ursprüngliche Herstellungsrezeptur der «Substanz Thalamos» mit den heutigen Nachfolgearzneimitteln verglichen werden. Für die «Substanz Thalamos» war seinerzeit natürlich vorkommendes Gold in Form einer D2 als Milchzuckerverreibung vorgesehen, während heute für «Myrrha comp.» 24-karätiges Feingold Verwendung findet.[220]

Gold und Myrrhe werden heute, wie ursprünglich auch, im zweiten Schritt in den Weihrauch gehalten, so dass sich an diesem Gemenge eine Schicht Weihrauchkondensat niederschlagen kann. Während König eine Olibanummischung aus Boswellia floribunda (papyrifera) und Boswellia serrata vorsah, wird heute Boswellia sacra (entspricht Boswellia caterii Birdwood) verwendet. Anschließend (entspricht Schritt 3 in der ursprünglichen Herstellungsvereinbarung zwischen König und der Weleda) wird diese Verbindung in geschmolzenen Rohrzucker (in Arzneimittelqualität) eingehüllt; die noch warmen Substanzen werden dadurch vor einer weiteren Verflüchtigung geschützt. In der ursprünglichen Rezeptur von König und Hauschka wurde seinerzeit

Milchzucker anstelle des Rohrzuckers verwendet.[221] Die Umstellung erfolgte vor einigen Jahren.[222] Milchzucker wird also heute nicht für die Ursubstanz verwendet, sondern ausschließlich als Trägermedium für die eigentlichen Potenzierschritte von der D2 bis zur D6 (ab der D7 erfolgt die Umstellung auf Wasser für Injektionslösungen bzw. auf ein Wasser-Alkohol-Gemisch für Dilutionen, um im flüssigen Medium weiter zu potenzieren).

Unklar ist, ob König und Hauschka Milchzucker absichtlich ausgewählt haben, weil sie möglicherweise damit eine bestimmte Wirkrichtung beabsichtigten oder ob sie einer gängigen Handhabe in der Arzneimittelherstellung folgten, in welcher Milchzucker eine breite Verwendung findet.

Man kann davon ausgehen, dass jeder weitere Stoff, welcher in einer Ursubstanz enthalten ist, mit seiner Eigenqualität (über die folgenden Potenzierschritte) mit in die Wirkung einfließt. Strenggenommen gibt es auch für die ab der D6 folgenden Potenzierschritte im Flüssigen eigentlich kein neutrales Trägermedium (am ehesten noch Wasser). Kritisch betrachtet, handelt es sich bei der Ursubstanz «Thalamos», wie sie von Hauschka und König gemeinsam entwickelt wurde, gar nicht um einen Dreiklang, sondern um ein Ineinanderfügen aus vier Naturstoffen: Gold, Weihrauch, Myrrhe und Milchzucker.

Zur Herstellung der Ursubstanz scheint die Umstellung von Milchzucker auf Rohrzucker als auch von natürlich vorkommendem Gold D2 auf Feingold eine qualitative Weiterentwicklung des Verfahrens darzustellen. Es stellt sich die Frage nach dem Unterschied zwischen Aurum naturale und Feingold. «Aurum naturale» hat i.d.R. eine niedrigere Karatzahl (als jene von Feingold); D.h. es liegt ein relativ hoher Anteil anderer edler oder halbedler Metalle vor – vorwiegend Silber, Kupfer und Platin. Außerdem sind meist kleinste Gesteinsanteile enthalten.[223]

Ein eigentliches Nachfolgepräparat von Thalamos II bzw. III gibt es nicht; allerdings ist eine Kombination mit Belladonnawurzel in dem Arzneimittel «Myrrha comp. D8/Belladonna, Radix D10 aa» (Weleda) erhältlich. In der Kombination mit Belladonnawurzel (aus einem ethanolischen Dekokt hergestellt) wird nur eine Potenzstufe hergestellt. Die Weleda kombiniert für dieses heute auf dem Markt befindliche Arzneimittel eine Belladonnawurzel-Abkochung als D10 mit der beschriebenen Substanzgemeinschaft aus Gold, Weihrauch und Myrrhe (entspricht «Myrrha comp.») in einer D8 zu gleichen Teilen.[224]

«Olibanum comp.» (Weleda)

Während 1954 die Arzneimittel Thalamos I, II und III von Karl König an die Weleda übergeben wurden, taucht in der 7. Auflage des Arzneimittelverzeichnisses der Weleda im Jahre 1954 erstmals mit «Olibanum comp.» ein weiteres Arzneimittel aus Gold, Weihrauch und Myrrhe auf, welches seither in Ampullenform und als Dilution Teil des Weleda-Arzneimittelsortiments ist. Es wurde von dem Nürnberger Arzt Dr. Leonhard Schenk entwickelt und von ihm wenige Jahre vor seinem Tod der Weleda übergeben.[225] In welcher Form eine gegenseitige Anregung zu dieser Arzneimittelentwicklung zwischen Schenk und König stattfand bzw. ob die beiden in einem fachlichen Austausch gestanden hatten, ist noch offen. Leonhard Schenk wusste jedoch von der Entwicklung der «Substanz Thalamos», denn sein Name steht in der Teilnehmerliste des Ärztetreffens auf der Comburg bei Schwäbisch Hall, wo König am 26.04.1954 die «Substanz Thalamos» zur Behandlung der «Post-Encephalitis» sowie der «Prä-Psychose» vorstellte.[226]

«Olibanum comp.» setzt sich aus Aurum metallicum praeparatum D30, Olibanum D12 und Myrrhe D6 zusammen. Vorab wird ein Metallspiegel aus 24-karätigem Feingold hergestellt (das angefügte Partizip «praeparatum» ist hierauf hinweisgebend).[227] Hierbei wird Gold verdampft und dann auf einer glatten Fläche zum Niederschlag gebracht, – dem sogenannten Metallspiegel.[228] Das Gold geht hierbei durch zwei Aggregatzustände hindurch, indem es schmilzt, dann gasförmig wird und schließlich kehrt es in die Verdichtung als Kondensat des Metallspiegels zurück. In der Betrachtung mit Hilfe der Tria Principia nach Paracelsus durchläuft dieses Metall hierbei alle drei Phasen: vom Sal-Zustand über Merkur zum Sulfur-Zustand, um dann wieder im Sal-Prinzip zu münden.

Weiter wird für die beiden Harze zur Herstellung der Urtinktur von «Olibanum comp.» jeweils ein wässrig-alkoholischer Auszug gewonnen (als Weihrauchsorte wird hier Boswellia sacra bzw. caterii verwendet). Diese erfahren also keine Erwärmung. Die Inhaltsstoffe im Alkoholauszug sind nicht vollständig deckungsgleich mit der Zusammensetzung der Harze selbst, da nicht alle Bestandteile im Extraktionsmedium in Lösung gehen.[229]

Es wird keine gemeinsame Ursubstanz (wie für «Thalamos» bzw. «Myrrha comp.») aus den Einzelbestandteilen hergestellt; die «Substanzbegegnung» zwischen Gold, Weihrauch und Myrrhe findet erst bei der Mischung der Endpotenzen statt. – So ist es bei der Dilution; im Falle der Injektionslösung werden Aurum metallicum praeparatum D29, Olibanum D11 und Myrrha D5 zusammengeführt und dann zur Endstufe gemeinsam potenziert. Dieses Arzneimittel unterscheidet sich also in der Herstellungsweise grundlegend von der «Substanz Thalamos» und auch von dessen Nachfolgepräparat «Myrrha comp.». Zum einen wird keine Substanzgemeinschaft zur Herstellung einer gemeinsamen Ursubstanz geschaffen; zum anderen erfährt «Olibanum comp.» eine Besonderheit durch die unterschiedlichen Potenzhöhen. So ist das Gold in einer D30 eher dem Denken bzw. dem Nerven-Sinnespol zuzuordnen; das Olibanum in einer D12 kann als mittlere Potenz auf den Herz-Lungenbereich als Zentrum des Rhythmischen Systems bezogen werden. Und weiter hat die Myrrhe als niedrige Potenz in der D6 einen stärkeren Bezug zum Willenspol, repräsentiert durch das Stoffwechsel-Gliedmaßen-System.[230] Während bei der «Substanz Thalamos» (und auch bei «Myrrha comp.»,

«Myrrha comp. D8/Belladonna, Radix D10 aa») Denken, Fühlen und Wollen bereits auf der Ebene der Ursubstanz integriert werden, werden bei «Olibanum comp.» Denken, Fühlen und Wollen eher getrennt voneinander angesprochen.[231]

Das Indikationsgebiet wird vom Hersteller Weleda für «Olibanum comp.» folgendermaßen zusammengefasst:

> Harmonisierung und Stabilisierung des Wesensgliedergefüges bei chronisch-degenerativen und entzündlichen Erkrankungen sowie traumatischen Schädigungen des Zentralnervensystems, bei seelischen Erkrankungen, Entwicklungs- und Verhaltensstörungen, funktionellen Herz- Kreislaufstörungen.

Innerhalb der Anthroposophischen Medizin wird «Olibanum comp.» vorwiegend in der Sterbebegleitung angewendet, teilweise mit sehr beeindruckenden Anwendungsbeobachtungen.[232]

Das *Vademecum Anthroposophische Arzneimittel* nennt für «Olibanum comp.» folgenden Leitgedanken:

> Aurum D30 stärkt die menschliche Individualität – ohne sie zu zwingen oder den Tod zu beschleunigen – in ihrer Freiheit dem Leiblichen gegenüber und unterstützt sie in harmonischer Weise, sich vom Leib zu lösen. Olibanum D12 knüpft als mittlere Potenz an die rhythmische Mitte, an das Herz, an. Weihrauch ist aus dem sakralen Kontext bekannt als ein Mittel, um das Herz den Göttern zuzuwenden. Myrrhe D6 wirkt als tiefere Potenz kräftigend und erfrischend auf die Leibesebene. Leib, Seele und Geist werden mit Olibanum comp. auch bei schwierigen Sterbeprozessen darin unterstützt, dass eine schicksalsgemäße Lösung sich in Ruhe vollziehen kann.[233]

Auch hinsichtlich des Herstellungszeitpunkts unterscheiden sich die beiden Präparate «Myrrha comp.» (wie auch «Myrrha comp. D8/Belladonna, Radix D10 aa») und «Olibanum comp.». Die Ursubstanz und deren Potenzierung bis zur D3 von «Myrrha comp.» wird von der Weleda seit den Ursprüngen des Vorläuferpräparates «Thalamos» ausschließlich in der Weihnachtszeit hergestellt. Dasselbe wird für die Potenzen D4 bis zur Abgabepotenz angestrebt.[234] «Olibanum comp.» hatte bislang in der Herstellung keinen jahreszeitlichen Bezug; neuerdings erfolgt – passend zur bevorzugten Anwendung in der Sterbebegleitung – die Zusammenführung der Endpotenzen in der Passions- und Osterzeit.[235]

Im *Vademecum Anthroposophische Arzneimittel* werden für «Myrrha comp.» *Unruhezustände* angegeben sowie die Anwendung bei *Kindern mit emotionaler Labilität, v. a. bei hysterisch betonter Konstitution.*; für «Myrrha comp. D8/Belladonna, Radix D10» werden genannt: *Aufmerksamkeitsdefizit-/Hyperaktivitätsstörung, Sprachentwicklungsverzögerung und Unruhe bei Kindern mit Z. n. Encephalitis.*[236]

«Aurum comp.» (WALA)

«Aurum comp.» ist in zwei Darreichungsformen (Ampullen und Globuli) seit dem Jahre 1958 in den Arzneimittelverzeichnissen der WALA verzeichnet. Außerdem ist es seit 1965 auch zur äußeren Anwendung als Salbe erhältlich: «Aurum comp. Unguentum». In der Weihnachtszeit, meist in der ersten Januarwoche, wird aus 24-karätigem Aurum metallicum D3, Olibanum und Myrrhe eine sogenannte Mischverreibung hergestellt. D.h. Aurum D3 wird mit der Myrrhe und dem Olibanum (Boswellia sacra oder wahlweise Boswellia frereana) in pulverisierter Form gemischt und anschließend gemeinsam bis zur Endstufe Aurum/Myrrha/Olibanum D6/D3/D3 potenziert.[237] Die beiden Weihrauchsorten werden nicht zu gleichen Teilen gemischt, sondern finden ohne bewusste Zielsetzung je nach Verfügbarkeit Verwendung: entweder die eine oder die andere Sorte bzw. (situativ bedingt) eine Mischung aus beiden.[238]

«Aurum comp.» wird sowohl zur Entwicklungsbegleitung von Kindern und Jugendlichen (auch im heilpädagogischen Kontext) als auch in der Sterbebegleitung angewendet. Der Hersteller WALA nennt im Arzneimittelkompendium folgende Indikationen:

> Harmonisierung und Stabilisierung des Wesensgliedergefüges bei chronisch degenerativen und verletzungsbedingten (traumatischen) Schädigungen des Zentralnervensystems sowie zur Nachbehandlung entzündlicher Erkrankungen des Gehirns, bei psychischen Erkrankungen, Entwicklungs- und Verhaltensstörungen, funktionellen Herz-Kreislaufstörungen.[239]

Im Kontext des Sterbens zeigt «Aurum comp.» mitunter eine erstaunlich beruhigende, lösende Wirkung.[240]

Seit 1954 stellt WALA zwei Medikamente her, welche verschiedene Organpräparate aus dem Nerven-Sinnessystem von Rindern mit der oben genannten Mischverreibung aus Aurum metallicum D6/Myrrha D3/Olibanum D3 vereinigen. Es handelt sich um «Cerebrum comp. A cum Auro comp.» und um «Cerebrum comp. B cum Auro comp.»; die Mischung mit den Organpräparaten erfolgt ohne Bindung an eine konkrete Jahreszeit.

Als Indikationsspektrum wird für «Cerebrum comp. A cum Auro comp.» angegeben:

> Anregung und Harmonisierung der Funktionsordnungen bei degenerativen Veränderungen und Entzündungsfolgen im Zentralnervensystem, besonders mit Beteiligung des Sehorgans.»

Für «Cerebrum comp. B cum Auro comp.» macht der Hersteller folgende Angabe:

Anregung und Harmonisierung der Funktionsordnungen bei degenerativen Veränderungen und Entzündungsfolgen im Zentralnervensystem, besonders mit Beteiligung des Hör- und Gleichgewichtsorgans.[241]

Karl König –
Wissenschaftler, Denker, Künstler?

Blicken wir zunächst auf diesen besonderen künstlerischen Herstellungsprozess der «Substanz Thalamos» und die mit ihm in Zusammenhang stehende beabsichtigte Arzneimittelwirkung.

Die «Substanz Thalamos» gehört zu einer Arzneimittelgruppe, welche gewissermaßen ein *Abbild einer bildschaffenden pharmazeutischen Intention, einer bewusst vom Pharmazeuten realisierten Neukonfiguration der Substanz* darstellt.[242] Wir haben es mit einer «Neukonfiguration» zu tun, indem Gold, Weihrauch und Myrrhe mit Hilfe rhythmischer Wärmeprozesse so in einen Zusammenhang gerückt werden, dass ihre Substanzgemeinschaft etwas gänzlich Neues ist. Für diese Neukonfiguration hat Karl König den Ausdruck «Synthese» verwendet.

Diese Neuschöpfung einer Arzneisubstanz wird selbst zum Abbild einer geistigen Tätigkeit und soll insofern direkt auf die Ich-Organisation des Menschen wirken. Das Ich wird also zum Ansatzpunkt für die Heilwirkung des Arzneimittels.

Dieses Wirkprinzip ist charakteristisch für zahlreiche weitere Komposita aus dem Bereich der anthroposophischen Arzneimittelherstellung, bei welchen die Ursubstanz in einem bewusst gestalteten künstlerischen Prozess hergestellt wird. Dieser kann im Organismus unterschiedliche Prozesse anregen (auf der Ebene von Stoffwechselprozessen, im Seelischen als auch im Bereich der Nerven-Sinnestätigkeit) und insbesondere ordnend auf das Wesensgliedergefüge unter der Führung des Ichs wirken.

In den Darstellungen zu Königs Begriff der Heilpädagogik wurde ausgeführt, dass für ihn Diagnose und Therapiefindung (einschließlich heilpädagogischer Interventionen) eine innerliche meditative Suche darstellen. Als ein Ergebnis dieser ist wohl die Arzneimittelentwicklung «Thalamos» anzusehen. Das Ergebnis ist eine künstlerisch-alchemistische Zusammenführung der drei Ausgangsstoffe zu einer Neuschöpfung, wobei diese durch den Prozess der Zusammenführung von Gold, Weihrauch und Myrrhe mehr ist als die Summe dieser drei Stoffe. Die Prozessgestaltung tritt als zusätzliches Wirkmoment hinzu und scheint an der beabsichtigten und in zahlreichen Behandlungsfällen Königs erreichten Heilwirkung entscheidend beteiligt zu sein. Dies ist auch vor dem Hintergrund der Semiologie, der Wissenschaft von Zeichensystemen, zu betrachten. Man kann in homöopathisch potenzierten Substanzen gewissermaßen Zeichen erblicken, welche dem Organismus ein Bild bzw. Gegenbild seiner Struktur und Physiologie vermitteln und darüber einen Regulationsimpuls setzen. Bei der «Substanz Thalamos» kann im Herstellungsprozess ein regulatives Zeichen erblickt werden (Wirkung auf den Wärmehaushalt und die Rhythmizität von Lebensprozessen), was wiederum auf das körperlich-seelisch-geistige Gesamtgefüge wirken soll. Hiervon ausgehend liegt im Übrigen der Gedanke nahe, das Nachfolgepräparat «Myrrha comp.» versuchsweise dort einzusetzen, wo eine Regulierung des Wärmehaushaltes erwünscht ist, wie beispielsweise in der Behandlung rheumatischer Erkrankungen oder in der Tumortherapie (ergänzend zu einer Misteltherapie).

König und seine Kollegen sahen im Schlusswort ihrer Publikation «Über schwere Kontaktstörungen im Kindesalter» durchaus Möglichkeiten, «Thalamos» zur besseren Bewältigung jener Belastungen zu verabreichen, welche sich aus der modernen Art zu leben ergeben. Oben wurde vor dem Hintergrund der heilpädagogischen Diagnostik dargestellt, wie jede menschliche Konstitution eine (verschobene) Mitte darstellt zwischen dichotomen, gegenläufigen Formtendenzen. Ein absolutes Gleichgewicht zwischen den Extremen ist quasi nicht zu finden. Insofern stellt sich die Frage nach der Anwendung der «Substanz Thalamos» außerhalb des heilpädagogischen Kontextes, an sogenannten Gesunden.

König wies wiederholt darauf hin, dass der Mensch seiner Zeit besonders stark verschiedensten Angriffen auf die eigene Konstitution ausgesetzt sei. Vielfältige Beispiele wurden genannt: wachsende Lärmbelastungen, Reizüberflutung der Sinne, Medienkonsum sowie die Schnelllebigkeit des Alltags bis zum großen Wandel des gesellschaftlichen Lebens im 20. Jahrhundert mit den damit verbundenen Konsequenzen wie z. B. der häufige Zusammenbruch familiärer Strukturen mit entsprechenden möglichen seelischen Folgen (Vertrauensverlust, Schocks):

> Wir alle leiden durch die sich immer mehr steigernden Sinneseindrücke in der Anlage zu jener Störung, die beim schizophrenen Kind zur eindeutigen Krankheit geworden ist. Neonlicht und Reklamebilder, illustrierte Zeitschriften und Fernsehen bannen die Sinne in so starkem Maße, dass die Seele sich zu tief an diese Sinneseindrücke verliert. Solange sie sich noch so weit bewahren kann, dass sie nicht völlig der Umwelt verfällt, bleibt ein gewisser Grad von Normalität erhalten, aber die innere Unruhe wächst, und wenn dann zu gewissen Zeiten die Lärm-Massen, die sich auf sie stürzen, zu übermächtig werden, dann kann eine Psychoneurose entstehen, die der kindlichen Schizophrenie ähnelt. … Dadurch aber entsteht jene ziellose Unruhe des Gedankenlebens, die heute so häufig ein Symptom des modernen Menschen ist. Dabei verharren die Gliedmaßen zunächst noch in äußerlicher Ruhe; aber sie müssen das Steuer des Autos, die dauernde Zigarette oder sonst etwas bedienen, um scheinbar ruhig bleiben zu können. Hier aber ist im Keim der gleiche Zustand vorhanden, der in gesteigerter Art sich beim Kind findet, das wir als post-encephalitisch beschrieben haben.[243]

Die Vereinigung von Gold, Weihrauch und Myrrhe zu einem Arzneimittel sah König als ein Allgemeines und Großes an: mit einem breiten Indikationsgebiet, jedoch auch mit der Gefahr starker Wirkreaktionen. Deshalb wurde von König wiederholt darauf hingewiesen, dass es nur in die Hände des Arztes gelegt werden solle. Vor unüberlegten, experimentellen Anwendungsversuchen an nicht-heilpädagogischen Patienten und durch medizinische Laien warnte er geradezu:

> Wir müssen deshalb davor warnen, ‹Thalamos› ohne ärztliche Verschreibung abzugeben oder zu verwenden. Wir haben zu viele Erfahrungen, um nicht vor der willkürlichen und laienhaften Verwendung warnen zu müssen. ‹Thalamos› ist keineswegs ein Heilmittel, das man einfach einnehmen kann, wenn man z. B. ein wenig ‹nervös› ist. Es ist weder ein Beruhigungsmittel noch ein Stimulans, es ist keines von beiden, sondern eine Arznei, die auf ihre nosologische Einheit als Symptomkomplex abgestimmt ist.[244]

Karl König integrierte in sein ärztliches und heilpädagogisches Handeln sein tiefes spirituelles Interesse: z. B. die Einführung des allwöchentlichen Bibelabends in den Camphill-Einrichtungen als auch die von ihm bewegten religiösen Fragen, wie sie aus seinem Nachlass deutlich werden. Nicht zuletzt die Idee, die drei Gaben für das Jesus-Kind in einer besonderen Weise in ein Arzneimittel für Kinder mit Entwicklungsproblemen zu verwandeln, zeigt auf, dass er sein ärztliches Handeln als ein pastoralmedizinisches verstand. So liegt der Gedanke nahe, die drei Gaben auch im sakramentalen Zusammenhang einzusetzen. So wie «Olibanum comp.» oder «Aurum comp.» häufig im Rahmen der Sterbebegleitung gegeben werden und der Patient in manchen Fällen auch ein Sterbesakrament empfängt, so könnte ein Gold-Weihrauch-Myrrhe-Arzneimittel auch beispielsweise gezielt vor einer Erwachsenentaufe oder vor einem seelsorgerlichen Gespräch eingenommen werden. Darüber hinaus scheint die Indikation, Lebenskrisen und Umbrüche mit «Myrrha comp.» zu begleiten, eine basal sinnvolle Möglichkeit zu sein.

An Königs Art zu denken und an wissenschaftliche Fragen heranzutreten wurde deutlich, dass es sich um ein bildhaftes, man könnte sagen künstlerisches Vorgehen handelt, was nicht direkt als wissenschaftlich im Sinne der Gegenwart bezeichnet werden kann. Am Umgang mit der Typenlehre Kretschmers oder der Klassischen Homöopathie wurde deutlich, dass er jeweils eine Schnittmenge mit der Anthroposophie aufsuchte, über diese jedoch in besonderer Weise hinausging. In künstlerischer Weise schaffte er in seinen Gedanken zur Gestalt des vierten Königs sowie zu Goethes Märchen einen großen und weit in die Zukunft reichenden Entwurf zu einer zukünftigen moralischen Weiterentwicklung der Menschheit.

Die Genialität der durch König geleisteten Arbeit ist insbesondere in seinem künstlerischen, pastoralmedizinischen Gedankenentwurf zu sehen, begleitet von einer großen Weitsicht im Blick auf gesellschaftliche Entwicklungen und deren Folgen für die Konstitution des Menschen. Dies zeigt sich insbesondere in Königs philosophischen Gedanken, wie sie in mehreren Kapiteln aufgezeigt wurden. Der für «Thalamos» konzipierte künstlerische Herstellungsprozess verlieh diesem Gedankenreichtum Lebendigkeit und fand einen Weg in die Lebensrealität von Raum und Zeit.

Anhang

Brief Karl König an Theodor Schwenk vom 4. Mai 1954
Brief Oskar Schmiedel an Karl König vom 11. Mai 1954
Brief Karl König an Rudolf Hauschka vom 17. Mai 1954
Brief Rudolf Hauschka an Karl König vom 21. Mai 1954
Karl König an Oskar Schmiedel vom 24. Mai 1954 mit dem «Merkblatt für Ärzte über das Medikament Thalamos»
Brief Karl König an Rudolf Hauschka vom 29. Mai 1954
Brief von Wilhelm Pelikan an Karl König vom 3. Juni 1954
«Über schwere Kontaktstörungen im Kindesalter und deren Behandlung mit der Substanz ‹Encephalodor›», in: Weleda Korrespondenzblätter für Ärzte, Heft 30, 1957.
Das Arzneimittelbild von Thalamos anhand eines Symptomverzeichnisses von Hans Heinrich Engel.

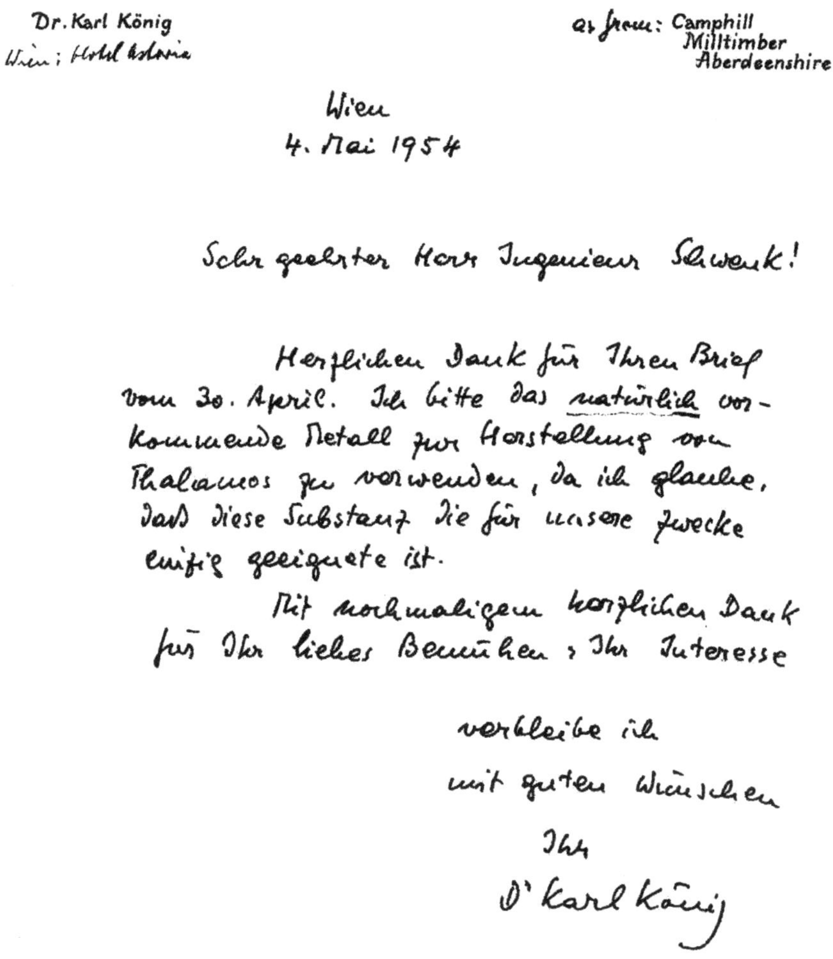
Dr. Karl König
Wien: Hotel Astoria

as from: Camphill
Milltimber
Aberdeenshire

Wien
4. Mai 1954

Sehr geehrter Herr Ingenieur Schwenk!

Herzlichen Dank für Ihren Brief vom 30. April. Ich bitte das natürlich vorkommende Metall zur Herstellung von Thalamos zu verwenden, da ich glaube, daß diese Substanz die für unsere Zwecke einzig geeignete ist.

Mit nochmaligem herzlichen Dank für Ihr liebes Bemühen u. Ihr Interesse

verbleibe ich
mit guten Wünschen
Ihr
Dr Karl König

Brief von Karl König an Theodor Schwenk

Weleda a.g.

Arlesheim (Schweiz)
Fabrikation pharmazeutischer Präparate
Deutsche Zweigniederlassung in
Schwäbisch Gmünd

Herrn
Dr.med.Karl König
Camphill

Milltimber/Aberdeenshire
England

11. Mai 1954

Lieber Herr Dr.König!

Herr Schwenk hat nun mit der Herstellung des Thalamus-Präparates begonnen, und die Arbeit daran bereitet ihm Freude. Er macht es zusammen mit dem bei uns als Pharmazeut arbeitenden Arzt Dr.Kaufmann.

Da schon Anfragen von Ärzten vorliegen und wir doch in einiger Zeit das Präparat fertig haben, wäre es wichtig, wenn den Ärzten ein kleines Merkblatt über die Art der Anwendung und das Indikationsgebiet der einzelnen Präparate gegeben werden könnte. Könnten Sie nicht baldmöglichst kurze Richtlinien verfassen und uns einschicken, da es ja bis zur Fertigstellung Ihrer größeren Arbeit noch eine Weile dauern wird?

Eine etwas lästige Sache wurde uns mitgeteilt, die Dr. Wolff selbst gehört hat. Frau Dr.Hauschka erzählte in einem kleinen Ärztekreis, daß ihr Mann in Zusammenarbeit mit Ihnen bereits das Präparat ausgearbeitet hat und daß eigentlich schon in Höllriegelskreuth die Arbeit begonnen habe. Ich nehme natürlich an, daß dies in der geschilderten Form nicht zutrifft, aber es ist doch unangenehm, wenn es sich herumspricht, daß die Weleda das von Dr.Hauschka ausgearbeitete Präparat nun herausbringt und es ihm gewissermaßen weggenommen hat. Gegen diese Gerüchte wird ja kaum etwas zu machen sein, aber ich wollte es Ihnen doch zu Ihrer Orientierung sagen.

Mit herzlichen Grüßen
Ihr

Sch/G

Fernruf Schwäbisch Gmünd 3958/59. Telegr.-Adr.: Weleda Schwäbisch Gmünd. Postscheckkonto Stuttgart 9762. Württembergische Bank Stuttgart Konto 901. Süddeutsche Bank A. G. Filiale Schwäbisch Gmünd. Girokonto Kreissparkasse Schwäbisch Gmünd.
Schwestergesellschaften in New York/U.S.A. Fladbury/England. St. Louis/Frankreich. S'Gravenhage Holland. Generalvertretung in Wien/Österreich

Brief von Oskar Schmiedel an Karl König

den 17. Mai 1954.

Lieber Rudi,

Mir hat es sehr leid getan zu horen, dass Du erkranktest und daher nicht die Moglichkeit hattest am Mittwoch vor 14 Tagen zu meinem Vortrag nach Stuttgart zu kommen. Ich hoffe, dass Du wieder kraftig und wohlauf bist.

Ich mochte Dir hiermit auch mitteilen, dass ich das Praparat Thalamos der Weleda A.G. ubergeben habe und dass sie von jetzt an die Alleinrechte der Herstellung und des Vertriebes besitzt. Ich darf wohl nochmals darauf hinweisen, dass ich Dir niemals die Rechte fur die Herstellung eines solchen Praparates, mit den von mir ausgearbeiteten Indikationen, gegeben habe. Ich muss es aber Dir uberlassen diese Angelegenheit so zu behandeln wie Du es fur richtig halst. Es tut mir leid, dass durch diese Sache eine Wolke das Licht unserer Freundschaft zu bedecken versucht.

Mit allen guten Wunschen und herzlichen Grussen fur Dich und Deine Arbeit

verbleibe ich

Dein,

Brief von Karl König an Rudolf Hauschka

WALA-HEILMITTEL-LABORATORIUM DR. R. HAUSCHKA
O·H·G
ECKWÄLDEN ÜBER GÖPPINGEN

Herrn

Dr. Karl König

Camphill Milltimber
Aberdeenshire.

(14a) ECKWÄLDEN ÜBER GÖPPINGEN
den 21.5.1954.
Dr./K.

Lieber Karl!

Deinen denkwürdigen Brief vom 17. Mai habe ich erhalten.

Deine Mitteilung, dass Du der Weleda A.G. für das Präparat Thalamus die Alleinrechte der Herstellung und des Vertriebes übergeben hast, habe ich zur Kenntnis genommen; Dein Hinweis, dass Du mir niemals die Rechte für die Herstellung eines solchen Präparates gegeben hast, erfordert denn doch eine Richtigstellung:

1.) Das Präparat ist das Ergebnis einer Gemeinschaftsarbeit von Dir und mir. Ich habe das Präparat auf Deine Bitte hin ausgearbeitet und selbstverständlich beinhaltet diese Tatsache die Herstellung.
2.) Du hattest also garnicht die Möglichkeit, das Verfahren weiterzugeben ohne meine Zustimmung, umsomehr als darin spezifische Wala-Prozesse, wie rhythmische Wärme- u. Lichtbehandlung, eingefügt sind.
3.) Du hast 1951 ausdrücklich Deine Zustimmung gegeben (vor Zeugen), dass das Präparat den Aerzten zur Verfügung gestellt wird. So haben die Aerzte der Heilpädagogischen Institute das Präparat schon die ganzen Jahre hindurch erhalten und es steht in unseren Listen.

Lieber Karl, Dein ganzes Verhalten ist mir ausserordentlich schmerzlich. Für mich sind das nicht in erster Linie Fragen des Rechts, sondern des Vertrauens und in dieser Sphäre hast Du mich enttäuscht.

Ich werde versuchen, das Licht unserer Freundschaft durch diese Wolke nicht verdunkeln zu lassen, sondern es weiter zu nähren und zu pflegen.

Dein Rudolf

RUF: BOLL 286 · BAHNSTATION: BOLL/Württb. · POSTSCHECK: STUTTGART 22610 · GIROKONTO: KREISSPARKASSE GÖPPINGEN 1581 · BANK: SÜDWESTBANK GÖPPINGEN

Brief von Rudolf Hauschka an Karl König

den 24. Mai 1954.

Lieber Herr Dr. Schmiedl,

Herzlichen Dank fur Ihren Brief vom 11. Mai. Ich habe mich sehr gefreut zu horen, dass Herr Schwenk mit der Herstellung des Praparates begonnen hat und ich habe mich inzwischen auch bemuht ein kleines Merkblatt zusammenzustellen, das den Arzten, die nach dem neuen Medikament fragen, zugeschickt werden kann.

Ich sende Ihnen anbei den Text dieses Merkblattes, bitte Sie aber sehr herzlich mich wissen zu lassen, wenn Sie darin etwas geandert sehen wollen, oder wenn Sie denken, dass noch etwas hinzugefugt werden konnte, woran ich nicht gedacht habe.

Vielleicht konnte man dieses kurze Merkblatt auch in den Korrespondenzblattern fur Arzte zum Abdruck bringen, als eine Art Einfuhrung fur alle die, die meinen Vortrag auf der Comburg nicht horen konnten.

Ich habe mich auch noch recht intensiv mit dem Namen dieses Medikamentes beschaftigt und glaube nun, dass man nicht eine vollig neue Bezeichnung nennen sollte, sondern dass man es THALAMON nennen sollte. Damit wurde die erste Bezeichnung die auf die Region des Gehirns hinweist nicht mehr beibehalten aber die Kalngfolge wurde bleiben und das erscheint mir wichtig.

Nun noch zu dem letzten Paragraphen Ihres Schreibens, der Herrn Dr. Hauschka betrifft. Ich glaube ich erwahnte Ihnen gegenuber, dass vor Jahren Herr Dr. Hauschka fur mich die Zusammenfugung der drei Substanzen von Thalamon zunachst in seinem Laboratorium durchgefuhrt hat, mir aber selbst auf der Comburg klar zugegeben hat, dass ich niemals meine Versuchsergebnisse mit ihm durchgesprochen habe, noch dass ich jemals ihm die Erlaubnis gegeben hatte das Medikament herzustellen und an Arzte weiterzugeben; das hat er leider getan ehe das Medikamet durchgepruft war und Indikationsgebiete dafur sich ergeben hatten. Ich habe auch von Anfang an Hernn Dr. Hauschka gesagt, dass ich mich moralisch der Weleda gegenuber verpflichtet fuhle, da die

Brief von Karl König an Oskar Schmiedel mit dem Merkblatt zu Thalamos

Einrichtung des Laboratoriums in Camphill nur durch deren Hilfe zu Stande gekommen ist. Alles das hat Herrn Dr.Hauschka leider nicht gehindert seine Starrkopfigkeit zu andern. Ich werde aber immer bestatigen, dass Herr Dr. Hauschka niemals das Praparat ausgearbeitet hat, sondern dass das hier in Camphill in jahrelanger Arbeit geschehen ist. Ich ware sehr dankbar bald von Ihnen zu horen. Post erreicht mich bis zum 30. Mai in Camphill nachher bis zum 10. Juni in:

122 Harley Street
c/o Mrs. U. Gleed,
London W.1.

Mit herzlichen Grussen
verbleibe ich

Ihr,

Merkblatt

für Ärzte über das Medikament Thalamos*)

Dieses Medikament wurde im Lauf der letzten vier Jahre innerhalb der Camphill-Rudolf-Steiner-Schools und den damit verbundenen Schulen für seelenpflege-bedürftige Kinder ausgeprobt und vielfach verwendet. Es entstammt den Anregungen und Überlegungen, welche die Zustandsbilder derjenigen Kinder geboten haben, die vor allem unter den Folgezuständen einer Encephalitis, eines schweren Traumas oder einer degenerativen Veranlagung leiden.

Thalamos besteht aus einer Kombination von Aurum, Myrrha und Olibanum; diese drei Substanzen werden in einem speziellen Verfahren ineinander gearbeitet und bilden damit das Präparat Thalamos I.

Ein weiteres Präparat wird aus Thalamos I durch einen Zusatz, der aus der Substanz der Corpora quadrigemina-Region des Kaninchengehirns gewonnen wird, hergestellt. Es ist als Thalamos II bezeichnet.

Ein drittes Präparat wird dadurch gewonnen, daß Thalamos II noch mit einem Extrakt aus Belladonna e radice versetzt wird; diese Kombination wird als Thalamos III bezeichnet.

Alle drei Präparate wurden eingehenden Arzneimittelprüfungen unterzogen und auch im $CuCl_2$-Blutkristallisationsbild durchgeprüft. Eine dahingehende Veröffentlichung wird vorbereitet und voraussichtlich Ende dieses Jahres (1954) erscheinen. In dieser Veröffentlichung werden auch die genauen Indikationen der drei Thalamos-Präparate und deren geisteswissenschaftliche Grundlagen dargelegt werden; diese Ausführungen werden eine Erweiterung meines Vortrages sein, den ich am 26. April 1954 auf der Ärzte-Tagung der Arbeitsgemeinschaft anthroposophischer Ärzte halten konnte.

---

*) Der endgültige Name steht noch nicht fest, da die Nachforschungen wegen des Markenschutzes noch laufen.

Zur vorläufigen Orientierung aber können die folgenden Leitlinien gelten:

Thalamos I

Zur allgemeinen Behandlung der chronischen Zustände, die im Kindesalter als Folge einer durchgemachten Encephalitis vorliegen; dabei besonders: Persönlichkeits-Änderung, Aggressivität, motorische Unruhe, Schlafstörungen, Abwegigkeiten im seelischen Verhalten der Kinder. Schwierigkeiten im Wiedererwerb der Sprache, Autismus und moralische Labilität. Es hat sich ferner erwiesen, daß Thalamos I auch allgemein dort verwendet werden soll, wo schwere Nachwirkungen durch vorhergegangene Anwendung antibiotischer Behandlung vorliegen.

Thalamos II

Zur Behandlung schwerer post-encephalitischer Zustandsbilder, die besonders mit Störungen innerhalb der Sinnes-Sphäre einhergehen. Restbestände von Taubheit, Sehschwäche, Störungen des Gleichgewichts-Sinnes, Ataxien und Orientierungs-Störungen im Raum. Gedächtnis-Schwäche, Dekonzentration, Denkstörungen; Störungen im Bereich des extrapyramidalen Systems und Störungen der vom Hypothalamus gesteuerten vegetativen Funktionen.

Thalamos III

Zur Behandlung post-encephalitischer Zustände, die mit epileptiformen Krämpfen vom Typus des Grand Mal sowohl als auch des Petit Mal einhergehen.

* * *

Thalamos I, II, III ist ein sehr tief wirkendes Heilmittel und sollte mit größter Vorsicht verwendet werden. Es führt leicht zu schweren Erst-Verschlimmerungen und Fieberschüben; treten diese auf, dann soll für einige Tage die Behandlung unterbrochen, aber nach Abklingen der Symptome sofort wieder weitergeführt werden.

Es wird in den Potenzen D 8, D 10, D 15, D 20, D 30 sowohl als Injektion als auch in Tropfen sowie in Pulverform als D 6 hergestellt.

Per os sollte es zunächst nur 1—2 mal täglich gegeben werden, als Injektion nicht öfter als 2 mal wöchentlich.

Die höheren Potenzen werden vor allem zur Behebung der seelischen Störungen, die niederen Potenzen zur Behebung der körperlichen Symptome verwendet. Die Injektionen wirken tiefgreifender als die Medikation per os. Für ausführliche Mitteilungen der von den Kollegen gemachten Erfahrungen an mich oder die Arbeitsgemeinschaft anthroposophischer Ärzte, Stuttgart O, Adelheidweg 4, wäre ich sehr zu Dank verpflichtet.

Dr. med. Karl König
Camphill Milltimber
Aberdeenshire

den 29. Mai 1954.

Lieber Rudi,

Herzlichen Dank fur Deinen Brief vom 21. Mai. Ich glaube nicht, dass die Darstellung die Du darin gibst der Realitat entspricht, jedenfalls sehe ich die Dinge durchaus anders. In unserm letzten Gesprach auf der Comburg, hast Du mir auch zugegeben, dass ich Dir niemals die Rechte fur die Herstellung dieses Praparates gegeben habe.

Zu den drei Punkten, die Du in Deinem Brief erwahnst, kann ich nur das Folgende sagen:

1. Keinesfalls hast Du das Praparat ausgearbeitet, sondern Du warst so lieb die vorbereitende Moglichkeit einer Mischung der drei Substanzen zu versuchen. Die Ausarbeitung des Praparates ist dann hier in Camphill verfolgt und hat sich nicht mehr auf diese ersten Versuche gestutzt, sondern ist in durchaus anderer Art erfolgt.

2. Deshalb hatte ich durchaus die Moglichkeit das Verfahren weiter zu geben, weil es ein neues Verfahren ist und die rythmische Warmebehandlung in so fern einbezieht, als Du sie schon vor Jahren durch Veroffentlichung zur allgemeinen Kenntnis gebracht hast. Ich weise da auf die diesbezugliche Arbeit hin, die von Dir publiziert wurde.

3. Ich habe 1951 nicht ausdrucklich meine Zustimmung gegeben, dass das Praparat Arzten zur Verfugung gestellt werden kann, sondern mir blieb nichts anderes ubrig als zu dem "Ja" zu sagen, was von Deiner Seite schon als fertige Tatsache den Arzten hier wahrend der Konferenz mitgeteilt wurde.

Brief von Karl König an Rudolf Hauschka

Ich erinnere mich, dass wahrend der hiesigen Arzte-Tagung durch Dein Eingreifen in Bezug auf Thalam die gleiche peinliche Situation geschaffen wurde, die auch jetzt auf der Comburg entstand. Es tat mir damals genauso leid wie diesmal, einfach weil es sich um eine Differenz gerade zwischen uns beiden handelte und die fur mich recht schmerzlich ist.

Vielleicht bist Du so lieb und uberdenkst das alles nocheinmal und lasst mich dann wissen wie die Angelegenheit aussieht.

Mit herzlichen Grussen
verbleibe ich

Dein,

Weleda a·g·

Arlesheim (Schweiz)
Fabrikation pharmazeutischer Präparate
Deutsche Zweigniederlassung in
Schwäbisch Gmünd

Herrn
Dr.Karl König
122 Harley Street
c/o Mrs.U.Gleed

London W.1.

3. Juni 1954

answered June 14th 1954

Lieber Herr Dr.König!

Besten Dank für Ihr Schreiben vom 24.5.54. Wir werden uns erkundigen, ob der Name "Thalamon" zu schützen ist. Wir glauben ja auch, daß diese Bezeichnung am zweckmäßigsten wäre, da sie doch an die bisher gebrauchte, "Thalamos", anklingt.

Die Präparate sind nun in allen Formen fertig, sodaß sie geliefert werden können.

Was das Merkblatt betrifft, so haben wir nur kleine Änderungen, und zwar mehr stilistischer Natur. Wir nehmen an, daß Sie einen Durchschlag davon haben und möchten nur folgendes erwähnen:

1.) Erste Seite, zweiter Absatz: statt synthetisiert sollte es "ineinander gearbeitet" heißen, da "synthetisiert" im Sprachgebrauch eine andere Bedeutung hat.

2.) dritter Absatz: Hier würde es wohl besser so lauten: "Ein weiteres Präparat wird aus Thalamon I durch einen Zusatz, der aus der Substanz der Corpora quadrigemina-Region des Kaninchengehirns gewonnen wird, hergestellt. Es ist als Thalamon II bezeichnet."

3.) vierter Absatz: statt "versehen ist" müßte es heißen "versetzt wird".

4.) Im letzten Absatz über Thalamon I scheint uns nicht ganz klar hervorzugehen, ob Zustände gemeint sind, die im späteren Alter als Folge einer im Kindesalter durchgemachten Encephalitis auftreten, oder um solche Zustände, die im Kindesalter als Folge einer Encephalitis vorliegen.

5.) Zweite Seite, erster Absatz: Gilt das Gesagte allgemein für Antibiotikaschäden oder nur für die Schäden, die bei der Behandlung von Encephalitis mit Antibiotika entstehen?

Sie schreiben, daß die Potenzen, D6, D8 etc. als Injektionen und auch in Tropfen- und Pulverform hergestellt werden.

…ruf: Schwäbisch Gmünd 3958/59. Telegr.-Adr.: Weleda Schwäbisch Gmünd. Postscheckkonto Stuttgart 9762, Württembergische Bank Stuttgart Konto 901. ./.
Süddeutsche Bank A. G., Filiale Schwäbisch Gmünd. Girokonto Kreissparkasse Schwäbisch Gmünd.

…gesellschaften in New York/U.S.A., Fladbury/England, St. Louis/Frankreich, S'Gravenhage Holland, Generalvertretung in Wien Österreich

Brief von Wilhelm Pelikan an Karl König

Weleda a.g.

Nun sagten Sie uns aber, daß wir Pulver nur ~~von~~ als D6 abgeben sollen, alles andere flüssig. Schon aus praktischen Gründen wäre dies sehr zweckmäßig, da ja die Verreibung bis D30 in der Art wie Sie sie wünschen, ziemlich lange dauert. Wir schlagen daher vor, daß wir schreiben, daß die Präparate in D6 als Trituration und in D8, D10 etc. als Dilution hergestellt werden.

Legen Sie besonderen Wert darauf, daß die Erfahrungen uns mitgeteilt werden? Wir glauben, daß es vielleicht manchem Arzt lieber wäre, wenn er mit Ihnen direkt korrespondieren könnte. Sollten wir es daher nicht so formulieren, daß die gemachten Erfahrungen "an mich direkt oder an die Weleda mitgeteilt werden sollen"?

Wir glauben nicht, daß es zweckmäßig ist, dieses Merkblatt mit den Korrespondenzblättern zu verschicken, da ja diese an viele außenstehende Ärzte gehen, die nicht auf der Comburg waren und auch nichts von dieser Tagung wissen. Die Frühlingstagung ist ja eigentlich immer nur für anthroposophische Ärzte bestimmt. Wir denken, daß wir das Merkblatt mit einem begleitenden Brief an sämtliche Ärzte schicken, die Mitglieder sind. Dies werden ungefähr 280 sein.

Wir danken Ihnen auch bestens für Ihre weiteren Ausführungen bezüglich Dr. Hauschka, die wir zur Kenntnis genommen haben.

Mit herzlichen Grüßen

W e l e d a A. G.

Hummel Pelikan

Sch/G

Weleda Korrespondenzblätter für Ärzte, Heft 30, 1957

Über schwere Kontaktstörungen im Kindesalter und deren Behandlung mit der Substanz „Encephalodor"*)

von Dr. H. H. Engel, Dr. K. König und Dr. H. Müller-Wiedemann

(Aus den „Camphill-Rudolf-Steiner-Schools" Aberdeenshire)

Schriftenreihe zu einer Erweiterung der Heilkunst nach geisteswissenschaftlichen Erkenntnissen

Nr. 4 51 Seiten Stuttgart 1956 DM 3.50

In dieser Broschüre wird ein völlig neuartiger Weg zu einem völlig neuartigen Heilmittel geschildert.

In der heilpädagogischen Arbeit an seelenpflege-bedürftigen Kindern entstand die Idee des „Encephalodor" (Dr. K. König), dessen erste Synthese dann, in einem besonders dafür ausgearbeiteten Verfahren, durchgeführt wurde (Dr. R. Hauschka). „Encephalodor" enthält zunächst Gold, Weihrauch und Myrrhe. „Encephalodor II" hat einen weiteren Zusatz aus den corpora quadrigemina des Kaninchengehirnes, „Encephalodor III" enthält die Bestandteile des Präparates Nr. II mit einem Extrakt aus Belladonnawurzel.

Die „Schäden und Abwegigkeiten, welche die modernen Lebensbedingungen an der Seele des Menschen vollbringen", kennt die heilpädagogische Arbeit im Extrem. So wird die Symptomatik der Leidenszustände, für die die Mittelreihe geschaffen wurde, zunächst gestreift. „Encephalodor" wurde angewandt bei postencephalitischen, jugendlich-schizophrenen, dementen, autistischen, psychotischen und prae-psychotischen Bildern, bei kindlicher Hysterie. Die Erscheinungen, die sich in der Krankenbeobachtung ergeben, werden zunächst sehr sorgfältig und unter Berücksichtigung der maßgeblichen modernen Literatur dargestellt. Die Rhythmusstörung der Verhaltensweise wird eingehend herausgearbeitet, der Versuch, dies geisteswissenschaftlich zu verstehen, sehr eingehend – in der Polarität zwischen vorwiegend eretischen und vorwiegend torpiden Verhaltensweisen – vorgetragen. So kann im Leser das Verständnis reifen, daß den dargestellten Symptomenbildern eine „nosologische Einheit zugrundeliegt".

In Anlehnung an das im Zentralverein deutscher homöopathischer Ärzte ausgearbeitete Verfahren wurde 1951, nach einer Reihe von Selbstversuchen, das Encephalodor einer genauen Arzneimittelprüfung unterzogen. Ein Auszug der Prüfungsprotokolle wird vorgelegt. Methodisch wurden immer wieder Leer-Versuche (Placebo-Tage) eingeschoben. „Encephalodor" zeigte ausgeprägte Symptome, die dann besprochen werden (Dr. H. H. Engel). Sechs sehr eingehende Krankengeschichten schildern dann die Anwendung der Potenzen der „Encephalodor"-Reihe bei sprachgestörten, völlig autistischen, sowohl torpiden als auch eretischen, Kindern („Enc. I"), — bei Sichanbahnen der Sprache („Enc. II"), — oder bei weniger sprachgestörten als postencephalitisch eretisch Unruhigen oder Kleptomanen („Enc. III"). Diese Angabe darf jedoch — zumal aus einem Referat — keinesfalls als „Indikation" aufgefaßt werden! Große Vorsicht mit dem, in Ursubstanz recht giftigen, hochwirksamen Mittel ist unbedingt am Platze! Mit den in jedem Fall einzuhaltenden Cautelen der „Encephalodor"-Reihe eingehend und gründlich bekannt zu machen, ist Sinn der Darstellung.

Beim seelenpflege-bedürftigen Kind „erscheint etwas zur Krankheit und Geistesstörung gesteigert, was in weniger drastischer Art bei vielen Menschen der heutigen Zeit auch vorhanden ist". So erweitert sich im Schlußwort des Heftchens die Darstellung zu einer Charakterisierung des krankmachenden Einflusses unserer modernen Umwelt auf das menschliche Seelenleben. Überraschende Einzelerfolge bei psychoneurotischen Angst- und Zwangszuständen im Erwachsenenalter geben dem Präparat „Encephalodor III" eine sichtlich erweiterte Indikationsbreite und dadurch ein ärztliches Allgemeininteresse.

Das Mittel, das von der Weleda A. G. hergestellt wird, gehört in die Hand des Arztes, der damit behandelte Patient in ständige Kontrolle während der Behandlung.

Die Darstellung schließt mit einem schönen Hinweis auf die weihnachtlichen Gaben der Magier aus dem Osten an die „Nöte und Notwendigkeiten unseres Jahrhunderts".

Wedepohl

*) Früher: Thalamos

12

Weleda Korrespondenzblätter für Ärzte zu «Über schwere Kontaktstörungen im Kindesalter und deren Behandlung mit der Substanz ‹Encephalodor›» (Heft 30, 1957).

Das Arzneimittelbild von Thalamos anhand eines Symptomenverzeichnisses

von Hans-Heinrich Engel[245]

Es ist der Versuch gemacht worden, die genauen Ergebnisse der Prüfungen in ein geordnetes Symptomenverzeichnis zu gliedern, um ein Arzneimittelbild zu erhalten.

Geist und Gemüt:

1. Starke Müdigkeit, zunehmend stärker werdend.
   Große Unruhe mit verschiedenen Folgeerscheinungen. Angstgefühl, Sterbensgefühl, auch Weltuntergangsstimmung mit Sorge, es müsste in kürzester Zeit etwas passieren. Leicht aufgeregt, kratzbürstig, barsch, ungewohnt unhöflich, dabei abgespannt, lustlos, jede Pflicht zu viel, wütend, schlechte Stimmung, aber auch Weinen bei Angesprochenwerden. Cholerisches Temperament verstärkt, auch hypochondrisch, depressiv. Muss lachen in ernster Situation, kann sich nicht dagegen wehren (Aus einer zusätzlichen Prüfung).
   Erst frisch, vermehrte Initiative, dann abgespannt, dabei gesteigerter Bewegungstrieb.

Neigung zu Albernheiten und Lächerlichkeiten können auch auftreten, besonders bei phlegmatischen Personen.
Gefühl, als ob der Körper krank wäre, nicht man selbst.

2. Benommenheit, die stark zunimmt.
Sehr vergesslich bei erschwerter Konzentration, verminderter Aufmerksamkeit und Auffassung und verlangsamter Reaktion.
Kombinieren und Denken fallen schwer. Kann schwer zu einem Entschluss kommen.
Zunächst durch geistige Arbeit Symptome unterdrückbar, dann aber durch geistige Arbeit alles schlechter.
3. Schwindelerscheinungen sehr stark und anhaltend. Gefühl wie auf Wolken zu gehen, auch wie etwas über der Erde zu sein oder zwei Meter über dem Pflaster zu gehen.
Kein Gleichgewicht, durch jede Bewegung aus der Balance geworfen.
Gefühl, als ob die Erde sich dreht.
Auftriebskraft am Mastoid, die den Kopf hinaufhebt.
Gefühl wie eine Kasperlpuppe oben aufgehängt zu sein und dass das Gleichgewicht von oben geregelt wird.
Man fühlt sich außerhalb seines Kopfes.
4. Überflutet werden von Erinnerungsbildern. Es drängen sich alte Problematiken zu neuen auf, mit denen man nicht fertig wird. Alte Depressionszustände leben wieder auf. Man lebt in einer Schachtel, aus der man nicht heraus will. Gefühl wie ein Spieler auf der Bühne. Die Umwelt sagt auswendig gelernte Rollen her.
Die Eindrücke bleiben lange vor den Augen bestehen und löschen sich nicht aus.
Buchstaben kleben vor den Augen.
Wie durch einen Schleier sehend, wie in einem Schleier gehend, als ob einen nichts erreichen würde.

Kopf:	Kopfschmerzen beginnend über den Augen, Stirne, Schläfen; auch nach hinten über den Scheitel ziehend, besonders rechts (einmal links). Kopfschmerzen stärker nach passiver Bewegung (Autobus etc.), Schaukelgefühl im Hinterkopf, Gefühl einer wässrigen Blase in Stirnhirngegend, die hin und her schaukelt. Kopf sehr dumpf.
Ohr:	Ohrensausen, Summen im Mastoid, Druck, Dumpfes Gefühl, besonders rechts. Stärkste Geräuschüberempfindlichkeit.
Augen:	Druck in, über, sowie hinter den Augen. Augenjucken und -brennen. Augen sehr matt ohne Glanz. Gesichtsfeldeinschränkung und Trübung. Etwas Tränenneigung, rechtes Auge bevorzugt.
Gesicht:	Heißes Gesicht, Gefühl wie sonnenverbrannt. Blasses, fahles, elendes Aussehen.
Haut:	Urticarielle Erscheinungen im Gesicht, Juckreiz. Wolle wird schlecht vertragen auf der Haut. Pickel, Unreinheiten entzündlichen Charakters. Erysipeloid der rechten Gesichtshälfte, besonders von Auge bis Ohr.
Herz und Kreislauf:	Herzklopfen, schneller und kleiner Puls bei anginösen Erscheinungen. Alles pulsiert. Stechen in der Herzgegend. Lehmklumpengefühl in der Herzgegend, auch Spannungsgefühl.
Atmungsorgane:	Halsschmerzen, trockener Husten, besonders als Reizhusten sehr stark. Anginöse Erscheinungen, beginnend mit Stichen in den Tonsillen (links), trockenem, heissem Rachen. Gefühl, als ob mit Bimsstein ein Loch in den Rachen gebohrt wird. Trockenheit im Epipharynx, Schluckbeschwerden. Heiserkeit. Schleimiger bis wässriger Schnupfen, besonders rechts.
Verdauungsorgane:	Übelkeit, seekrank, Brechreiz nach Fett. Leberdruckschmerz, Leibschmerzen, Durchfallneigung.

Geschlechtsorgane:	Ziehende Schmerzen im Unterleib, Periode verändert, entweder mit Schmerzen, wenn vorher nicht, oder umgekehrt. Nächtliche häufige Pollutionen.
Glieder:	Schmerzhafte, schwache Glieder. Schwäche in den Beinen, wie Wattekniee z. B.; schwere Glieder oder Gefühl wie keine Glieder. Zittrig, ungeschickt in Bewegungen; unwillkürliche Bewegungen; unkoordiniert. Kreuzschmerzen, Ischias, Rückenschmerzen beim Bücken. Gesteigerter Bewegungstrieb, motorisch aktiv.
Wärmeregulation:	Heißes Gesicht, leicht Schwitzen, besonders nachts mit Aufwachen. Frieren gebessert, bzw. keine Temperaturempfindung in den Gliedern, später stärker frieren, frösteln. Linker Fuß normal, rechter heiß.
Modalitäten:	Besonders rechts wirkend. Abends alles besser. Alle Symptome morgens schlimmer. Anfangs Symptome durch geistige Arbeit unterdrückbar, später verschlimmert geistige Arbeit.

Dieses Arzneimittelbild vermittelt einen unmittelbaren Eindruck über die Angriffspunkte und die Wirkung des Thalamon[246] an scheinbar Gesunden.

Abbildungsverzeichnis

Anmerkungen

1 Hans Müller-Wiedemann: *Karl König – Eine mitteleuropäische Biographie*, Stuttgart 2016, S. 388.

2 Der Begriff «Heilmittel» wird sowohl im Titel dieses Bandes als auch in den Originaltexten von Karl König sowie in medizinhistorischen Zusammenhängen verwendet, obgleich er im modernen Sprachgebrauch durch «Arzneimittel» ersetzt wird.

3 Almut Tobis: *Gold, Weihrauch und Myrrhe. Medizintheoretische Aspekte einer Heilmittel-Entwicklung durch Karl König*, Technische Universität Dresden 2022, https://doi.org/10.25368/2024.141. Diese Dissertationsschrift steht zusammen mit weiteren Dokumenten außerdem unter www.karlkoeniginstitute.org unter «Publikationen» zur Verfügung. Da sie die Grundlage dieses Bandes bildet, sind die Anmerkungen anders gestaltet als in den übrigen Bänden der Karl König Werkausgabe. Zur weiterführenden Literatur sei auf das Literaturverzeichnis der Dissertationsschrift verwiesen.

4 Matthäus 25, V. 40.

5 Karl König: *Meine zukünftige Aufgabe*, Stuttgart 2008, S. 120.

6 Karl König: «Mignon. Versuch einer Geschichte der Heilpädagogik», in: *Das Seelenpflege-bedürftige Kind*, Stuttgart 2008, S.153, in diesem Band sind Texte zusammengestellt, in welchen König u. a. die Heilpädagogik als Disziplin in Abgrenzung zu ihren sogenannten Hilfswissenschaften definiert wie z. B. der Psychiatrie, der Neurologie und der Psychologie.

7 Ernst Tatzer: «Hans Asperger und die Heilpädagogik – ein Erfahrungsbericht», in: *Monatsschrift Kinderheilkunde* 168 (2020) S. 204-213.

8 Karl König: *Vorträge und Aufzeichnungen zum Heilpädagogischen Kurs*, Vortrag vom 26. Juli 1963, Stuttgart 2000, S. 74-78.

9 Vgl. Rudolf Steiner: *Heilpädagogischer Kurs*, Vortrag vom 5. Juli 1924, GA 317, Dornach 2010

10 Vgl. Rudolf Steiner: *Heilpädagogischer Kurs*, Vortrag vom 5. Juli 1924, GA 317, Dornach 2010, S. 180ff., Zitat S. 182.

11 König bezieht sich wiederholt – z. B. in *Heilpädagogische Diagnostik*, Dornach 1984 (als Band für die Karl König Werkausgabe in Vorbereitung) – auf Jakob Lutz: *Kinderpsychiatrie*, Zürich Stuttgart 1964.

12 Karl König: «Über einige grundlegende Fragen der heilpädagogischen Diagnostik und Therapie», in: *Das Seelenpflege-bedürftige Kind*, Stuttgart 2008, S. 68.

13 Hans Müller-Wiedemann: *Karl König. Eine mitteleuropäische Biographie*, Stuttgart 2016, S. 355f.

14 Vgl. hierzu auch Angelika Gäch: «Das polare Prinzip in der Heilpädagogik», in: Rüdiger Grimm; Götz Kaschubowski (Hrsg.): *Kompendium der anthroposophischen Heilpädagogik und Sozialtherapie*, München Basel 2008, S. 228–241.

15 Vgl. hierzu insbesondere die Vorträge vom 27., 28. und 30. Juni 1924, in: Rudolf Steiner: *Heilpädagogischer Kurs*, GA 317, Dornach 2010.

16 Karl König: «Über einige grundlegende Fragen der heilpädagogischen Diagnostik und Therapie», in: *Das Seelenpflege-bedürftige Kind*, Stuttgart 2008 S. 76f.

17 Karl König: «Über einige grundlegende Fragen der heilpädagogischen Diagnostik und Therapie», in: *Das Seelenpflege-bedürftige Kind*, Stuttgart 2008, S. 70. Vgl. Ernst Kretschmer: *Körperbau und Charakter. Untersuchungen zum Konstitutionsproblem und zur Lehre von den Temperamenten*, neu bearbeitet und erweitert von Wolfgang Kretschmer, Berlin 1977.

18 Der dargestellte Ansatz ist konstitutiv für die anthroposophisch-orientierte heilpädagogische Diagnostik und ihre therapeutischen Ansätze. Um diese auf ein wissenschaftlich-methodisches Fundament einer Evidenz-basierten Praxis zu stellen, wurde der Versuch von Niemeijer und Baars unternommen, hierfür ein wissenschaftliches Instrument zu entwickeln: Martin Niemeijer, Erik Baars: *Bildgestaltende Diagnostik der kindlichen Konstitution*, Driebergen 2004. Vgl. weiter auch Rüdiger Grimm; Götz Kaschubowski (Hrsg.): *Kompendium der anthroposophischen Heilpädagogik und Sozialtherapie*, München Basel 2008.

19 Karl König: «Einige Leitbilder sensorischer Störungen», in: *Heilpädagogische Diagnostik*, Dornach 1984, S. 44.

20 Rudolf Steiner hat seine Sinneslehre nach und nach erweitert und ausdifferenziert. Erstmals kam er auf die Sinnesorganisation des Menschen in *Anthroposophie. Ein Fragment*, GA 45, Dornach 2002, zu sprechen.

21 Zu den Begriffen Inkarnation und Diskrimination vgl. Karl König: «Einige Leitbilder sensorischer Störungen», in: *Heilpädagogische Diagnostik*, Dornach 1984, S. 39-51. Zur Sinneslehre liegen von Karl König folgende Veröffentlichungen innerhalb der Werkausgabe vor: *Die zwölf Sinne des Menschen*. Band

I: *Der Kreis der zwölf Sinne und die Ich-Entwicklung*, Stuttgart 2021, sowie Band II: *Sinnesentwicklung und Leiberfahrung*, Stuttgart 2021.

22 Karl König: «Einige Leitbilder sensorischer Störungen», in: *Heilpädagogische Diagnostik*, Dornach 1984, S. 47.

23 Diese Publikation wurde ursprünglich veröffentlicht in: *Schriftenreihe zu einer Erweiterung der Heilkunst nach geisteswissenschaftlichen Erkenntnissen*, Nr. 4, Stuttgart 1956; ein Wiederabdruck erfolgte in: *Der Merkurstab*, 60 (6), 2007: S. 533-554. Für diesen Band wurde der Originaltext in Orthografie und Interpunktion vorsichtig modernisiert. (Anmerkung A. T.)

24 Theodor Heller: «Über Dementia infantilis», in: *Zeitschrift für die Erforschung und Behandlung des jugendlichen Schwachsinns*, Band II, 1900 und *Grundriss der Heilpädagogik*, Leipzig 1910.

25 Sante De Sanctis: *Dementia praecocissima catatonica*, Folia neuro-biologica, October 1908.

26 Hermann Emminghaus: *Die psychischen Störungen des Kindesalters*, Tübingen 1887.

27 Lauretta Bender: «Childhood Schizophrenia», in: *American Journal of Orthopsychiatry*, III 1947 und *A Dynamic Psychopathology of Childhood*, Springfield, Illinois 1954.

28 Leo Kanner: *Child-Psychiatry*, Springfield, Illinois 1935-50.

29 Moritz Tramer: *Lehrbuch der allgemeinen Kinderpsychiatrie*, Basel 1949.

30 Josef Feldner: *Entwicklungspsychiatrie des Kindes*, Wien 1955.

31 Leo Kanner: *Child-Psychiatry*, Illinois 1935-50.

32 Elizabeth Norman: «The Reality and Relationship of Schizophrenic Children», in: *British Journal of Medical Psychology*, Vol. 27, 126, 1954.

33 Guenther Wachsmuth: *Die ätherischen Bildekräfte in Kosmos, Erde und Mensch*, Stuttgart 1924.

34 Hans Erhard Lauer: *Die zwölf Sinne des Menschen*, Basel 1953.

35 Rudolf Steiner: *Allgemeine Menschenkunde als Grundlage der Pädagogik*, 7. Vortrag vom 28. August 1919, GA 293, Dornach 1932

36 Rudolf Steiner: *Heilpädagogischer Kurs*, 3. Vortrag vom 27. Juni 1924, Privatdruck, Arlesheim 1952.

37 Rudolf Steiner: *Allgemeine Menschenkunde als Grundlage der Pädagogik*, 7. Vortrag vom 28. August 1919, GA 293, Dornach 1932.

38 Helen Keller: *Licht in mein Dunkel*, Zürich 1955.

39 Helen Keller: *Licht in mein Dunkel*, Zürich 1955.

40 Rudolf Steiner: *Das Initiaten-Bewußtsein*, 3. Vortrag vom 13. August 1924, GA 243, Dornach 1927.

41 Rudolf Steiner: *Das Initiaten-Bewußtsein*, 3. Vortrag vom 13. August 1924, GA 243, Dornach 1927.

42 Karl Stauffer: *Klinische Homöopathische Arzneimittellehre*, Regensburg 1926.
43 Otto Leeser: *Lehrbuch der Homöopathie, A: Die mineralischen Arzneimittel*, Stuttgart 1933.
44 Wilhelm Pelikan: *Sieben Metalle*, Dornach 1952.
45 *Was in der Anthroposophischen Gesellschaft vorgeht.* 1924; 19 (1,4).: Es muss sich hier um einen Druckfehler handeln, da dieser Vortrag vom 30.12.1904 stammt: Vgl. Rudolf Steiner: «Das Dreikönigsfest». Hörernotizen von einem Vortrag, gehalten in Berlin am 30. Dezember 1904.» In: *Beiträge zur Rudolf Steiner Gesamtausgabe* Nr. 60, Dornach 1977, S. 3-7. König zitiert aus diesen Hörernotizen in leicht paraphrasierter Form. (Anmerkung A. T.)
46 August und Theodor Husemann: *Die Pflanzenstoffe in chemischer, physiologischer, pharmakologischer und toxikologischer Hinsicht für Aerzte, Apotheker, Chemiker und Pharmakologen*, Berlin 1871.
47 Rudolf Steiner: *Geisteswissenschaftliche Gesichtspunkte zur Therapie*, 7. Vortrag vom 17. April 1921, GA 313, Basel 1941.
48 Zu diesem Wortspiel vgl. Rudolf Steiner: *Geisteswissenschaft und Medizin*, 6. Vortrag vom 26. März 1920, GA 312, Dornach 2000, S. 126.
49 Rudolf Steiner: *Das Initiaten-Bewußtsein*, 3. Vortrag vom 13. August 1924, GA 243, Dornach 2005, S. 64f.
50 Rudolf Steiner: *Geisteswissenschaft und Medizin*, 6. Vortrag vom 26. März 1920, GA 312, Dornach 2000, S. 133.
51 König und Kollegen beziehen sich hier auf Karl Stauffer: *Klinische Homöopathische Arzneimittellehre*, Regensburg 1926.
52 Siehe «Über schwere Kontaktstörungen im Kindesalter und deren Behandlung mit der Substanz Thalamos» in diesem Band, S. 56.
53 Karl Stauffer: *Klinische Homöopathische Arzneimittellehre*, Regensburg 1955, S. 123. Zum Begriff der «Homöopathischen Arzneimittelprüfung» vgl. das Kapitel unten «Vorab-Prüfung und Anwendung der ‹Substanz Thalamos›».
54 Siehe «Über schwere Kontaktstörungen im Kindesalter und deren Behandlung mit der Substanz Thalamos» in diesem Band, S. 56.
55 Gold repräsentiert als Symbol des himmlischen Lichts u. a. Unvergänglichkeit und Lauterkeit. Trotzdem birgt es in sich auch zahlreiche Ambivalenzen. So symbolisiert es einerseits irdischen Besitz und die niedere Gier danach sowie die Tugendhaftigkeit, welche jeglichen Materialismus überwunden hat. Die Suche nach dem Gold in der Alchemie drückt letztlich die Sehnsucht danach aus, die dunkle, schwere und belastete Seite der Materie geistig zu überwinden: vgl. Manfred Lurker: *Wörterbuch der Symbolik*, Stuttgart 1988, S. 248.
56 Silber: 429 W/(m · K), Kupfer: 401 W/(m · K), Quelle: www.wikipedia.de, Suchbegriff: Wärmeleitfähigkeit, abgerufen am 03. 05. 2021.
57 Vgl. hierzu Wolfram Engel: «Kolloidales Gold und Goldspiegel. Wie das Gold

in Farben und Wärme erlebt werden kann», in: *Der Merkurstab* 2002; 55 (6): S. 456–461: Bei der Herstellung dessen handelt es sich um Folgendes: Wenn man Goldchlorid in heißes Wasser gibt, so durchläuft diese Flüssigkeit bei Zugabe eines starken Reduktionsmittels einen Farbenbogen von Hellgelb über Blaugrau, Rosa, Violett, Rotviolett, Purpurrot bis hin zu einem Blutrot als Endstufe. Man muss erwähnen, dass man z. B. für 800 ml Goldkolloid nur 0,05g Feingold als Ausgangsstoff benötigt, welches in der fertigen kolloidalen Lösung in solch einer feinen elementaren Verteilung (im Schwebezustand) vorliegt, sodass die Lichtbrechung ein Blutrot ergibt. Wir haben es hier u. a. mit der Wärme zu tun, welche in dem angeführten chemischen Prozess wesentlich daran beteiligt ist, das Gold gewissermaßen «seiner Erdenschwere zu entheben», sprich die feine Verteilung des Goldes zu erreichen, ohne dass es der Schwerkraft folgt. Dies sei hier lediglich zur Veranschaulichung der Eigenschaften des Goldes erwähnt, denn Karl König hat ja meines Wissens nicht mit Kolloidalem Gold gearbeitet. Die Beziehung des Goldes zu Licht und Wärme ist auch für den Herstellungsprozess der «Substanz Thalamos» interessant.

58 Brief von König an Theodor Schwenk vom 04.05.1954, siehe Anhang.

59 Unter *Aurum naturale* versteht man u. a. auch Flussgold. Jeder Fluss, auch jeder Bach, führt Gold in Spuren mit sich. So besitzt beispielsweise Rheingold, welches am Oberrhein gewaschen wird, eine Karatzahl von 22. Quelle: Stoffanalyse der Firma «Aurum rhenanum», Überlingen.

60 Hinweis (e-mail) von Dr. Wolfram Engel, Weleda, Schwäbisch Gmünd.

61 Vgl. John F. Royle: «Über die Abstammung des afrikanischen Olibanums», in: *Pharmazeutisches Centralblatt*, 1846, Nr. 29, S. 460–462, sowie Gottlieb Wilhelm Bischoff: *Medizinisch-pharmazeutische Botanik. Ein Handbuch für Deutschlands Aerzte und Pharmaceuten*, Zweite vermehrte Ausgabe, Erlangen 1847. Beide Autoren weisen auf die Gleichsetzung von Boswellia floribunda mit Boswellia papyrifera hin. Da beide Veröffentlichungen aus der Mitte des 19. Jahrhunderts stammen, ist davon auszugehen, dass auch König auf die begriffliche Gleichsetzung aufbaut.

62 Vgl. C. P. Khare (Hrsg.): *Indian Herbal Remedies*, Berlin Heidelberg 2004, S. 108f.

63 Vgl. Anton Leutz: «Die Harze der Balsambaumgewächse: Weihrauch und Myrrhe», in: *Der Merkurstab* 2018; 71 (6): S. 459–464, sowie Renate Germer: *Handbuch der altägyptischen Heilpflanzen*, Wiesbaden 2008, S. 211. Weitere wertvolle botanische Informationen – nicht nur zur Archäologie der Pflanzen – liefert auch dies.: *Flora des pharaonischen Ägypten*, Mainz 1985.

64 Vgl. hierzu Ulrich Meyer: «Weihrauch und Myrrhe – Baumharze der Halbwüste als Heilmittel. Aurum – Olibanum – Myrrha» (Teil II), in: *Der Merkurstab* 2007; 60 (6): S. 522–528.

65 Vgl. Renate Germer: *Handbuch der altägyptischen Heilpflanzen*, Wiesbaden 2008, S. 212 sowie dies.: *Die Heilpflanzen der Ägypter*, Düsseldorf Zürich 2002, S. 94–102.

66 Vgl. Hermann P. T. Ammon: *Weihrauch – Anwendung in der westlichen Medizin und neue naturwissenschaftliche Erkenntnisse*, Berlin 2017, S. 9; weitere wissenschaftliche Informationen hierzu bietet auch: www.boswellia.org.

67 Hier sei auf die Arbeiten von Hermann P. T. Ammon (*Weihrauch – Anwendung in der westlichen Medizin und neue naturwissenschaftliche Erkenntnisse*, Berlin 2017), Jochen Helge Bergmann (*Untersuchungen zum Harz des Weihrauchbaumes (Boswellia spp.) unter besonderer Berücksichtigung der Säurefraktion*, Dissertationsschrift. Technische Universität München 2004) und Michael Paul (*Chemotaxonomic Investigations on Resins of the Frankincense Species Boswellia papyrifera, Boswellia serrata and Boswellia sacra, respectively Boswellia caterii. A Qualitative and Quantitative Approach by Chromatographic and Spectroscopic Methodology*, Dissertationsschrift, Universität des Saarlandes 2012) verwiesen, auf welche ich in diesem Kapitel eingehe.

68 Vgl. Jochen Helge Bergmann: *Untersuchungen zum Harz des Weihrauchbaumes (Boswellia spp.) unter besonderer Berücksichtigung der Säurefraktion*, Dissertationsschrift. Technische Universität München 2004 sowie Moritz Verhoff et al.: «Tetra- and pentacyclic triterpene acids from the ancient anti-inflammatory remedy frankincense as inhibitors of microsomal prostaglandinn E2-synthase-1», in: *Journal of Natural Products* 2014; 77 (6), S. 1445–1451.

69 Zum Hintergrund – und insbesondere zu dem Gedanken einer Polarität der Inhaltsstoffe – beziehe ich mich auf Anton Leutz: «Die Harze der Balsambaumgewächse: Weihrauch und Myrrhe», in: *Der Merkurstab* 2018; 71 (6): S. 459–464. Die biochemischen Inhaltsstoffe sind detailliert von Jochen H. Bergmann beschrieben in: *Untersuchungen zum Harz des Weihrauchbaumes (Boswellia spp.) unter besonderer Berücksichtigung der Säurefraktion*, Dissertationsschrift. Technische Universität München 2004, S. 1-19.

70 Vgl. Jochen Helge Bergmann: *Untersuchungen zum Harz des Weihrauchbaums (Boswellia spp.) unter besonderer Berücksichtigung der Säurefraktion*, Dissertationsschrift. Technische Universität München 2004, S. 14.

71 Vgl. Moritz Verhoff et al.: «Tetra- and pentacyclic triterpene acids from the ancient anti-inflammatory remedy frankincense as inhibitors of microsomal prostaglandin E2-synthase-1», in: *Journal of Natural Products* 2014; 77 (6): S. 1445–1451.

72 Anton Leutz: «Die Harze der Balsambaumgewächse: Weihrauch und Myrrhe», in: *Der Merkurstab* 2018; 71 (6): S. 459-464.

73 Siehe «Über schwere Kontaktstörungen im Kindesalter und deren Behandlung mit der Substanz Thalamos» in diesem Band, S. 59.

74 Siehe «Über schwere Kontaktstörungen im Kindesalter und deren Behandlung mit der Substanz Thalamos», in diesem Band, S. 88.
75 Im Laufe der altägyptischen Geschichte gab es unter der Pharaonin Hatschepsut als auch unter Ramses II Versuche, sowohl Weihrauch- als auch Myrrhenbäume im Niltal (als einer feuchteren Gegend mit etwas milderen klimatischen Bedingungen als in den Halbwüsten Afrikas und des arabischen Raums) anzusiedeln, welche jedoch alle missglückten. Vgl. hierzu Renate Germer: *Flora des pharaonischen Ägypten*, Mainz 1985, S. 106-108 sowie dies.: *Handbuch der altägyptischen Heilpflanzen*, Wiesbaden 2008, S. 230-232.
76 Anton Leutz interpretiert diese Blattgestalt als eine Kreuzsymbolik, – mündliche Mitteilung im Rahmen seines Vortrags *Weihrauch und Myrrhe* anlässlich der Ostertagung der GAÄD in Kassel im April 2018.
77 Gummi arabicum ist beispielsweise ein verwandtes Produkt mancher Akazienarten; es findet als Binde- oder Klebemittel Verwendung bzw. als Emulgator.
78 Vgl. Renate Germer: *Die Heilpflanzen der Ägypter*, Düsseldorf Zürich 2002, S. 94–101.
79 Siehe «Über schwere Kontaktstörungen im Kindesalter und deren Behandlung mit der Substanz Thalamos» in diesem Band, S. 60.
80 Hintergrund für die Entwicklung rhythmisch gestalteter Herstellungsprozesse mit tageszeitlicher Bindung innerhalb der Anthroposophischen Medizin bzw. Pharmazie sind Aussagen Rudolf Steiners zur Wirkung von Morgen- und Abendkräften: In der Zukunft werde eine Spiritualisierung der Wissenschaft und der Technik stattfinden, indem kosmische Kräfte in ihrer Wirksamkeit innerhalb des Tageslaufs auf die Materie dahingehend eingesetzt würden, dass neben deren stofflichen Eigenschaften neue, kosmisch vermittelte Eigenschaften, insbesondere im Bereich der Lebenskräfte, hinzutreten können, indem z. B. Herstellungsschritte morgens und abends jeweils zur selben Uhrzeit vorgenommen werden. Vgl. hierzu Rudolf Steiner: «Individuelle Geistwesen und einheitlicher Weltengrund», Vortrag vom 25. November 1917, in: *Individuelle Geistwesen und ihr Wirken in der Seele des Menschen*, GA 178, Dornach 1992, S. 215–235.
81 Karl König: *Die ersten drei Jahre des Kindes*, Stuttgart 2017, S. 25f.
82 Vgl. Rudolf Steiner: *Geisteswissenschaft und Medizin*, 6. Vortrag vom 26. 03. 1920, GA 312, Dornach 2000, S. 126.
83 In der Terminologie Königs sind dies die «höheren Sinne».
84 Vgl. Manfred Kohlhase et al.: «Jedes Organ hat sein bestimmtes, spezifisches Geschmackserlebnis – Bitterstoffe im Licht der Anthroposophie und der neuesten Forschung.», in: *Der Merkurstab* 2018; 71 (1), S. 13-22.
85 Bitterstoffreiche Arzneimittel werden in der Anthroposophischen Medizin häufig ergänzend bei Erkrankungen der Luftwege verabreicht.

86 Josef M. Stowasser: *Der Kleine Stowasser. Lateinisch-deutsches Schulwörterbuch,* München 1971.

87 Unter Entität, von mittellat. «entitas» abgeleitet, versteht man zum einen eine real existente Sache (Gegenstände als auch abstrakte Sachverhalte) und zum anderen bezeichnet «Entität» auch das innerste Wesen, die Identität einer Sache, ist also mit dem klassischen Substanzbegriff verwandt.

88 Vgl. den Brief von Wilhelm Pelikan an Karl König vom 03.06.1954 im Anhang.

89 In der zusammenfassenden Darstellung von 1956 (siehe «Über schwere Kontaktstörungen im Kindesalter und deren Behandlung mit der Substanz Thalamos» in diesem Band, S. 60) drückt er seinen Dank gegenüber Rudolf Hauschka in einer Fußnote mit folgenden Worten aus: *An dieser Stelle möchte ich Herrn Dr. Rudolf Hauschka danken, der auf meine Anregung hin die erste Synthese der drei Substanzen in seinem Laboratorium durchführte. (K. König)* König verwendet hier offenbar bewusst den Begriff «Synthese». Seine Beschäftigung mit Hegel steht im Hintergrund. Karl König hielt mehrere Vorträge über die Philosophie Hegels, beispielsweise am 17. und 20.12.1959 in Newton Dee: «The three German Philosophers Fichte, Schelling and Hegel» I und II (unvervöffentlichte Archivtexte des Karl Königs Archivs).

90 Vgl. Rudolf Steiner: *Die Rätsel der Philosophie.* Teil 2, Kapitel «Der Kampf um den Geist», GA 18, Dornach 1985; weiter äußerte sich Steiner eingehend zu Hegels Verständnis der Begriffsbildung in: *Die Beantwortung von Welt- und Lebensfragen durch Anthroposophie,* insbesondere in dem Vortag vom 13. November 1908: «Das Bilden von Begriffen und die Kategorienlehre Hegels», GA 108, Dornach 1986, S. 237–255.

91 Rudolf Steiner: *Die Beantwortung von Welt- und Lebensfragen durch Anthroposophie,* insbesondere in dem Vortag vom 13. November 1908: «Das Bilden von Begriffen und die Kategorienlehre Hegels», GA 108, Dornach 1986, S. 247.

92 Karl König: «Das Rechts-Links-Problem», in: *Heilpädagogische Diagnostik,* Dornach 1984, S. 52f.

93 Vgl. Rudolf Steiner: *Heilpädagogischer Kurs,* Vortrag vom 25. Juni 1924, Dornach 2010.

94 Siehe «Über schwere Kontaktstörungen im Kindesalter und deren Behandlung mit der Substanz Thalamos» in diesem Band, S. 88.

95 Michael Paul: *Chemotaxonomic Investigations on Resins of the Frankincense Species Boswellia papyrifera, Boswellia serrata and Boswellia sacra, respectively Boswellia caterii. A Qualitative and Quantitative Approach by Chromatographic and Spectroscopic Methodology,* Dissertationsschrift, Universität des Saarlandes 2012, S. 219.

96 Beispielsweise ist das Gewebe der Nebennierenrinde, welches zahlreiche Hor-

mone produziert, zum einen reich an Mineralo- und Glucocorticoiden. Zum anderen sind auch die hormonproduzierenden Zellen in homöopathisch potenzierter Form enthalten, worin die eigentliche Leitschiene hinsichtlich der Wirkungsweise zu sehen ist.

97 Wilhelm Pelikan: «Heilmittel der Weleda AG aus dem Tierreich», in: *Korrespondenzblätter für Ärzte*, hrsg. durch den wissenschaftlichen Mitarbeiterkreis der Weleda AG Arlesheim (Schweiz) und Schwäbisch Gmünd. Nr. 37, o. O. 1959. S. 1.

98 In seinem Vortrag vor Ärzten auf der Comburg am 26.04.1954 «Post-Encephalitis im Kindesalter» erwähnt König, dass das Kombinationspräparat mit Belladonnawurzel insbesondere bei sogenannten «post-encephalitischen» Störungsbildern angezeigt sei, in diesem Band, S. 165.

99 Vgl. Karl Stauffer: *Klinische Homöopathische Arzneimittellehre*, Regensburg 1955, S. 135–140.

100 Vgl. «Über schwere Kontaktstörungen im Kindesalter und deren Behandlung mit der Substanz Thalamos» in diesem Band, S. 42.

101 Siehe «Über schwere Kontaktstörungen im Kindesalter und deren Behandlung mit der Substanz Thalamos» in diesem Band, S. 40f. «Akquisition» ist hier im Sinne von «Erwerb» zu verstehen. Vgl.www.duden.de/Rechtschreibung/Akquisition.

102 Die «Nosologie» (griech. «nosos»: Krankheit; griech. «logos»: Wort, Lehre) bezeichnet die Lehre von den Krankheiten. Karl Jaspers hat das System der «Krankheitseinheiten» in seinem Werk *Allgemeine Psychopathologie*, Berlin 1973, dargestellt.

103 Siehe «Über schwere Kontaktstörungen im Kindesalter und deren Behandlung mit der Substanz Thalamos» in diesem Band, S. 33.

104 Siehe «Über schwere Kontaktstörungen im Kindesalter und deren Behandlung mit der Substanz Thalamos» in diesem Band, S. 35.

105 Siehe «Über schwere Kontaktstörungen im Kindesalter und deren Behandlung mit der Substanz Thalamos» in diesem Band, S. 35.

106 Eugen Bleuler (1857-1939); Schweizer Psychiater, welcher insbesondere Forschungen zur Schizophrenie betrieb und zahlreiche Fachtermini der Psychiatrie prägte, u. a. löste er durch den Begriff «Schizophrenie» die ältere Bezeichnung «Dementia praecox» ab. Vgl.: www.wikipedia.org, Suchbegriffe: Affektivität, Autismus, Ambivalenz, Eugen Bleuler. Abruf: 17.10.2022.

107 Vgl. Leo Kanner: *Child Psychiatry*, Springfield, Illinois 1953.

108 Karl König: «Heilpädagogik im Kindesalter», in: *Das Seelenpflege-bedürftige Kind*, Stuttgart 2008, S. 55f.

109 Karl König: «Heilpädagogik im Kindesalter», in: *Das Seelenpflege-bedürftige Kind*, Stuttgart 2008, S. 55.

110 Siehe «Über schwere Kontaktstörungen im Kindesalter und deren Behandlung mit der Substanz Thalamos» in diesem Band, S. 35.

111 Karl König: «Die Welt der Sprache», in: *Heilpädagogische Diagnostik*, Dornach 1984, S. 74.

112 Siehe «Über schwere Kontaktstörungen im Kindesalter und deren Behandlung mit der Substanz Thalamos» in diesem Band, S. 36. Weiter wird hier auch noch auf eine mögliche Ambivalenz im Empfindungsleben hingewiesen, welche sich im Verhalten dieser Kinder zuweilen kaum ausdrückt.

113 Siehe «Über schwere Kontaktstörungen im Kindesalter und deren Behandlung mit der Substanz Thalamos» in diesem Band, S. 36.

114 Siehe «Über schwere Kontaktstörungen im Kindesalter und deren Behandlung mit der Substanz Thalamos» in diesem Band, S. 36.

115 Siehe «Über schwere Kontaktstörungen im Kindesalter und deren Behandlung mit der Substanz Thalamos» in diesem Band, S. 36.

116 Siehe «Über schwere Kontaktstörungen im Kindesalter und deren Behandlung mit der Substanz Thalamos» in diesem Band, S. 37. «Torpid» leitet sich von lat. «torpedo, - inis» ab: Erstarrung, Stumpfsinn. Vgl. «Der Kleine Stowasser. Lateinisch-deutsches Schulwörterbuch». «Erethisch» (Gr.-nlat.): reizbar, leicht erregbar; «Erethismus»: krankhaft gesteigerte Erregbarkeit. Vgl. *Duden. Das Fremdwörterbuch*, Mannheim 1990. König gebraucht diese Polarität zwischen «erethisch» versus «torpide» wiederholt in verschiedenen Darstellungen. Die beiden gegensätzlichen Bewegungscharakteristika sind konstitutiv für Königs Unterscheidung zwischen den beiden von ihm geprägten Syndrombegriffen «Prä-Psychose» und «Post-Encephalitis».

117 Siehe «Über schwere Kontaktstörungen im Kindesalter und deren Behandlung mit der Substanz Thalamos» in diesem Band, S. 37.

118 Siehe «Über schwere Kontaktstörungen im Kindesalter und deren Behandlung mit der Substanz Thalamos» in diesem Band, S. 38.

119 Siehe «Über schwere Kontaktstörungen im Kindesalter und deren Behandlung mit der Substanz Thalamos» in diesem Band, S. 37. Hier wird ein sehr interessantes und m. E. heute immer noch zu wenig beachtetes Phänomen genannt: der Versuch, die Unbändigkeit zu begrenzen, macht die Kinder noch ungebärdiger, verstärkt also die Symptomatik. Es handelt sich um ein Verhalten, welches sich leider durch die Strukturen von zahlreichen Einrichtungen (wie z. B. Schulen) bei Kindern mit einer ausgeprägten inneren Unruhe mit starkem Bewegungsdrang (z. B. bei ADHS) noch verstärkt, je mehr der Erzieher (oder Lehrer) dem Verhalten mit Autorität begrenzend begegnet. In vielen Fällen kommt es zu einer zunehmenden Wechselwirkung, welche die Situation noch verschärft. Die mangelnde Führbarkeit solcher Kinder und die Resignation auf pädagogischer Seite führen mitunter zu häufigen Schulwechseln und einer Verschärfung der Problematik.

120 Siehe «Über schwere Kontaktstörungen im Kindesalter und deren Behandlung mit der Substanz Thalamos» in diesem Band, S. 38.

121 Siehe «Über schwere Kontaktstörungen im Kindesalter und deren Behandlung mit der Substanz Thalamos» in diesem Band, S. 38.

122 Siehe «Über schwere Kontaktstörungen im Kindesalter und deren Behandlung mit der Substanz Thalamos» in diesem Band, S. 38.

123 Siehe «Über schwere Kontaktstörungen im Kindesalter und deren Behandlung mit der Substanz Thalamos» in diesem Band, S. 38.

124 Siehe «Über schwere Kontaktstörungen im Kindesalter und deren Behandlung mit der Substanz Thalamos» in diesem Band, S. 39f.

125 Siehe «Über schwere Kontaktstörungen im Kindesalter und deren Behandlung mit der Substanz Thalamos» in diesem Band, S. 42.

126 Siehe «Über schwere Kontaktstörungen im Kindesalter und deren Behandlung mit der Substanz Thalamos» in diesem Band, S. 42f.

127 Siehe «Über schwere Kontaktstörungen im Kindesalter und deren Behandlung mit der Substanz Thalamos» in diesem Band, s. 43f.

128 Siehe «Über schwere Kontaktstörungen im Kindesalter und deren Behandlung mit der Substanz Thalamos» in diesem Band, S. 43f..

129 Siehe «Über schwere Kontaktstörungen im Kindesalter und deren Behandlung mit der Substanz Thalamos» in diesem Band, S. 32.

130 Diese sind erschienen in: *The Camphill Rudolf Steiner Schools for Children in need of special care. The Superintendent's Report*; es handelt sich hierbei um eine Art Tätigkeitsbericht, vergleichbar beispielsweise mit einem Rechenschaftsbericht des Vorstands im deutschen gemeinnützigen Vereinswesen; der *Superintendent's Report* erschien nicht jährlich, sondern in größeren zeitlichen Abständen. Ich beziehe mich hier auf die beiden Archivtexte «The Management of the Post-Encephalitic Child» und «The Problems of the Psychotic Child»; beide wurden seinerzeit in der Ausgabe veröffentlicht, welche den Zeitraum von Januar 1952 bis Januar 1955 umfasst.

131 Vortrag auf der Comburg, Schwäbisch Hall, am 26. 04. 1954. In den 1950er Jahren fanden die Jahreskonferenzen der Arbeitsgemeinschaft Anthroposophischer Ärzte auf der Comburg in Schwäbisch Hall statt. Es handelt sich um eine Transkription einer Tonbandaufnahme; an zwei Stellen finden sich Randnotizen, welche der Handschrift Karl Königs entsprechen; er hat den Text also durchgesehen. Außerdem wurde der Text ins Englische übersetzt und befindet sich im Karl König Archiv. Der hier wiedergegebene Text wurde stellenweise geringfügig korrigiert in Form von grammatikalischen Änderungen sowie hinsichtlich Rechtschreibung und Zeichensetzung, jedoch nicht durchgängig, um den Duktus des von König gesprochenen Wortes nicht zu verfälschen (Anmerkung: A. T.).

132 König bezieht sich hier auf Albert Eckstein «Encephalitis im Kindesalter», in:

Ergebnisse der Inneren Medizin und Kinderheilkunde, Bd. 36, Berlin 1929 sowie dessen *Lehrbuch der Kinderheilkunde*, Berlin 1933 (Anmerkung: A.T.).

133 Hier befindet sich eine Textlücke auf Grund eines Tonbandwechsels (Anmerkung A.T.).

134 Hier findet sich eine handschriftliche Randnotiz Königs: *!Nicht das Kind, die Umwelt ist depersonalisiert!* (Anmerkung: A.T.)

135 Vgl. August Homburger: *Vorlesungen über Psychopathologie des Kindesalters*, 5. Vorlesung: «Über Tempo, Rhythmus und Dynamik der Bewegungen und über krankhafte Unruhe», Berlin 1926, S. 64-77 (Anmerkung: A.T.).

136 «Duminal» lässt sich nicht belegen; Der Handelsname «Dominal» steht für das erst ab 1960 erhältliche Neuroleptikum Prothipendyl. Bei «Epanutin» (Wirkstoff Phenytoin) handelt es sich um ein bereits 1938 eingeführtes Antikonvulsivum (Anmerkung: A.T.).

137 Durch Karl König handschriftlich eingefügt (Anmerkung: A.T.).

138 Rudolf Steiner: *Allgemeine Menschenkunde als Grundlage der Pädagogik*, Vortrag vom 28. August 1919, GA 293, Dornach 2019. Zitat hier nach dem Wortlaut des Originaltextes korrigiert (Anmerkung: A.T.)

139 Rudolf Steiner: *Das Initiaten-Bewußtsein*, 3. Vortrag vom 13. August 1924, GA 243, Dornach 2005, S. 65 (Anmerkung: A.T.).

140 Über erste Entwicklungsversuche Königs, Gold zur Stärkung des Tagesbewusstseins mit Blüten, welche ätherische Öle enthalten, zu einem Arzneimittel zu vereinigen, ließ sich im Archivmaterial kein Hinweis finden (Anmerkung: A.T.).

141 August und Theodor Husemann: *Die Pflanzenstoffe in chemischer, physiologischer, pharmakologischer und toxikologischer Hinsicht für Ärzte, Apotheker, Chemiker und Pharmakologen*, Berlin 1871 (Anmerkung: A.T.).

142 Rudolf Steiner: *Geisteswissenschaftliche Gesichtspunkte zur Therapie*, 7. Vortrag vom 17. April 1921, GA 313, Dornach 2003, S. 202. Zitat dem Originaltext folgend korrigiert (Anmerkung: A.T.).

143 Rudolf Steiner äußert sich zum Störungsbild der «Kleptomanie» in den Vorträgen vom 03. und 04. Juli 1924 in: *Heilpädagogischer Kurs*, GA 317, Dornach 1995, S. 148ff. (Anmerkung: A.T.).

144 Im Archivtext heißt es: ... *das hat an diesen Kindern einen Anteil;* der inhaltliche Kontext legt jedoch nahe, dass es hier eigentlich *«**keinen** Anteil»* heißen muss (Anmerkung: A.T.).

145 Siehe «Post-Encephalitis im Kindesalter» in diesem Band, S. 150.

146 Siehe «Post-Encephalitis im Kindesalter» in diesem Band, S. 152.

147 Siehe «Post-Encephalitis im Kindesalter» in diesem Band, S. 151. Eine Athetose kann bei Erkrankungen des extrapyramidalen Systems auftreten und zeigt sich in langsamen, bizarr geschraubten Bewegungsmustern, insbesondere distal betont. Bei einem Kernikterus handelt es sich um Ablagerungen von nicht-was-

serlöslichem und folglich zytotoxischem Bilirubin im Bereich des Stammhirns bei Neugeborenen auf Grund eines vermehrt anfallenden Bilirubins. Der heutige medizinische Terminus für «Kernikterus» lautet «Bilirubinencephalopathie».

148 Auf zunehmende Lärmbelastungen als mögliche Ursache ging König in seinem Vortrag vom 7. Mai 1950 in London ein: «Das hirngeschädigte Kind» (in diesem Band, S. 177–185).

149 Siehe «Post-Encephalitis im Kindesalter» in diesem Band, S. 152.

150 Siehe «Post-Encephalitis im Kindesalter» in diesem Band, S. 158.

151 Siehe «Post-Encephalitis im Kindesalter» in diesem Band, S. 152.

152 Vgl. hierzu: www.wikipedia.org, Suchbegriffe: «Postenzephalitisches Syndrom», «Europäische Schlafkrankheit», abgerufen am 06.05.2021.

153 Vgl. Virginia Douglas: «Stop, look and listen – The problem of sustained attention and impulse control in hyperactive and normal children», in: *Canadian Journal of Behavioural Science*, 4(4), S. 259–282.

154 1980 erfolgte die Aufnahme in das *Diagnostic and Statistical Manual of Mental Disorders III*. Vgl. Karl Koehler, Henning Saß (Hrsg.): *Diagnostisches und statistisches Manual psychischer Störungen. DSM III*, Weinheim 1984.

155 Vgl. Ludger Tebartz van Elst: *Autismus, ADHS und Tics, Zwischen Normvariante, Persönlichkeitsstörung und neuropsychiatrischer Krankheit*, Stuttgart 2023, S. 113–122.

156 Vortrag in London am 7. Mai 1950. A.C. Harwood hatte eine Einleitung zu den beiden Vorträgen von König gegeben. Aus dem Englischen von Angela Stintzing.

157 Gemeint ist hier die Entwicklung des Wortsinns und des Gedankensinns neben der Fähigkeit, die Sprache zu artikulieren, was ein komplexer Vorgang ist: Atmung, Bewegungssinn und der Hörsinn spielen hierbei wesentlich zusammen (Anmerkung: A.T.).

158 Der vorliegende Aufsatz erschien unter dem Titel «The Management of the post-encephalitic child», in: *The Camphill Rudolf Steiner Schools for Children in need of special care. The Superintendent's Report for the period from 31st January 1952 to 31st January 1955* (Übersetzung: Almut Tobis/ Richard Steel).

159 Vgl. hierzu den Archivtext «Die Probleme des psychotischen Kindes» in diesem Band S. 191–196, welcher ebenfalls in *The Camphill Rudolf Steiner Schools. The Superintendent's Report* (unter dem Titel «The Problems of the Psychotic Child») erschienen ist (Anmerkung: A.T.).

160 Hier steht im Originaltext «nursery mother», was sich auf eine Person in Camphill bezieht, die für eine Anzahl von Kindern in einer Hausgemeinschaft verantwortlich war. Meistens wohnte (und schlief) diese Person im gleichen Zimmer wie die zu betreuenden Kinder oder direkt nebenan (Anmerkung: A.T.).

161 Es handelt sich um eine nach den Prinzipien der Waldorfpädagogik und der anthroposophischen Heilpädagogik geführten Schule in Aberdeen. Hier wur-

den über viele Jahre die betreuten Kinder gemeinsam mit den Kindern der Mitarbeiter sowie aus der näheren Umgebung beschult (Anmerkung: A.T.).

162 Karl König bezieht sich hier auf seinen Aufsatz «Die Probleme des psychotischen Kindes» in diesem Band, S. 191–196 (Anmerkung: A.T.).

163 Es handelt sich um einen Bericht im *Superintendent's Report*, den Zeitraum Januar 1949 bis Januar 1952 betreffend (Anmerkung: A.T.).

164 Der vorliegende Aufsatz erschien unter dem Titel »The Problems of the Psychotic Child» in: *The Camphill Rudolf Steiner Schools for Children in need of special care. The Superintendent's Report for the period from 31st January 1952 to 31st January 1955* (Übersetzung: Almut Tobis/Richard Steel).

165 Es handelt sich um eine nach den Prinzipien der Waldorfpädagogik und der anthroposophischen Heilpädagogik geführten Schule in Aberdeen. Hier wurden über viele Jahre die betreuten Kinder gemeinsam mit den Kindern der Mitarbeiter sowie aus der näheren Umgebung beschult (Anmerkung: A.T.).

166 Siehe «Die Probleme des psychotischen Kindes» in diesem Band, S. 192.

167 Siehe «Die Probleme des psychotischen Kindes» in diesem Band, S. 194.

168 Rudolf Steiner: *Allgemeine Menschenkunde als Grundlage der Pädagogik*, Vortrag vom 28. August 1919, GA 293, Dornach 1992, S. 109f.

169 Siehe «Post-Encephalitis im Kindesalter» in diesem Band, s. 162.

170 Siehe «Post-Encephalitis im Kindesalter» in diesem Band, s. 161.

171 Siehe «Die Probleme des psychotischen Kindes» in diesem Band, S. 195f.

172 Noch in der ersten Hälfte des 20. Jahrhunderts hatten nur wenige Länder (Skandinavien, Frankreich und die USA) ein Marktzulassungsverfahren für Arzneimittel. Die Rahmenbedingungen waren vergleichsweise einfach. Beispielsweise waren in den USA die einzigen Kriterien hierfür die pharmazeutische Qualität und die Unbedenklichkeit der Inhaltsstoffe. Bedenken und Einwände dagegen mussten innerhalb einer bestimmten Frist von der Food and Drug Administration angemeldet werden. Vgl. zu dem Sachverhalt und zur historischen Entwicklung www.wikipedia.de, Suchbegriff: «Arzneimittelzulassung», abgerufen am 21. 10. 2022.

173 Die Methode ist in der Beurteilung abhängig von der Person, welche den Befund erstellt. Heute existieren Computer-basierte Auswertungssysteme. Vgl. Baumgartner et al.: »Development of a biocrystallisation assay for examining effects of homeopathic preparations using cress seedlings«, in: *Evidence-Based Complementary and Alternative Medicine*, 2012, Article ID 125945 (https://doi.org/10.1155/2012/125945). Baumgartner und Kollegen konnten mit dieser Methode signifikante Unterschiede im Laborversuch mit zwei unterschiedlich homöopathisch behandelten Gruppen von Pflanzensamen nachweisen; zudem sind die Ergebnisse reproduzierbar gewesen. König et al. nennen in «Über schwere Kontaktstörungen im Kindesalter und deren Behandlung mit der Substanz Thalamos» (enthalten in diesem Band), zu dieser Methode die

Publikation von Günther Wachsmuth: *Die ätherischen Bildekräfte in Kosmos, Erde und Mensch,* Stuttgart 1924.

174 Vgl. «Über schwere Kontaktstörungen im Kindesalter und deren Behandlung mit der Substanz Thalamos» in diesem Band, S. 60f.

175 Vgl. hierzu die zusammengefassten Krankengeschichten in «Über schwere Kontaktstörungen im Kindesalter und deren Behandlung mit der Substanz Thalamos» in diesem Band, S. 72–86.

176 Siehe «Über schwere Kontaktstörungen im Kindesalter und deren Behandlung mit der Substanz Thalamos» in diesem Band, s. 87. Wie oben dargestellt, geht diese konstitutionelle Polarität auf einen Hinweis Rudolf Steiners im *Heilpädagogischen Kurs* zurück (GA 317, Dornach 2010), wo er im fünften Vortrag von der «schwefelreichen» und der «schwefelarmen» Konstitution spricht.

177 An seelischen, charakterlichen Qualitäten trägt das Gold im Arzneimittelbild sowohl den Narzissmus als auch die selbstlose Liebe in sich. Vgl. zur «Zweiphasigkeit» des Goldes Karl Stauffer: *Klinische Homöopathische Arzneimittellehre,* Regensburg 1955, S. 123–127.

178 Siehe «Über schwere Kontaktstörungen im Kindesalter und deren Behandlung mit der Substanz Thalamos» in diesem Band, S. 87. Mit ‹refraktären Fällen› sind hier jene gemeint, welche auf die Therapie gar nicht oder völlig unbefriedigend angesprochen haben.

179 Siehe «Über schwere Kontaktstörungen im Kindesalter und deren Behandlung mit der Substanz Thalamos» in diesem Band, S. 70.

180 Aus den Notizen für einen Kurs im Heilpädagogischen Seminar 1953, Camphill Schools Aberdeen.

181 Siehe «Über schwere Kontaktstörungen im Kindesalter und deren Behandlung mit der Substanz Thalamos» in diesem Band, S. 70.

182 Siehe «Über schwere Kontaktstörungen im Kindesalter und deren Behandlung mit der Substanz Thalamos» in diesem Band, S. 70.

183 Siehe «Über schwere Kontaktstörungen im Kindesalter und deren Behandlung mit der Substanz Thalamos» in diesem Band, S. 87.

184 Rudolf Steiner: «Das Dreikönigsfest. Hörernotizen von einem Vortrag, gehalten in Berlin am 30. Dezember 1904», in: *Beiträge zur Rudolf Steiner Gesamtausgabe* Nr. 60, hrsg. von der Rudolf Steiner Nachlassverwaltung, Dornach 1977, S. 3–7. In dem Aufsatz «Über schwere Kontaktstörungen im Kindesalter und deren Behandlung mit der Substanz Thalamos», in diesem Band, S. 57, wird ein Vortrag vom 30. September 1904 genannt. Es muss sich dabei um einen Druckfehler handeln, da die dargestellten Inhalte in den angegebenen Hörernotizen vom 30. Dezember 1904 zu finden sind.

185 Siehe «Über schwere Kontaktstörungen im Kindesalter und deren Behandlung mit der Substanz Thalamos» in diesem Band, S. 57.

186 Zum Verständnis sei hier auf die Darstellungen Rudolf Steiners in seinem

Buch *Die Geheimwissenschaft im Umriß*, GA 13, Dornach 1989, hingewiesen. Die bisherigen erdgeschichtlichen Zeitalter sind die Polaris, Hyperboräis, Lemuris sowie das Atlantische Zeitalter und die Nachatlantische Zeit, in welcher sich die Menschheit derzeit befindet.

187 Die Kulturepochen des fünften Zeitalters der Erdgeschichte gibt Steiner wie folgt an: Die erste ist die Altindische Kulturepoche, gefolgt von der sogenannten Altpersischen. Darauf folgt die Ägyptisch-Chaldäische Zeit. Das Ereignis der Inkarnation Christi fand in der 4. Kulturepoche statt, der Griechisch-Römischen. Mit dem frühen 15. Jahrhundert setzt Rudolf Steiner den Beginn unseres gegenwärtigen Zeitalters an, der Germanisch-Angelsächsischen Kulturepoche. Als hierauf zukünftig folgend gibt Steiner noch die Slawische und die Amerikanische Kulturepoche an. Vgl. hierzu die ersten beiden Vorträge des Steiner-Zyklus *Mysterienwahrheiten und Weihnachtsimpulse. Alte Mythen und ihre Bedeutung*, GA 180, Dornach 1980. Steiners Sicht auf die Weltentwicklung wird in dem Band *Die Geheimwissenschaft im Umriß*, GA 13, Dornach 1989, dargestellt.

188 Rudolf Steiner: «Das Dreikönigsfest. Hörernotizen von einem Vortrag, gehalten in Berlin am 30. Dezember 1904», in: *Beiträge zur Rudolf Steiner Gesamtausgabe Nr. 60*, hrsg. von der Rudolf Steiner Nachlassverwaltung, Dornach 1977, S. 5.

189 Rudolf Steiner: «Das Dreikönigsfest. Hörernotizen von einem Vortrag, gehalten in Berlin am 30. Dezember 1904», in: *Beiträge zur Rudolf Steiner Gesamtausgabe Nr. 60*, hrsg. von der Rudolf Steiner Nachlassverwaltung, Dornach 1977, S. 5.

190 Rudolf Steiner: «Das Dreikönigsfest. Hörernotizen von einem Vortrag, gehalten in Berlin am 30. Dezember 1904», in: *Beiträge zur Rudolf Steiner Gesamtausgabe Nr. 60*, hrsg. von der Rudolf Steiner Nachlassverwaltung, Dornach 1977, S. 5.

191 Rudolf Steiner: «Das Dreikönigsfest. Hörernotizen von einem Vortrag, gehalten in Berlin am 30. Dezember 1904», in: *Beiträge zur Rudolf Steiner Gesamtausgabe Nr. 60*, S. 3-7, hrsg. von der Rudolf Steiner Nachlassverwaltung, Dornach 1977, S. 3.

192 Ich beziehe mich im Folgenden auf die Darstellungen von Peter Selg: *Das Ereignis der Jordantaufe. Epiphanias im Urchristentum und in der Anthroposophie Rudolf Steiners*, Stuttgart 2008.

193 Im Karl König Archiv befinden sich mehrere Ansprachen Königs anlässlich der Eröffnungsfeierlichkeiten, welche über mehrere Tage Ende September 1962 stattfanden.

194 Karl König: *Goethes Märchen*, Vortrag in Camphill zur Eröffnung der Camphill Hall am 30.09.1962. Unveröffentlichtes Manuskript des Karl König Archivs.

195 Vgl. Rudolf Steiner: *Anthroposophie und Rosenkreuzertum*, Dornach 2018. Das

Rosenkreuzertum umfasst verschiedene spirituelle Gemeinschaften der Frühen Neuzeit, benannt nach Christian Rosenkreuz, eine Gestalt, welche im Mittelpunkt des Buches «Die Chymische Hochzeit des Christian Rosencreutz» von Johann Valentin Andreä steht. Thematisiert werden alchemistische Inhalte, in märchenhafter Weise dargestellt. Rudolf Steiner hat das religiöse Bemühen dieser Bewegung der Frühen Neuzeit in zahlreichen Schriften thematisiert, insbesondere den eines mystischen inneren religiösen Entwicklungsweges. Die Rosenkreuzergemeinschaften teilten das Streben nach einer mystischen Lebensweise unter Beachtung christlicher Werte.

196 Karl König: *Goethes Märchen*, Vortrag in Camphill zur Eröffnung der Camphill Hall am 30.09.1962. Unveröffentlichtes Manuskript des Karl König Archivs.

197 Die Inhalte der Rosenkreuzergemeinschaften sind wohl als eine Reflexion auf die beginnende frühneuzeitliche Wissenschaftlichkeit zu betrachten. Eine Entfremdung zwischen Wissen bzw. Wissenschaft und der christlichen Kultur wurde bereits im ausgehenden Mittelalter ab der Mitte des 14. Jahrhunderts befürchtet und in der Dichtung formuliert (z. B. innerhalb der gelehrten Spruchdichtung).

198 Artaban, welcher den Zug der Drei Weisen verpasst hatte, nimmt, mit Schätzen bestückt, den Weg nach Bethlehem alleine auf, um das Jesuskind zu finden und anzubeten. Er kommt jedoch zu spät, trifft die Heilige Familie nicht mehr an, setzt seine Suche aber fort. Diese dauert 33 Jahre. Der vierte König kommt zum Kreuzestod Christi in Jerusalem an; sein eigentliches Ziel hatte er freilich nicht erreicht und er erreicht es doch: Seine Gaben, welche zu Beginn seiner Reise für das Jesuskind gedacht waren, hatte er über die Jahre an Menschen in Not verschenkt und hat sie am Ende doch alle «seinem König» – Jesus Christus – geopfert.

199 Siehe «Ansprache zu Dreikönig» vom 6. 1. 1956 in diesem Band, S. 250.

200 Siehe Karl Königs Manuskript zum Vortrag am 8.1.1959 in Thornbury in diesem Band, S. 225–229. Es handelt sich bei den Ordensgelübden um die Anerkennung (das Gelöbnis zur Einhaltung) von Regeln, zu welchen sich Nonnen und Mönche mit dem Eintritt in eine klösterliche Gemeinschaft bekennen. Ordensregeln betreffen nicht nur das Leben der einzelnen Mitglieder eines Klosters, sondern auch die gesamte Gemeinschaft. Armut, Keuschheit und Gehorsam liegen den Ordensregeln zugrunde. Vgl. Peter Dinzelbacher (Hrsg.): *Sachwörterbuch der Mediävistik*, Stichwort «Ordensregeln», Stuttgart 1992, S. 604. Dass König dieses Thema in Thornbury aufgriff, hängt vermutlich auch damit zusammen, dass er dort an der Weiterbildung von Krankenpflegekräften beteiligt war. So lag es nahe, den Ursprung der Krankenpflege im mittelalterlichen Klosterwesen aufzusuchen.

201 Siehe «Ehrfurcht, Mitgefühl und Gewissen», Vortrag vom 4. 1. 1951, in diesem Band, S. 246.

202 Notizen eines Vortrages von Karl König in Camphill am 6. Januar 1949. Aus dem Englischen von Angela Stintzing.

203 Ansprache vom 4. Januar 1951 in Camphill. (Übersetzung: Richard Steel/Almut Tobis).

204 Siehe «Goethe und die Heiligen Drei Könige» in diesem Band, S. 234–240.

205 Karl Jaspers: *Vom Ursprung und Ziel der Geschichte*, Karl Jaspers Gesamtausgabe Band 10, Basel 1949 (Anmerkung: A.T.).

206 Vgl. Rudolf Steiner: *Das Lukas-Evangelium*, GA 114, Dornach 2015 (Anmerkung: A.T.)

207 Vgl. Rudolf Steiner: «Der Grundstein der Anthroposophischen Gesellschaft», in: *Die Weihnachtstagung zur Begründung der Allgemeinen Anthroposophischen Gesellschaft*, GA 260, Dornach 1994, S. 65–69.

208 Ansprache am 6.1.1956 in Camphill, anschließend an einen Vortrag von Thomas Weihs über die Drei Könige und ihre Gaben (Übersetzung: Almut Tobis/ Richard Steel). Thomas Weihs war ein enger ärztlicher Mitarbeiter von Karl König in Camphill. Er übernahm nach Königs Tod 1966 leitende Aufgaben innerhalb der Camphill-Bewegung.

209 Karl König hatte den Gedanken, dass am Ende der 13 Heiligen Nächte der Christbaum nicht einfach abgeschmückt und weggetragen werden solle; er entwickelte die Idee, dass man diesen «Aufräumprozess» als eine Art Dreikönigsspiel für die Kinder gestalten könne, indem die Heiligen Drei Könige kommen und den Baum wegtragen. Es handelt sich hierbei m. E. um einen ganz kindgemäßen Impuls. Beim freien Spiel kann man zuweilen an Kindern beobachten, dass sie der Aufforderung, das Spielen zu beenden und alle Sachen wieder aufzuräumen, insofern nachkommen, als sie den Aufräumprozess wiederum als Spiel gestalten.

210 Brief von Karl König an Rudolf Hauschka vom 17.05.1954, siehe Anhang.

211 Brief von Oskar Schmiedel, Weleda, an Karl König vom 11.5.1954, siehe Anhang.

212 Brief Rudolf Hauschka an Karl König vom 21.5.1954, siehe Anhang.

213 Brief Karl König an Rudolf Hauschka vom 29.5.1954, siehe Anhang. König nimmt hier Bezug auf die öffentliche Darstellung sowie Publikation des von Hauschka bereits um 1930 entwickelten Verfahrens der Konservierung (bzw. Stabilisierung) nicht-alkoholischer wässriger Heilmittel bzw. Pflanzenauszüge; vgl. Rudolf Hauschka: «Versuche zur Konservierung von Heilmitteln ohne Alkohol. Nach einem Referat, gehalten auf der Ärztetagung 26.-28. September 1932». Wiederabdruck in: *Beiblätter der Zeitschrift Natura. Eine Zeitschrift zu einer Erweiterung der Heilkunst nach geisteswissenschaftlicher Menschenkunde für die Mitglieder der Medizinischen Sektion 1926–1936*, Dornach 2000, S. 212–217.

214 Auch der Arzneimittelbetrieb Weleda wendet rhythmische Verfahrensprozesse

(mit Hilfe eines Wechsels von Wärme und Kälte, Licht und Finsternis, Ruhe und Bewegung) an; hergestellt werden hiermit wässrige stabile Pflanzentinkturen (Rh-Verfahren).

215 Nebenbei sei erwähnt, dass im Bereich pharmazeutischer Prozesse der anthroposophischen Heilmittelbetriebe beispielsweise Patentierungen nicht üblich sind; D.h. die Entwicklungen werden prinzipiell der Allgemeinheit zur Verfügung gestellt.

216 König formuliert es hier folgendermaßen: *An dieser Stelle möchte ich Herrn Dr. Rudolf Hauschka danken, der auf meine Anregung hin, die erste Synthese der drei Substanzen in seinem Laboratorium durchführte.* Siehe Anmerkung in «Über schwere Kontaktstörungen im Kindesalter und deren Behandlung mit der Substanz Thalamos» in diesem Band, S. 60.

217 Brief von Karl König an Oskar Schmiedel, Weleda, vom 24.5.1954 (siehe Anhang).

218 Hermann Jülich (1895–1977), welcher mit König in schriftlichem Austausch stand, war für die Weleda in Arlesheim als auch in den 1950er Jahren teilweise für die Weleda in Großbritannien im Bereich der Öffentlichkeitsarbeit tätig. Dort hielt er sich für ein Jahr in Camphill auf. Vgl. http://biographien.kulturimpuls.org. Stichwort: «Hermann Jülich».

219 Ich beziehe mich hier auf persönliche Mitteilungen (e-mail) von Dr. Wolfram Engel und Gustav Hering, Weleda, Schwäbisch-Gmünd. Zum Leben von Edgar Dürler-Hammel, welcher als junger Mensch auf Vorschlag Rudolf Steiners Verwaltungsratsmitglied der Futurum AG gewesen ist und der später über mehr als 25 Jahre Verwaltungsratspräsident der Weleda gewesen ist, vgl. http://biographien.kulturimpuls.org. Stichwort: «Edgar Dürler».

220 Die Verwendung von natürlich vorkommendem Gold geschah auf Anregung von Karl König (Brief von Karl König an Theodor Schwenk (Weleda) vom 4.5.1954, siehe Anhang).

221 Das Verfahren ist anschaulich dargestellt in: Wolfram Engel: «Gold im Zusammenklang mit Weihrauch und Myrrhe in der Arzneimittelherstellung. Aurum-Olibanum-Myrrhe (Teil I)», in: *Der Merkurstab* 2007; 60 (6): S.516-521.

222 Zudem kann Milchzucker (Lactose-Monohydrat) durch Erhitzen nur schwer zum Schmelzen gebracht werden und wird rasch braun. Bei Rohrzucker (Saccharose-Monohydrat) verläuft dieser Prozess milder. Mündliche Mitteilung durch Dr. Wolfram Engel, Weleda, Schwäbisch Gmünd.

223 Oben wurde dargestellt, dass Gold selbst bereits eine relativ hohe Wärmeleitfähigkeit besitzt, welche von Silber und Kupfer noch übertroffen wird. Kann hieraus die Schlussfolgerung gezogen werden, dass das natürlich vorkommende Gold im Arzneimittel den Wärmeaspekt noch stärker anspricht als Feingold? Vergleichende Messungen der Wärmeleitfähigkeiten von (24-karätigem) Feingold

und natürlich vorkommendem (22-karätigem) Gold müssten zur Beantwortung dieser Frage vorgenommen werden. Hinzu kommt nämlich andererseits, dass die in «Aurum naturale» enthaltenen kleinsten Mengen an Gesteinsartigem die Gesamtwärmeleitfähigkeit möglicherweise herabsetzen. Allerdings ist von einer hohen Variabilität der natürlichen Vorkommen auszugehen.

224 Mündliche Mitteilung durch Dr. Wolfram Engel, Weleda, Schwäbisch Gmünd.

225 Mündliche Mitteilung durch Dr. Wolfram Engel, Weleda, Schwäbisch Gmünd.

226 Siehe «Post-Encephalitis im Kindesalter» in diesem Band, S. 150–169.

227 Das Feingold wird vorab im Labor aus Aurum naturale, welches eine niedrigere Karatzahl besitzt, hergestellt bzw. gereinigt. – Mündliche Mitteilung durch Dr. Wolfram Engel, Weleda, Schwäbisch Gmünd.

228 Vgl. hierzu Wolfram Engel: «Metallspiegel», in: Ulrich Meyer, Alsted Peter Pedersen (Hrsg.): *Anthroposophische Pharmazie. Grundlagen, Herstellprozesse, Arzneimittel*, Berlin 2017, S. 437–459.

229 Dies hängt mit der Heterogenität der Harze zusammen, welche lipophile als auch hydrophile Bestandteile enthalten: ätherische Öle, saure und neutrale Harze, Gummianteile etc. Die Löslichkeit der Einzelbestandteile variiert zudem in Abhängigkeit vom Alkoholgehalt.

230 Diese Zuordnung niedriger, mittlerer und höherer Potenzbereiche zu einer Dreigliederung des Menschen in die drei großen Organbereiche Stoffwechsel-/Gliedmaßenpol, Rhythmisches System und Nerven-Sinnessystem ist in der Anwendungspraxis der Anthroposophischen Medizin sehr verbreitet. Hieraus ergibt sich die Handhabe, psychische Symptome eher mit Potenzen zwischen D20 und D30 zu behandeln; intendiert man mit der gleichen Substanz hingegen eine Wirkung im Stoffwechsel-Gliedmaßenbereich, verabreicht man beispielsweise bevorzugt eher eine D4 oder eine D6.

231 Vgl. zu «Olibanum comp.» auch Markus Karutz, Georg Soldner: «Olibanum comp.», in: *Der Merkurstab* 2014; 67 (5): S. 400–402.

232 Hier wird für die Begleiter des Sterbenden oft deutlich, dass dieses Lösen ein aktives Willensmoment des Patienten in sich trägt, welches sicherlich durch die enthaltene Myrrhe in einer D6 angesprochen wird.

233 *Vademecum Anthroposophische Arzneimittel*, hrsg. von der Gesellschaft Anthroposophischer Ärzte in Deutschland und der Medizinischen Sektion der Freien Hochschule für Geisteswissenschaft, 2 Bände, 4. Auflage, Supplement Der Merkurstab 70, Berlin 2017, Bd. 1, S. 570f.

234 Mündliche Mitteilung durch Dr. Wolfram Engel, Weleda, Schwäbisch Gmünd.

235 Mündliche Mitteilung durch Dr. Wolfram Engel anlässlich seines Vortrags *Gold, Weihrauch, Myrrhe in der Anthroposophischen Medizin* im Rahmen der Ostertagung der Gesellschaft Anthroposophischer Ärzte in Deutschland im April 2018.

236 *Vademecum Anthroposophische Arzneimittel*, hrsg. von der Gesellschaft Anthro-

posophischer Ärzte in Deutschland und der Medizinischen Sektion der Freien Hochschule für Geisteswissenschaft, 2 Bände, 4. Auflage, Supplement Der Merkurstab 70, Berlin 2017, Bd. 1, S. 549ff. Der Hersteller Weleda macht keine Angabe zum Indikationsspektrum.

237 Zur Herstellung der Globuli erfolgt eine Weiterpotenzierung bis zu Aurum D7/ Myrrha D4/Olibanum D4, – bedarfsweise Nachpotenzierung unter dem Jahr. Eine Ausnahme bildet hier «Aurum comp. Unguentum», welches nicht in der Weihnachtszeit hergestellt wird. Die Schreibweise Aurum/Myrrha/OlibanumD6/D3/ D3 macht kenntlich, dass es sich um eine Mischverreibung und nicht um eine Zusammenführung von Endpotenzen handelt. Persönliche Mitteilung (e-mail) von Markus Giesder, Leiter des Potenzierlabors der WALA Heilmittel GmbH.

238 Mitteilung (e-mail) durch Markus Giesder, Potenzierlabor der WALA Heilmittel GmbH.

239 WALA-Arzneimittelverzeichnis 2018/2019, S. 95f.

240 Einen sehr beeindruckenden Erfahrungsbericht mit «Aurum comp.» in der Sterbephase einer äußerst unruhigen Patientin, welche im Vorfeld der Behandlung ihre infauste Prognose schwer verarbeiten und nicht loslassen konnte, wurde vorgestellt von: Markus Sommer, Arne Schmidt: «Zwei Vorbemerkungen zum Wiederabdruck des Folgebeitrages aus dem Jahre 1956: ‚Über schwere Kontaktstörungen im Kindesalter und deren Behandlung mit der Substanz Thalamos' von H. H. Engel, K. König und H. Müller-Wiedemann», in: *Der Merkurstab* 2007; 60 (6): S. 529–530. Hier stellt sich die Frage, ob diese Wirkung in der Sterbebegleitung mit der Verwendung der Sortenwahl der verwendeten Weihrauchharze zusammenhängen könnte. Oben wurde beschrieben, dass Boswellia frereana fast ausschließlich flüchtige Terpene in Form von ätherischen Ölen enthält und quasi keine Vertreter der Harzfraktion mit haftenden Eigenschaften. Diese botanische Sorte wird zur Herstellung von «Aurum comp.» verwendet.

241 WALA-Arzneimittelverzeichnis 2022, S. 177–179.

242 Ludger Simon: «Sieben Wirkprinzipien der Arzneitherapie», in: *Vademecum Anthroposophische Arzneitherapie*, hrsg. von der Gesellschaft Anthroposophischer Ärzte in Deutschland und der Medizinischen Sektion der Freien Hochschule für Geisteswissenschaft, 2 Bände, 4. Auflage, Supplement Der Merkurstab 70, Berlin 2017, Bd. 2, S. 1188.

243 Siehe «Über schwere Kontaktstörungen im Kindesalter und deren Behandlung mit der Substanz Thalamos» in diesem Band, S. 93.

244 Siehe «Über schwere Kontaktstörungen im Kindesalter und deren Behandlung mit der Substanz Thalamos» in diesem Band, S. 94.

245 Notizblattsammlung zum Arzneimittelbild Thalamos, Dezember 1951. Es handelt sich hier um einen Archivtext, welcher wohl im Rahmen der Vorbereitung

für den Artikel «Über schwere Kontaktstörungen im Kindesalter und deren Behandlung mit der Substanz Thalamos» von 1956 (in diesem Band) erstellt wurde. Die vorliegende Zusammenstellung der Symptome zu einem Arzneimittelbild, wie es in der Klassischen Homöopathie üblich ist, wurde in dem genannten Artikel nicht mit publiziert.

246 Im Zuge der Suche nach einem passenden Namen, Handelsnamen, für die «Substanz Thalamos» wurde zwischenzeitlich auch der Name «Thalamon» verwendet, später jedoch wieder aufgegeben (Anmerkung: A.T.).